Prof. Dr. Dietrich Grönemeyer

Natürlich altern!

Prof. Dr. Dietrich
Grönemeyer

Natürlich altern!

Fit bis 100 mit der Grönemeyer-Formel

südwest

Inhalt

Solange ich atme, hoffe ich,
solange ich hoffe, liebe ich,
solange ich liebe, lebe ich.

Cicero

Mehr Leben in die Jahre bringen!

Fit bis 100 – das bedeutet für mich, fit und guter Dinge zu sein vom ersten bis zum letzten Lebenstag. So wie die alte Dame, die mich kurz vor ihrem 111. Geburtstag anrief und fröhlich rief: »Jüngchen, beeil dich mal mit dem Interview-Termin! Wer weiß, wie lange ich noch lebe!« Kurz nach unserem Gespräch ist sie gestorben. Ja, natürlich war ich darüber traurig. Aber diese Lebensfreude, diese Verschmitztheit, diese leise Bissigkeit, die man einer Hundertzehnjährigen liebend gern verzeiht – das alles hat sie für mich zum Vorbild gemacht. 100 Jahre oder älter werden? Am liebsten genau so …

Wenn ich über »natürlich altern« nachdenke, wenn ich dazu forsche, dann geht es mir ausdrücklich nicht um das Modewort »Longevity«. Die neuesten technischen Möglichkeiten, das Leben mit Infusionen und Nahrungsergänzungsmitteln, mit Apps, Biohacks und Was-es-nicht-alles-gibt zu verlängern, das mag beeindruckend sein – aber mich selbst beeindruckt das nicht sehr. Ich habe nicht das Ziel, dem Leben auf Biegen und Brechen mehr Tage abzuringen. **Es geht mir darum, möglichst viel Leben in unsere Tage zu bringen. Mit 60, 80 und auch mit 100. Natürlich!**

Mir geht es um ein wohlbefindliches, ein gesundes Leben, das man auch zum Ende hin noch positiv gestalten kann. Seien es die Beziehungen zu Freunden, in der Partnerschaft, zu den Kindern und Enkeln. Sei es, dass wir lange das tun, was uns wichtig ist – ja, dass wir weiterarbeiten, so wie es uns möglich ist. Wie der Saxophonist Marshall Allen, der mit 100 Jahren sein erstes Debütalbum eingespielt hat: »New Dawn« heißt es – »neuer Morgen«. Wie Thi Ba Nguyen, einer vietnamesische Köchin aus dem österreichischen Graz, die mit 83 Jahren vom Restaurantführer Gault & Millau 2025 mit einer Haube ausgezeichnet worden ist. Wie die »Turn-Oma« Johanna Quaas, die ihren letzten Wettkampf mit 92 Jahren bestritt. Wie das? »Immer bewegen und dabei Spaß haben. Alles essen, aber in Maßen.«[1] Klingt machbar. Oder?

Was mich fasziniert, sind weniger die Ausnahmetalente, weniger die Medaillen. Es geht mir vielmehr um die lebenslustigen Alten, die auf der japanischen Insel Okinawa Gemüse verkaufen. Es geht mir um diejenigen, die mit Anfang 100 immer noch Beiträge schreiben, die immer noch Kinder hüten und Domino spielen. Voller Lebensfreude. Das fasziniert mich.

Wohlbefindlich zu sein ist ein Seinszustand, wie Jungsein ein Geisteszustand ist. Sich gut und wohl in »seiner Haut« zu fühlen, hat wenig mit Faltenfreiheit oder Fitnessrekorden zu tun. Sondern das steht für die großartige menschliche Fähigkeit, sich in seinem Körper, in seinem Leben wohlzufühlen, in sich selbst zu Hause zu fühlen – unabhängig vom biologischen Alter. Deshalb heißt natürlich altern für mich:

- **Nicht gegen das Leben zu arbeiten, sondern mit ihm zu gehen.** Es genießen und auch schwere Zeiten als Teil eines erfüllten Lebens zu begreifen.
- **Wandel zulassen – ohne sich selbst zu verlieren.**

Ein Baum ist ein Baum und bleibt ein einzigartiger Baum. Im Herbst verliert er zwar seine Blätter, bleibt aber trotzdem derselbe Baum. Auf diese Art und Weise ist auch jede Pflanze, jedes Tier und jeder Mensch in jeder Zelle immer in Veränderung, immer wieder neu und auf lange Sicht immer älter. Tag für Tag altern wir eben, Schicht um Schicht. Mit immer mehr Erinnerungen, Erfahrungen und auch Narben. Mit einer Tiefe und Einzigartigkeit, die weder ein Arzt noch ein »Jugendserum« verhindern kann. Zum Glück.

Das bedeutet für jeden von uns, Veränderungen an Körper und Seele als natürlichen Lauf des Lebens zu verstehen und anzunehmen, nicht passiv zu ertragen. Nein, wir müssen sie aktiv gestalten! Weitermachen! Das lässt uns mental jung bleiben und im besten Sinne altern.

Natürlich altern ist eine Geisteshaltung. Sie bedeutet, nicht so viel Wert auf die Zahl zu legen, die auf der Geburtstagstorte prangt (bei mir aktuell 73, ich wundere mich genauso wie Sie …). Sie bedeutet, nicht zu fragen: »Wie lange noch?« Sondern versuchen, mit Zuversicht im Jetzt zu leben. Selbst in den schwersten Momenten, von denen es bei mir und sicher auch bei Ihnen viele gab und gibt.

Natürlich altern heißt für mich: immer mehr gewinnen. Immer mehr Tiefe an Bewusstsein, Verbundenheit und Gelassenheit, immer mehr Wissen, beschwingte Fröhlichkeit und Dankbarkeit. Sich nicht mit dem bloßen Da-Sein und Durchhalten begnügen, sondern bewusst und intensiv leben, ohne Angst; das Leben bis in die versteckteste Zelle fühlen, bis hinein in die letzte Lebenssekunde.

Natürlich altern steht für einen sanften, wertschätzenden und liebevollen Umgang mit sich selbst. Es heißt, auf den eigenen Körper zu hören, ihn zu pflegen und ihm die Check-ups zu gönnen, die ihn beim natürlichen Altern unterstützen. Und es heißt, ihm einen Bund mit fünf Schlüsseln zu gönnen, die ihn fit halten können bis 100:

- **Turne bis zur Urne!** *Bewegung hält Körper und Kopf in Schwung*
- **Genuss muss!** *Lecker und gesund kochen, essen und trinken*
- **Gemeinschaft!** *Zusammensein stärkt, tröstet und belebt*
- **Immer mit der Ruhe!** *Wer entspannt und lacht, lebt leichter*
- **Schlaf gut!** *Besser schlafen und viel länger gesund bleiben*

Das ist meine vorläufige Lebensessenz mit 73 Jahren. Ich freue mich sehr, sie jetzt mit Ihnen zu teilen – und bin gespannt, was mir bis 111 noch einfällt.

Mit herzlichem GLÜCK AUF!
Ihr
Prof. Dr. med. Dietrich Grönemeyer

Weitere Informationen zu meinen Themen, Terminen und zu mir

dietrich-groenemeyer.com

www.groenemeyerinstitut.de

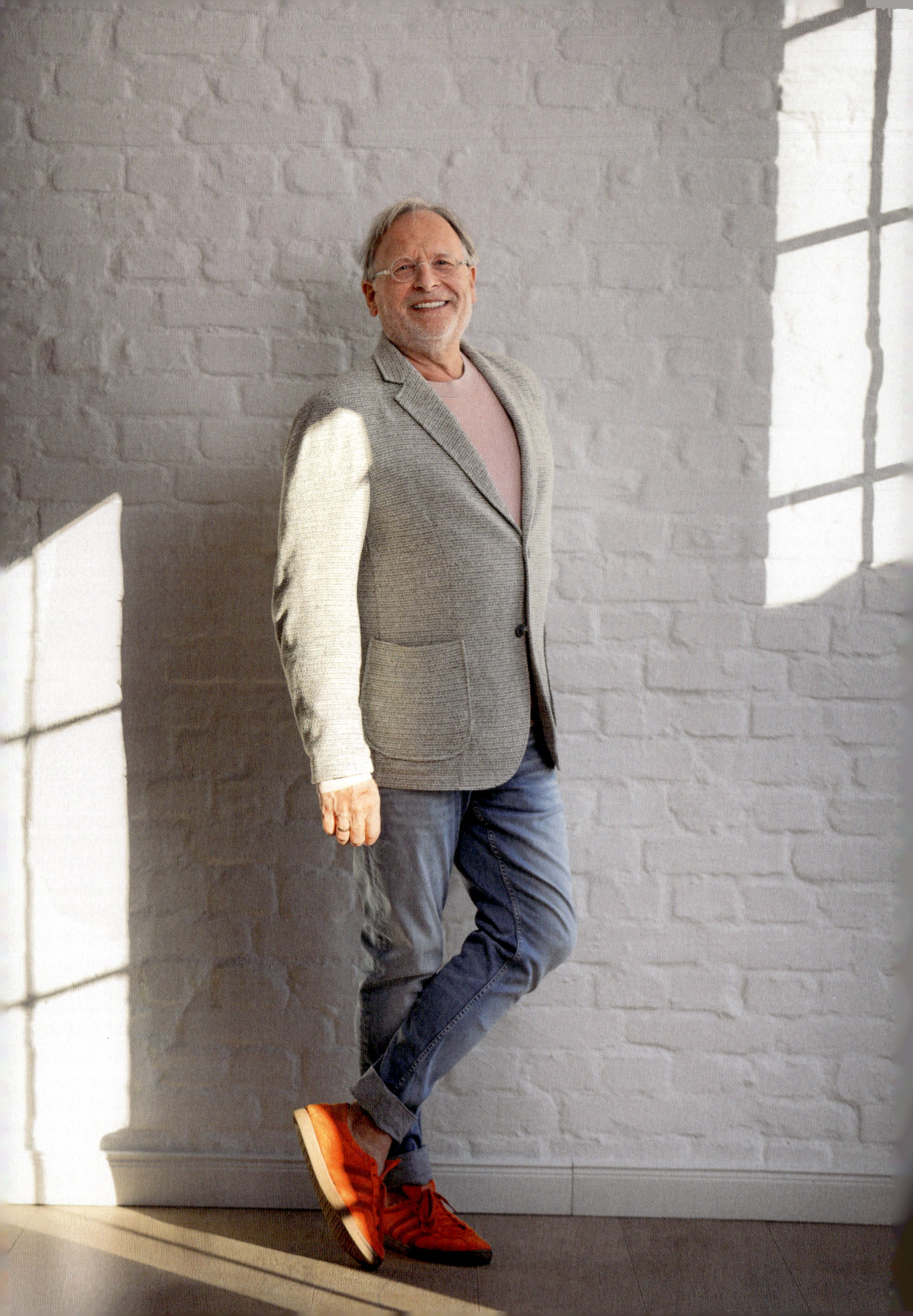

TEIL I

Wie alt wir werden, ist offen. Wie wir alt werden, ist Haltung.

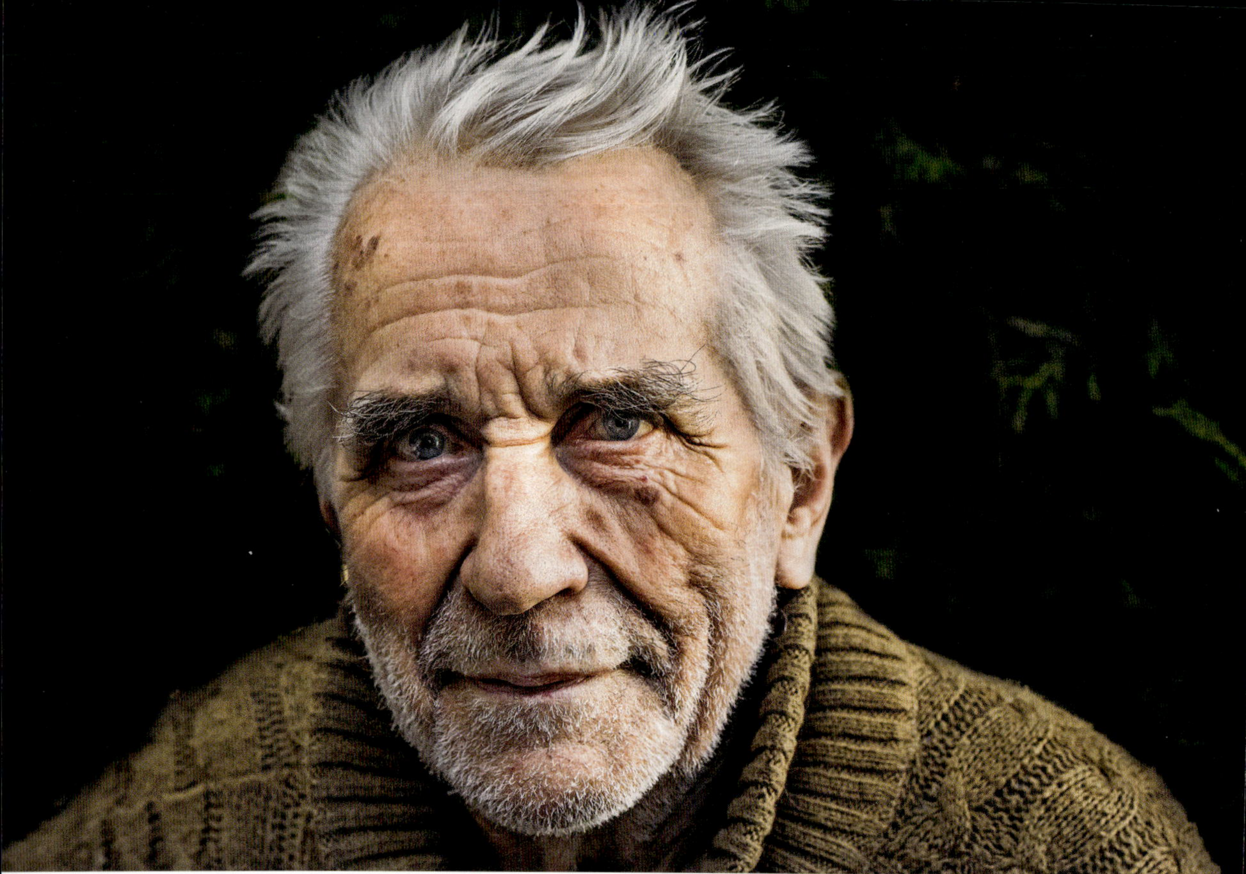

Was heißt »natürlich altern«?

Wir hatten den Tipp von Freunden bekommen: Irgendwo tief in Norwegens Wäldern sollte jemand leben, der mit bloßen Händen Boote baut. Wikingerboote. Aus einem einzigen Stamm. Wie vor tausend Jahren. Nach Stunden auf Schotterwegen zwischen Fichten, Kiefern und Moos fanden wir eine kleine Werft, kaum mehr als eine Hütte. Und da stand er: groß wie ein Hüne, graues Haar, breites Grinsen, wettergegerbte Haut. Mit der einen Hand schwang er einen alten Hammer, mit der anderen hielt er einen Meißel. Schlag um Schlag legte er ein Boot aus dem riesigen Holzstamm frei. So, als hätte es schon immer in diesem Stamm geschlummert, versteckt unter der Rinde. Überall lagen Späne, es roch intensiv nach frischem Holz.

Der Mann begrüßte uns erfreut, er bekam selten Besuch. Begeistert zeigte er uns sein Boot, sprach über die alte Kultur der Wikinger, wie sie aufgebrochen waren aus den Urwäldern Norwegens, um übers Meer zu fahren. »Ich baue diese Boote, weil ich zu dieser alten Kultur gehöre«, sagte er. »Und ich baue sie immer weiter, damit diese Kultur eine Zukunft hat.« Er schaute mich lange an. Seine stechend blauen Augen faszinierten mich, flößten mir aber auch Respekt ein. »Was glaubst du, wie alt ich bin?«, wollte er von mir wissen. »Ende fünfzig?«, schätzte ich. »Vielleicht Anfang sechzig?« Er schmunzelte, wischte sich die Späne von der Stirn und schaute mich wieder lange an. »Zweiundneunzig bin ich.«

Zweiundneunzig – und so lebendig, so kraftvoll, wie ich es selten bei einem Menschen erlebt habe. Vielleicht war es die frische Luft und die viele körperliche Arbeit. Vielleicht die alten Geschichten, die er mit seinen Booten verband. Vielleicht auch die Gelassenheit, mit der er die unwichtigen Dinge des Lebens fallen ließ wie seine Sägespäne.

Ich war damals erst vierundzwanzig.
Zum ersten Mal hatte ich das Gefühl:
wie wunderbar, dass ich lebe!

Ich fühlte eine tiefe Dankbarkeit. Aber ich staunte auch: Was für ein Zufall, das ausgerechnet ich hier und heute lebe! Und in diesem Moment verstand ich außerdem etwas, das in meinem Medizinstudium gar nicht vorgekommen war: dass Gesundheit viel mehr ist als Blutwerte im Normbereich, funktionierende Organe und keine Rückenschmerzen. Dass es eine Würde gibt, eine tiefe Lebensfreude, die nichts mit Alter zu tun haben – sondern mit Hingabe.

Ich kam verändert aus Norwegen zurück und mit einer Idee: Ich will so lange wie möglich leben, so intensiv wie möglich und dabei so gesund wie möglich. Gern bis 100 oder mehr! Und ich will mit allen meinen Möglichkeiten anderen Menschen helfen, dass auch sie wohlbefindlich leben, aktiv, ohne Schmerzen, vielleicht sogar mit diesem tiefen Leuchten in den Augen, das ich mitten im norwegischen Wald zum ersten Mal gesehen habe. Und das ich nie vergessen werde.

»Jugend ist kein Lebensabschnitt, sondern ein Geisteszustand« …

… diesen Satz habe ich von Albert Schweitzer gelernt. Das Lebensalter, das wir erreichen, ist immer auch eine Frage des Zufalls. Glückssache. Was wir aus unserer Lebenszeit machen – das ist eine Frage der inneren Haltung. So gern wäre ich einmal nach Lambaréné gereist, um Fragen wie diese mit dem Friedensnobelpreisträger persönlich zu diskutieren. Aber dafür wurde ich zu spät geboren. Dennoch war Albert Schweitzer für mich schon als Schüler eine Leitfigur: Arzt, Musiker, Denker, jemand, der die Welt verändert hat. Sein Begriff der »Ehrfurcht vor dem Leben« hat mich immer begleitet. Seine Haltung, die den Menschen ernst nimmt. Jeden Menschen, ob krank oder gesund, ob jung oder alt.

Vielleicht ist es diese »Ehrfurcht«, die mich das Altern nicht als Verfall sehen lässt, sondern als wichtigen Teil und Ausdruck des Lebens. Natürlich alt werden heißt deshalb für mich: jede Lebensphase als das Geschenk nehmen, was sie ist. Jede Falte, ob sie nun vom Lachen kommt oder von den Sorgen. Jede Erfahrung, ob sie nun freudig war oder bitter. Wach bleiben. Das Leben feiern, wie es eben kommt. Nicht aufhören zu staunen. Nicht aufhören, dankbar zu sein.

Wir wollen alt werden, aber nicht alt sein

»Natürlich altern« klingt wie das Natürlichste, das Normalste der Welt. Es stimmt ja auch: Es ist eine ganz natürliche Sache, dass Menschen, Tiere, Pflanzen, die im Prinzip alle aus den gleichen Bauteilen bestehen – Zellen –, dass bei diesen hochkomplexen Organismen irgendwann der Zeitpunkt kommt, an dem die Zellen

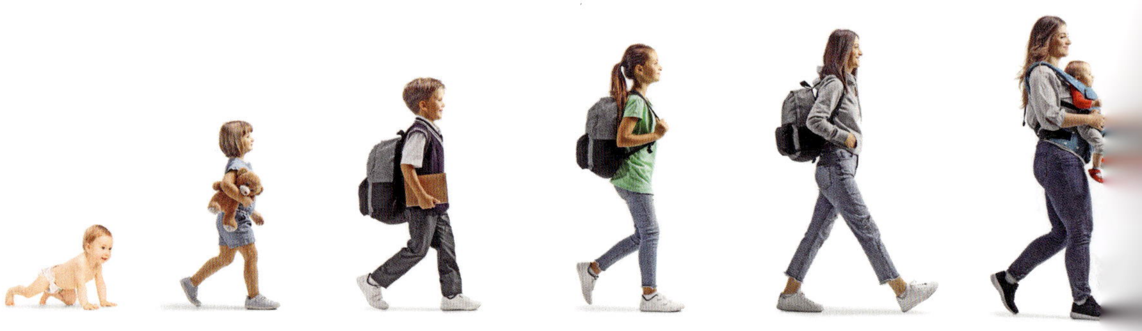

nicht mehr mit der Aufgabe hinterherkommen, sich selbst aufzuräumen. Und dann passiert es eben: Das viele Lachen hat kleine Linien ins Gesicht gegraben, die nicht mehr weggehen. Das viele Tragen hat die Knie verschleißt oder den Rücken. Und dort, wo vielleicht einmal eine dichte Lockenmähne prangte, sitzt ein Hut, und unter dem ist nichts. Das alles ist Altern. Das alles ist ganz natürlich. Das alles finden wir beeindruckend und fast schon exotisch, wenn es um neunzigjährige Wikinger geht oder hundertjährige Marktfrauen im japanischen Okinawa. Aber wenn es um uns selbst geht? Nein, dann denken wir doch lieber nicht ans Alter.

Die meisten Menschen wollen sehr alt werden – aber stellen sich die hochbetagte Version ihrer selbst genauso vor, wie sie jetzt sind, nur mit mehr Kerzen auf der Geburtstagstorte. Immer noch faltenfrei, immer noch fit und sportlich. Machen es uns die Promis nicht vor? Castingshow-Moderatorin Heidi Klum prangt als Bademoden-Model auf den Litfaßsäulen – mit Anfang fünfzig. Sängerin Mariah Carey sagte 56-jährig in einem Interview, dass sie den Lauf der Zeit nicht anerkenne. »Ich glaube einfach nicht daran.«[2] Altern? Kennt sie nicht. Wirklich nicht?

Altern ist keine Krankheit …

Die Idee, dass man nicht nur schön, sondern auch unbedingt jung aussehen will – höchstens dreißig und das für immer –, ist eine Idee unserer Zeit. Und dass es beim alt Aussehen gar nicht mehr ums Alter geht, sondern um die falsche Beauty-Routine, zu wenig Training oder mangelnde Disziplin – also: selbst schuld –, ist ebenfalls ein neuer Gedanke. Paradoxerweise wirken Botox-Gesichter, aufgepolsterte Wangen und übertrainierte Körper am Ende selten »natürlich«, sondern besten-

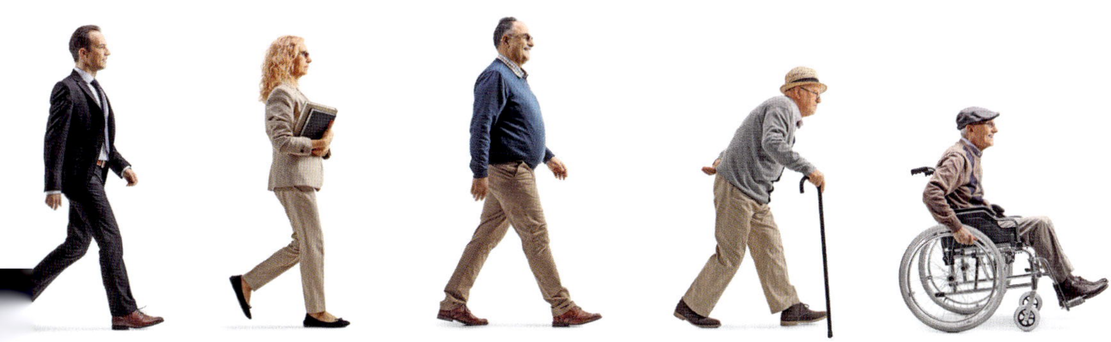

falls »gemacht«. Manchmal auch gruselig. Wie sind wir zu diesem schiefen Blick auf das Alter gekommen?

Mit dem Aufstieg der klassischen Schulmedizin änderte sich das Bild des alternden Menschen. Altern galt nicht mehr als Teil einer natürlichen, einer normalen Entwicklung, sondern bekam klinische Etiketten: Muskelschwund, Herzschwäche, Alzheimer-Demenz. Man sah nicht mehr den Menschen, der 80, 90 oder 100 Jahre Leben gemeistert hatte, sondern Organe im Rückbau. Einen Sanierungsfall. Jedenfalls reparaturbedürftig. Im 19. und 20. Jahrhundert wurde Alter umdefiniert zur Krankheit. Und so ist es bis heute: Als Papst Franziskus am Ostermorgen 2025 starb, meldeten die Nachrichten, er sei »an den Folgen eines Schlaganfalls« gestorben. Mit 88 Jahren. Die Meldung »Er war alt und ist gestorben« scheint uns nicht präzise genug. Oder macht uns dieser Umstand Angst?

… und vor allem keine »Schuld«

Ab Mitte des 20. Jahrhunderts veränderte sich die Medizin. Risikofaktoren rückten in den Fokus, und es wurde immer deutlicher, dass chronische Erkrankungen häufig auf unsere eigenen Verhaltensweisen zurückzuführen sind: Rauchen, zu viel ungesundes Essen, zu wenig Bewegung. Prävention wurde zum neuen Schlagwort, Rehabilitation und Lebensstilmedizin zur Hoffnung. Passend zum Pop-Hit des Jahres 1984, »Forever Young« von Alphaville, folgte ein neues Idealbild, das nicht weniger starr war als das frühere Defizitmodell – nur eben jetzt in die entgegengesetzte Richtung wies: nie mehr krank sein, nicht mehr altern. Die eigene Gesundheit wurde zum Ergebnis des richtigen Lebensstils erklärt, letztendlich also zu einer Frage der Disziplin. Wer trotzdem krank wurde, wer trotzdem alt aussah, hatte sich nicht genug angestrengt, hatte nicht genug in sich selbst investiert. Kurz: selbst schuld.

Verstehen Sie mich bitte richtig: Es ist unbestritten, dass Sie länger gesund und fit bleiben, wenn Sie gesund essen, sich mit Bewegung fit halten, wenn Sie genug schlafen. Prävention hilft. Ganz klar. Aber: Wer Gesundheit, wer Altern, wer Leben nur unter dem Aspekt der Machbarkeit sieht, der verliert vielleicht den Blick für die Einzigartigkeit jedes Menschen – jenseits medizinischer Messdaten. Er verliert den Blick für die Vielfalt dessen, was Altern bedeuten kann – und für seine Schönheit.

Für eine humane Medizin, die den ganzen Menschen sieht

Während auf TikTok, Instagram und Co. der Hashtag #antiaging über vier Milliarden Aufrufe verzeichnet und sich junge Menschen ganz aufgeregt über »Beauty-Routines« austauschen, mit denen man mit zwanzig schon verhindern will, mit dreißig (!) alt auszusehen, hat sich das Fach Medizin (von der Longevity-Szene weitgehend unbemerkt) in eine humanere Richtung weiterentwickelt: Jedes Lebensalter, so hat man erkannt, verfügt über eigene Kompetenzen, eigene Ressourcen, darf den eigenen Anforderungen genügen – und nur diesen. Ein Siebzigjähriger muss seine Fitness nicht mit einem Teenie messen und der Teenie seine Weisheit auch nicht mit der von Alten. Die **biopsychosoziale Medizin** ist eine humane Medizin. Sie schaut den Menschen ganz an. Es sind drei Perspektiven, die für die Gesundheit und das Altern des Menschen entscheidend sind:

- **Biologie:** Sie schaut auf den Körper als komplexes biologisches System: seine Gene, Hormone, Zellen und Organe, seine Fitness und Nährstoffversorgung, seine Schmerzen und Selbstheilungskräfte.
- **Psychologie:** Sie fragt nach inneren Zuständen: Gefühle und Gedanken, Sinnerleben und Freude, Stress und Ängste, Traumata und Depression, Erwartungen und Energie.
- **Soziales Umfeld:** Jeder Mensch ist eingebettet in Familien- oder Freundeskreise, in Arbeitswelten und Nachbarschaften. Sind die Menschen im Umfeld feindselig oder sind alle Kontakte abgebrochen, kann das krank machen. Ist ein Mensch eingebettet in ein gutes soziales Umfeld, kann es sehr heilsam sein.

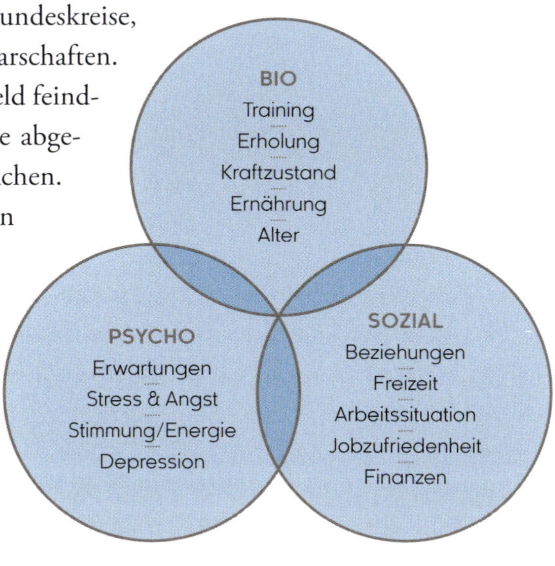

Sehr alt werden? So »natürlich« ist das gar nicht

Was wir uns oft nicht bewusst machen: Die Phase des Alterns beginnt bereits im Mutterleib. Bereits mit Anfang zwanzig nimmt die Fruchtbarkeit langsam ab. Erste Falten, graue Haare und knirschende Knie machen sich spätestens zwischen dem 30. und 40. Lebensjahr bemerkbar, oft sogar schon früher. Mit 50 versteckt sich der Sixpack gerne unter Speckpölsterchen. Zwischen 60 und 70 fällt es der Leber zunehmend schwer, Glukose zu verstoffwechseln, und es werden weniger Geschlechtshormone ausgeschüttet. Beides führt dazu, dass wir uns schlapper fühlen. »Unser Leben währet siebzig Jahre, und wenn's hochkommt, so sind's achtzig Jahre.« So steht es schon in der Bibel. Dass wir 90 oder sogar 100 Jahre alt werden, ist nicht »natürlich«. Heute leben fast 27 000 Hundertjährige allein in Deutschland – so viele wie noch nie.[3]

Über weite Strecken der Menschheitsgeschichte und bis heute in weniger wohlhabenden Ländern bringt nicht das Alter den Tod – sondern Viren wie die Pest, Corona, Ebola oder HIV, Parasiten wie Malaria, Bakterien wie Tuberkulose oder Salmonellen, Würmer oder Pilze fordern bis heute Millionen von Leben, oft schon im Baby- oder Kindesalter. Erst seitdem Menschen so alt werden, leiden überhaupt so viele an Krankheiten, die keine Infektionen sind: Bluthochdruck, Diabetes, Demenz, Krebs. Hauptursache dieser Krankheiten sind ein ungesunder Lebensstil mit zu viel Essen, Nikotin, Alkohol und zu wenig Bewegung, eine ungesunde Welt mit zu viel Hitze, Staub, Gift und zu wenig Grün. Und eben: das Alter.

Wir werden immer älter

Die Lebenserwartung in Deutschland ist enorm gestiegen:

- Zwischen dem späten 19. Jahrhundert und der Mitte des 20. Jahrhunderts gewannen Männer im Durchschnitt 29 Jahre dazu, Frauen sogar 30.
- Seit 1950 stieg die Lebenserwartung weiter: um rund 14 Jahre bei Männern und 15 Jahre bei Frauen.
- **Im Jahr 2020 konnten Männer davon ausgehen, 78,5 Jahre alt zu werden, Frauen 83,4 Jahre.**

Biologie des Alterns: Warum altern wir überhaupt?

Schauen Sie sich Ihre Hand an. Ganz nah. Was Sie sehen, ist Haut – vielleicht ein paar Altersflecken, feine Adern unter der Oberfläche, Sehnen und auf jedem Fingergelenk ein kleines Archiv aus Falten. Könnten Sie immer weiter heranzoomen, würden Sie schließlich bei Ihren Zellen landen, wo alles beginnt.

Stellen Sie sich diese Zellen vor wie winzige Räume, dicht an dicht gebaut. Ein ausgewachsener Mann besteht aus rund 40 Billionen dieser Zellen, eine Frau aus etwa 30 Billionen. Das ist etwa 400 Mal mehr, als unsere Milchstraße Sterne hat. Schwer vorstellbar – und das sind nur die körpereigenen Zellen. Hinzu kommen 30 bis 40 Billionen Mikroben, die ebenfalls unseren Organismus bevölkern. Aber um die geht es hier nicht. Zellen sind erstaunlich unterschiedlich: Hautzellen haben andere Aufgaben und eine andere Form als Gehirnzellen, und Nervenzellen funktionieren wieder ganz anders. Doch der Grundaufbau ist bei allen gleich.

Wenn die Zellen müde werden

Eine Zellmembran schützt den Innenraum wie eine flexible Außenwand. In diesem befindet sich das Zytoplasma, die Arbeitsfläche mit all den kleinen Maschinen, Transportwegen und Energiekraftwerken. Und mittendrin: der Zellkern. Hier liegt der Bauplan, der Code für alle Proteine, die der Körper in seinen Zellen bildet, um zu wachsen, zu leben und sich selbst zu reparieren. Es sind die Gene, die DNA, eng aufgerollt, sicher verpackt und mit »epigenetischen« An- und Ausschaltern gespickt. Wer das Altern verstehen will, muss genau hierhin schauen. Denn Altern beginnt nicht mit grauen Haaren, Falten und Rückenschmerzen, sondern in den Billionen winziger Zellen. Bei jedem Lebewesen.

Zellen altern wie Zimmer in alten Häusern. Mit der Zeit werden sie baufällig. Das Aufräumen funktioniert nicht mehr so gut, die kleinen Kraftwerke im Inneren beginnen zu stottern. Bei der Zellteilung schleichen sich Fehler ein. Die Reparaturmechanismen lassen nach und die Selbstverjüngung stockt. Die Zellen werden müde. Und wir auch.

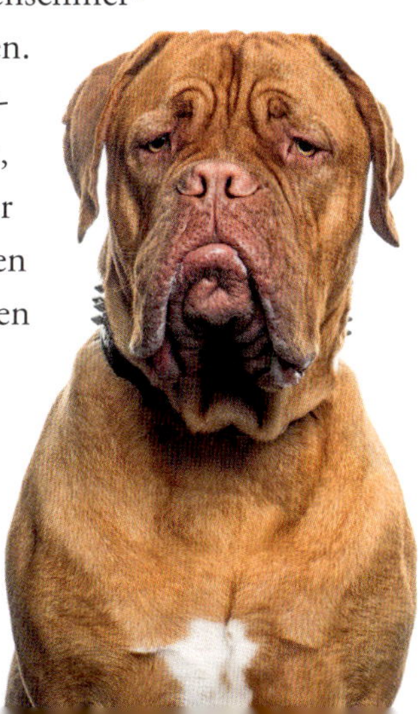

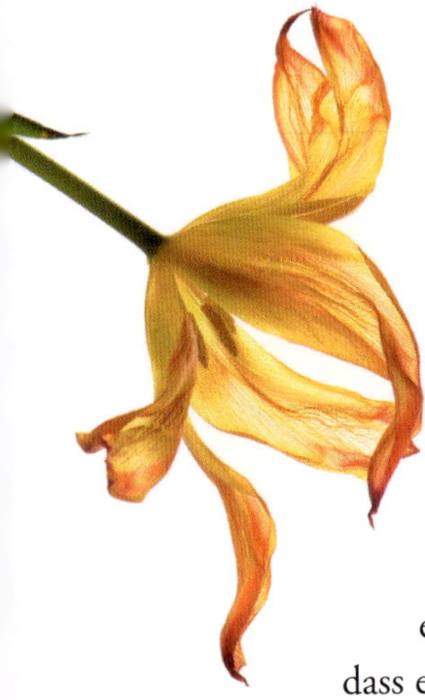

Altern ist Entropie

Es ist ein physikalisches Grundprinzip: Jede Ordnung zerfällt mit der Zeit in Unordnung. Dass auch der menschliche Körper irgendwann verfällt, ist demnach kein Wunder, denn seine Zellen geraten allmählich in Chaos. So will es das Gesetz der Entropie.

Erstaunlich ist vielmehr, wie lange lebende Organismen diesem Zerfall trotzen können. Mithilfe ihres Stoffwechsels stellen sie immer wieder Ordnung her und halten ihre Strukturen stabil – zumindest eine Zeit lang. Der Physiker Erwin Schrödinger schrieb voller Staunen, dass es Lebewesen gegen das Gesetz der Physik gelingt, »aus Ordnung wiederum Ordnung zu schaffen«. Und doch steuern auch Lebewesen unweigerlich auf jenen Zustand maximaler Unordnung zu, den wir Tod nennen.[4]

Zellen von langlebigen Menschen sind Super-Aufräumer

Wie schnell das geht, ist sehr unterschiedlich. Eine Eintagsfliege lebt nur wenige Stunden – gerade lang genug, um sich fortzupflanzen. Der Grönlandhai wird erst mit 150 Jahren geschlechtsreif und kann vermutlich 400, vielleicht sogar 500 Jahre alt werden. Auch beim Menschen zeigen sich Unterschiede: In manchen Familien sterben die Menschen nach einer kurzen Lebensspanne, andere gelten als »langlebig«. Wie lang diese Lebensspanne ist, das ist nicht nur, aber auch eine Frage der Gene.

Ausflug nach Köln: Hier arbeitet Eline Slagboom, Professorin für Molekulare Epidemiologie am Max-Planck-Institut für die Biologie des Alterns. Seit dem Jahr 2002 untersucht sie Geschwister, die 89 Jahre oder älter sind, sowie deren Kinder, Enkel, Urenkel – und Kontrollpersonen. Ihr Ziel: herauszufinden, was Menschen biologisch langlebig macht. Zu diesem Zweck untersucht sie Blutwerte, Genetik (also die DNA) und Epigenetik (die An- und Ausschalter, die auf der DNA sitzen), Stoffwechseldaten wie den Blutzucker, außerdem Hautzellen, Blutzellen und Stammzellen. Und dabei hat sie eine spannende Beobachtung gemacht:

»Wenn man Zellen von Menschen aus diesen langlebigen Familien im Labor mit schädlichen Substanzen behandelt«, erklärt Slagboom, »beseitigen sie diese Schäden an der Erbsubstanz und an Proteinen viel schneller als Zellen von Menschen aus anderen Familien. Zellen von langlebigen Personen sind demnach gut im Aufräumen.«[5]

Das bedeutet: Die Zellen erkennen beschädigte DNA-Stränge oder verklumpte, fehlerhafte Eiweiße und starten gezielte Reparaturprozesse. Spezielle Enzyme flicken die defekte DNA, während andere Proteine dafür sorgen, dass verklumpte Eiweiße oder beschädigte Zellorganellen – zum Beispiel ganze Zellkraftwerke (die Mitochondrien) – in recycelbare Einzelteile zerlegt und aus der Zelle abtransportiert werden. Das schützt die Zelle vor Krankheiten. **Manche Menschen profitieren also von Genen, in denen der Bauplan für einen »Putzdienst« der Extraklasse hinterlegt ist – und das ist der Grund, warum sie besonders alt werden.** Ungerecht? Ja!

Aber: Der Mensch ist ein Produkt der Evolution – also Biologie. Und anders als Mathematik oder Teile der Physik ist Biologie sehr komplex und dabei ziemlich unordentlich. Was unsere Gene also *nicht* mitbringen, können wir über Umwege trotzdem bekommen. Wir können unsere Zellputztruppen selbst anfeuern – mit gesundem Essen, viel Bewegung und gutem Schlaf, mit ausreichend Erholung, Lachen und Lebensfreude.

Wie sich unsere Zellen selbst recyceln

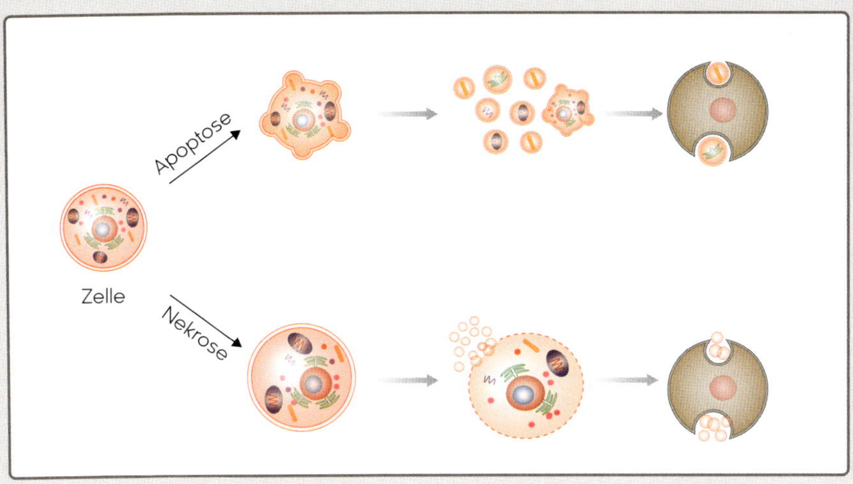

Wenn die Selbstheilungs- und Selbstreinigungsprogramme nicht mehr funktionieren, haben unsere Zellen die Fähigkeit, sich selbst zu zerstören.

- **Apoptose** ist so etwas wie der kontrollierte und freiwillige Rücktritt einer Zelle. Wenn sie merkt, dass sie nicht mehr richtig funktioniert oder alt geworden ist, schrumpft sie zusammen, verpackt ihre Bestandteile in kleine Bläschen. Diese apoptotischen Körperchen werden dann sauber von anderen Zellen eingesammelt und recycelt.
- Die **Nekrose** ist ein Notfallprogramm, etwa nach einer Verletzung, Vergiftung oder extremen Belastung. Die Zelle schwillt an, sie platzt – und ihr Inhalt ergießt sich ins umliegende Gewebe. Das ist, als würde ein kleines Haus explodieren: Überall liegt Sperrmüll, das Immunsystem schlägt Alarm, und weil es für diese Art von Zelltrümmern kein Mehrwegsystem im Körper gibt, kommt es zu Entzündungen.

Wenn die Abwehr schwächelt

Im Alter wird die Immunabwehr langsamer, ein bisschen unkoordiniert. Alte oder geschädigte Zellen, die früher direkt entsorgt und recycelt wurden, bleiben liegen, gammeln vor sich hin.

So kommt es zu einer chronischen, unterschwelligen Entzündung, genannt »Inflammaging«. Ein Kofferwort aus Entzündung (Inflammation) und Alter (age), erfunden von einem italienischen Immunologen namens Claudio Franceschi.[6] Der konnte zeigen, dass bestimmte Entzündungsstoffe – wie Interleukin-6 oder CRP – bei älteren Menschen dauerhaft leicht erhöht sind. Nicht so hoch wie bei einem gefährlichen Infekt. Aber permanent aktiv, was für den Körper heißt: Dauerstress. Die Folge:

Die Blutgefäße stehen unter Dauerbeschuss. Ihre Innenwand wird rauer, es bilden sich kleine Verletzungen. Es lagern sich Fette ein, es kommt leichter zu Verkalkungen – das Risiko für Herzinfarkt und Schlaganfall steigt.

Die Leber hat zu kämpfen. Es gelingt ihr nicht mehr, die Fetttropfen aus Avocado oder Currywurst zu verstoffwechseln. Schon melden die Zellen: Energie fehlt! Also sucht sich der Körper eine Ersatzquelle. Und die findet er – leider – oft in den Muskeln. Die werden nach und nach abgebaut. Das ist einer der Gründe, warum ältere Menschen an Muskelmasse verlieren und irgendwann wacklig auf den Beinen stehen.

Der Zuckerstoffwechsel wird träger. Normalerweise sorgt der Körper dafür, dass der Blutzuckerspiegel in einem engen Rahmen bleibt. Dafür braucht es Insulin – das wird zwar noch produziert, wirkt aber nicht mehr so gut. Die Zuckerwerte schwanken stärker, was auf Dauer die Blutgefäße schädigt und das Risiko für Diabetes erhöht.

All das gehört zum **Inflammaging-Komplex** und spielt eine Rolle bei vielen Krankheiten, die man im Alter lieber nicht hätte: Herzprobleme, Diabetes, Alzheimer, Osteoporose, Krebs. Kann man da gar nichts tun? Doch!

Bitte mehr spazieren, mehr Fisch und mehr ausschlafen

Bewegung hilft. Schon regelmäßiges Gehen, Dehnen und leichtes Krafttraining. Dazu: viel Gemüse essen, Olivenöl, Fisch, wenig Zucker, wenig Fleisch, das senkt die Entzündungswerte. Und, keine Überraschung: weniger Stress, mehr Schlaf, ein moderates Körpergewicht. Das alles ist bekannt, was aber oft unterschätzt wird: Jedes Quäntchen, was Sie für sich tun, auch das kleinste, wirkt. (Wir kommen in Teil III darauf zurück).

Und noch ein interessanter Befund aus dem Labor von Eline Slagboom, der niederländischen Altersforscherin, der wir schon begegnet sind: **Menschen aus langlebigen Familien haben ein Immunsystem, das nur tut, was unbedingt nötig ist – nicht mehr.** Keine überschießende Reaktion.

Das scheint ein Vorteil für ein langes Leben zu sein. Warum? »Starke Immunreaktionen führen dazu, dass Zellen, in denen fremde Erbsubstanz auftaucht, abgetötet werden«, erklärt Slagboom.[7]

So verlieren wir immer mehr Zellen, die Regenerationsfähigkeit wird immer schwächer. Während der Corona-Epidemie war das überschießende Immunsystem bei älteren Menschen ein Riesenproblem – es war ein Grund dafür, dass diejenigen von ihnen verstorben sind, die vorher nicht genug für ihre Gesundheit getan hatten. Oder einfach leider nicht das Glück hatten, Spross einer Langlebigkeits-Familie zu sein.

Warum alte Gene kürzer werden

Zoomen wir gemeinsam noch ein Stückchen tiefer – hinein in das Herz der Zelle, dorthin, wo unser Erbgut liegt. Stellen Sie sich eine aufgewickelte Strickleiter vor, bei der jede Sprosse eine Code-Zeile darstellt. Diese Strickleiter heißt DNA (Desoxyribonukleinsäure). Sie enthält die Bauanleitung für den gesamten menschlichen Körper. Weil diese Strickleiter sehr lang ist und sich leicht verheddert, muss sie ordentlich aufgewickelt und verpackt werden – dabei hat sich eine X-Form bewährt. Diese perfekt zu einem X aufgewickelten Strickleitern heißen Chromosomen. Jede menschliche Zelle enthält 46 solcher Chromosomen, die jeweils aus vielen Tausend Strickleitersprossen, also kleinen Abschnitten, bestehen. Diese sagen dem Körper, wie er Proteine bauen und sich entwickeln soll.

Bereits in den 1970er-Jahren fiel der US-amerikanischen Molekularbiologin Elizabeth Blackburn und ihren Kollegen etwas Erstaunliches auf: Jedes Chromosom hat vier Endstücke, die Telomere genannt werden. Sie sehen aus wie die kleinen Plastikkappen an Schnürsenkeln und haben eine ähnliche Funktion: Sie schützen die DNA davor, auszufransen und beschädigt zu werden. Und, Überraschung, sie werden bei jeder Zellteilung ein bisschen kleiner. Denn jedes Mal, wenn sich eine Zelle teilt, muss sie ihr Erbgut – also ihre DNA – vollständig verdoppeln. Aber die zelleigene Kopiermaschine kann die DNA nicht ganz bis zum äußersten Rand abschreiben – es bleibt immer ein kleiner Rest übrig, der verloren geht.

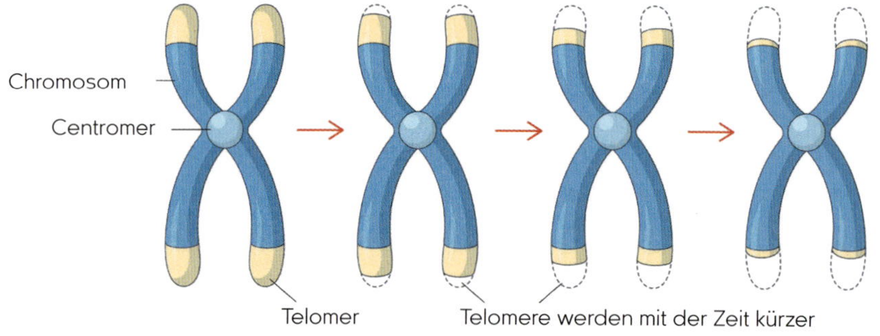

Irgendwann sind die Telomere so kurz, dass sie ihre Schutzfunktion verlieren. Die Zelle versteht die offenen Chromosomen-Enden als schweren DNA-Schaden und geht vorsichtshalber in eine Art Ruhezustand (in der Fachsprache: **zelluläre Seneszenz**) oder zerstört sich kontrolliert selbst (durch Apoptose). Je älter wir werden, desto weniger Zellen haben wir also, die sich selbst aufräumen, die sich teilen und die uns jung halten. Und das spüren wir ganz konkret:

- Die Haut heilt langsamer.
- Das Immunsystem wird schwächer.
- Die Organe verlieren nach und nach ihre Leistungsfähigkeit.

Elizabeth Blackburn fragte sich natürlich, ob man den Chromosomen ihre Schutzkappen auch wieder zurückgeben kann. Und sie fand tatsächlich ein Enzym – Telomerase –, das Telomere verlängert.

Für die Forschung waren das wichtige Meilensteine, und Blackburn und ihre Kollegen bekamen dafür 2009 den Nobelpreis. Doch wie bei Grundlagenforschung so oft, ist der praktische Nutzen übersichtlich: Telomerlängen lassen sich nur schwer vermessen, sie können in der Hautzelle eines Menschen ganz anders aussehen als in seiner Leber, und sie verändern sich so wenig und so langsam, dass man mit ihnen kaum Studien zum Effekt von Lebensstiländerungen machen kann. Deshalb fahnden Forschungsteams nach weiteren Biomarkern, mit denen Ärztinnen und Ärzte arbeiten können – um Menschen zu helfen, gesünder alt zu werden.

Meilensteine der Alternsforschung

Wie und warum wir altern, beschäftigt die Wissenschaft seit Jahrzehnten – einige Theorien gelten bis heute als wegweisend.

- **Freie-Radikale-Theorie (1956)**: Der US-amerikanische Wissenschaftler Denham Harman beobachtete, dass freie Radikale Zellschäden verursachen und Alterungsprozesse beschleunigen. Seine Theorie ist bis heute Grundlage vieler Forschungsansätze zu oxidativem Stress und Antioxidantien.
- **Hayflick-Limit (1961)**: Der Zellbiologe Leonard Hayflick fand heraus, dass menschliche Zellen nur eine begrenzte Anzahl von Teilungen durchlaufen können, bevor sie in ein Stadium eintreten, in dem sie sich nicht mehr teilen können – die sogenannte **zelluläre Seneszenz.** Seine Arbeit gilt als wichtiges Fundament der modernen zellulären Alternsforschung.

Auf der Suche nach der Alters-Uhr

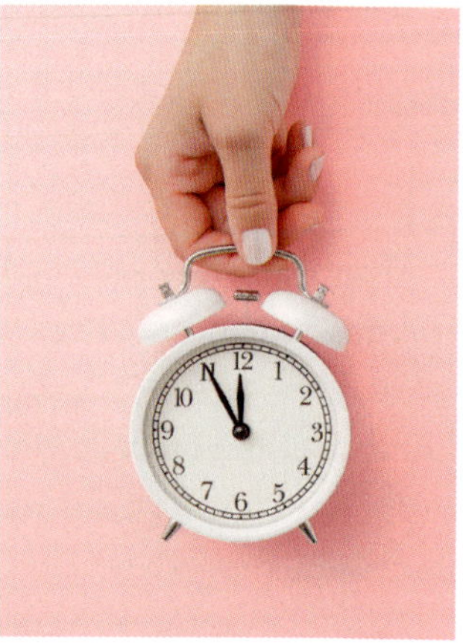

Wenn sich an den Genen selbst nicht »schrauben« lässt, um gesünder zu altern, dann vielleicht an der Epigenetik? Also an diesen winzigen chemischen Markierungen, die sich wie Post-its auf die DNA setzen und bestimmten Genen signalisieren, ob sie aktiv sein sollen oder nicht? Dieser Frage ging der Genetiker Steve Horvath schon vor mehr als zehn Jahren nach: Lässt sich biologisches Alter messen – genauer als mit dem bloßen Blick auf den Kalender?

353 Stellen im Gen-Code sagen, wie alt du bist

Horvath analysierte 7800 Proben menschlicher Zellen. Sein Interesse galt dabei sogenannten Methylgruppen – kleinen Molekülen, die sich an die DNA heften und wie eine Art Ein- oder Ausschalter für Gene wirken. Diese Methylierung verändert nicht den genetischen Code selbst, aber sie beeinflusst, wie stark ein Gen abgelesen wird – also wie aktiv oder still es bleibt. Dann kam der entscheidende Schritt: Horvath speiste die Methylierungsdaten zusammen mit dem tatsächlichen Alter der Personen in eine KI ein, die nach Mustern suchen sollte. Heraus kam eine Art molekularer Fingerabdruck des Alterns: 353 Stellen im Erbgut, deren Methylierungsgrad direkt mit dem Lebensalter zusammenhing.

Auf dieser Basis entwickelte Horvath einen Test, der das biologische Alter eines Menschen recht präzise ermitteln konnte. Also genau das, was man den Menschen auch einfach direkt fragen könnte. Die eigentlich spannenden Fragen – Wie lange bleibt ein Mensch gesund? Wie lange wird ein Mensch voraussichtlich leben? –, diese Fragen ließen sich an Horvarths Alters-Uhr nicht ablesen. Seit Horvaths Durchbruch wurden noch viele epigenetische Uhren gesucht und gefunden. Sie gehen um bis zu neun Jahre falsch.[8] Das darf man gerne im Hinterkopf behalten, wenn TV-Star Kim Kardashian (43) in einer Show kreischend das Testergebnis ihres »biologischen Alters« enthüllt (34).[9]

14 Blutwerte sagen, wie lang wir noch leben können

Lange Zeit suchte Eline Slagboom – wie viele andere auch – nach Langlebigkeits-Genen. Sie untersuchte Tausende DNA-Proben von Hochbetagten und fand kein Altersgen. Es gab keins. Also änderte Slagboom die Suchstrategie. Statt in den Zellen zu kramen, im Erbgut, untersuchte sie Blut. Vielleicht ließen sich hier Biomarker finden, die Auskunft geben konnten über das biologische Alter des Menschen? Über seine verbleibende Lebenszeit? Unabhängig von Alter, Geschlecht oder Vorerkrankungen? Wenn sich so etwas überhaupt finden ließ, dann nur in einer sehr, sehr großen Stichprobe.

Also trommelte Slagboom ihr Team zusammen und analysierte über 44 000 Blutproben von Erwachsenen zwischen 18 und 109 Jahren – aus zwölf internationalen Studien, deren Teilnehmer bis zu 16 Jahre lang beobachtet wurden. Und wurde fündig.[10] 14 Werte ermittelte sie, an denen sich die Lebenserwartung eines Menschen klar ablesen ließ, acht davon findet sie selbst besonders aufschlussreich:

- »*Hohe Werte* der Aminosäuren **Histidin**, **Leucin** und **Valin** oder des sogenannten **guten Cholesterins** HDL **verringern das Sterberisiko.**
- Dagegen sind bei **Blutzucker, Milchsäure** oder den Aminosäuren **Isoleucin** und **Phenylalanin** *niedrige Werte* günstig für die Lebenserwartung.«[11]

Anders als die Telomer-Theorie und Horvaths Alters-Uhr lässt sich aus Slagbooms 14 Werten ein konkreter Hinweis ablesen, wo im Körper etwas aus dem Gleichgewicht geraten ist – und wie sich das durch Ernährung, Bewegung oder gezielte Therapie beeinflussen lässt. Was Slagboom im Sinn hat, ist ein kleiner Stupser: »Schau her, dein Profil sieht so aus. Du könntest deine Lebensspanne verlängern, wenn du deinen Lebensstil änderst. Wenn du zum Beispiel mehr Proteine zu dir nehmen würdest, weil deine Muskeln schwach werden.«[12]

Das biologische Alter zeigt sich im Blut

Eline Slagboom hat 14 Blutwerte gefunden, die genau zeigen, wie es dem Körper geht – unabhängig vom Alter auf dem Ausweis. Die allermeisten dieser Stoffe lassen sich durch Bewegung, gute Ernährung und weniger Stress positiv beeinflussen.

Diese Werte sollten möglichst hoch sein:

- **Gutes Cholesterin** (S-HDL-L): Diese Form des HDL-Cholesterins hilft, überschüssiges Fett aus dem Blut zu entfernen. Je mehr davon, desto besser für Herz und Gefäße.
- **Histidin:** Diese Aminosäure unterstützt das Immunsystem und wirkt antioxidativ. Wer genug davon hat, scheint besser gegen Zellstress gewappnet zu sein.
- **Leucin:** Leucin hilft dem Körper, Muskeln aufzubauen und zu erhalten. Das wird im Alter besonders wichtig – denn wer Muskeln verliert, verliert auch Gesundheit.
- **Valin:** Auch Valin sorgt dafür, dass unsere Zellen genug Energie haben. Ein gesunder Stoffwechsel braucht diese Aminosäure als Treibstoff.

Diese Werte sollten möglichst niedrig sein:

- **Blutzucker** (Glukose): zu viel Zucker im Blut? Das ist oft der Anfang von Problemen wie Diabetes, Entzündungen oder Herz-Kreislauf-Erkrankungen.
- **Milchsäure** (Laktat): Normal beim Sport – aber erhöht im Ruhezustand, kann Laktat ein Warnzeichen für gestörte Energieverarbeitung sein.
- **Isoleucin:** Diese Aminosäure ist an sich nützlich – aber zu viel davon kann auf eine Insulinresistenz oder einen überlasteten Stoffwechsel hinweisen.
- **Phenylalanin**: In Maßen gesund, doch in hoher Konzentration zeigt Phenylalanin, dass der Körper beim Eiweißabbau überfordert ist. Oft ein Warnzeichen für Stoffwechselprobleme.

Moderate Werte sind bei diesen Stoffen wichtig:

- **Große Fetttransporter** (XXL-VLDL-L): Diese winzigen Fettpakete helfen, Energie im Körper zu verteilen. Wer sie in einem guten Maß im Blut hat, scheint einen gesunden Fettstoffwechsel zu haben.

- **Fetttröpfchen** (VLDL-D): Wie groß die Fettpartikel im Blut sind, sagt viel über den Zustand des Stoffwechsels aus. Kleinere Größen deuten oft auf ein geringeres Risiko für Krankheiten hin.
- **Gute Fettsäuren** im richtigen Verhältnis (PUFA/FA): Mehrfach ungesättigte Fettsäuren – wie sie in Nüssen, Fisch oder pflanzlichen Ölen vorkommen – wirken entzündungshemmend und schützen das Herz.
- **Albumin:** Albumin ist ein echtes Multitalent im Blut: Es transportiert Nährstoffe, bindet Wasser, wirkt antioxidativ. Ein stabiler Albuminwert steht für körperliche Robustheit.
- **Acetoacetat:** Dieser Stoff entsteht, wenn der Körper in den »Notmodus« geht – etwa bei Hunger oder gestörter Zuckeraufnahme. Dann verbrennt er Fett, was nicht immer gut ist.
- **Entzündungsanzeiger GlycA:** ein stiller Risikofaktor. Wenn GlycA im Blut erhöht ist, tobt irgendwo im Körper eine chronische Entzündung – oft unbemerkt, aber auf Dauer gefährlich.

Der Unterschied beträgt 14 Jahre

Nachdem sie die 14 entscheidenden Blutwerte gefunden hatte, wollte Eline Slagboom wissen, wie sie sich in der Praxis nutzen lassen. Also schickte sie Teilnehmer 13 Wochen lang durch ein Programm mit mehr Bewegung und weniger Kalorien. Um möglichst korrekte Werte zu bekommen, trugen die Teilnehmer Beschleunigungsmessgeräte entweder an der Hand oder am Fuß. Ergebnis: Eine Stunde Sport am Tag verbessert die Blutwerte signifikant. Und das auch bei Menschen, die ansonsten nur sitzen. Und auch bei Menschen über 60 oder 65 Jahren. Vor allem bei den Männern gingen Entzündungswerte zurück, das gute Cholesterin (HDL) stieg an. Warum nicht bei den Frauen? Weil die Studienteilnehmerinnen offenbar nicht die Zeit hatten, sich mit Sport auszupowern – sie bewegen sich eher zwischen Waschmaschine und Kinderspielplatz. Das ist zwar auch anstrengend, verlängert aber weniger das Leben. Ungerecht? Durchaus. Slagboom sagt: »Der Unterschied in der Lebenserwartung zwischen Menschen, die gesund, und solchen, die ungesund leben, beträgt im Durchschnitt 14 Jahre.«[13]

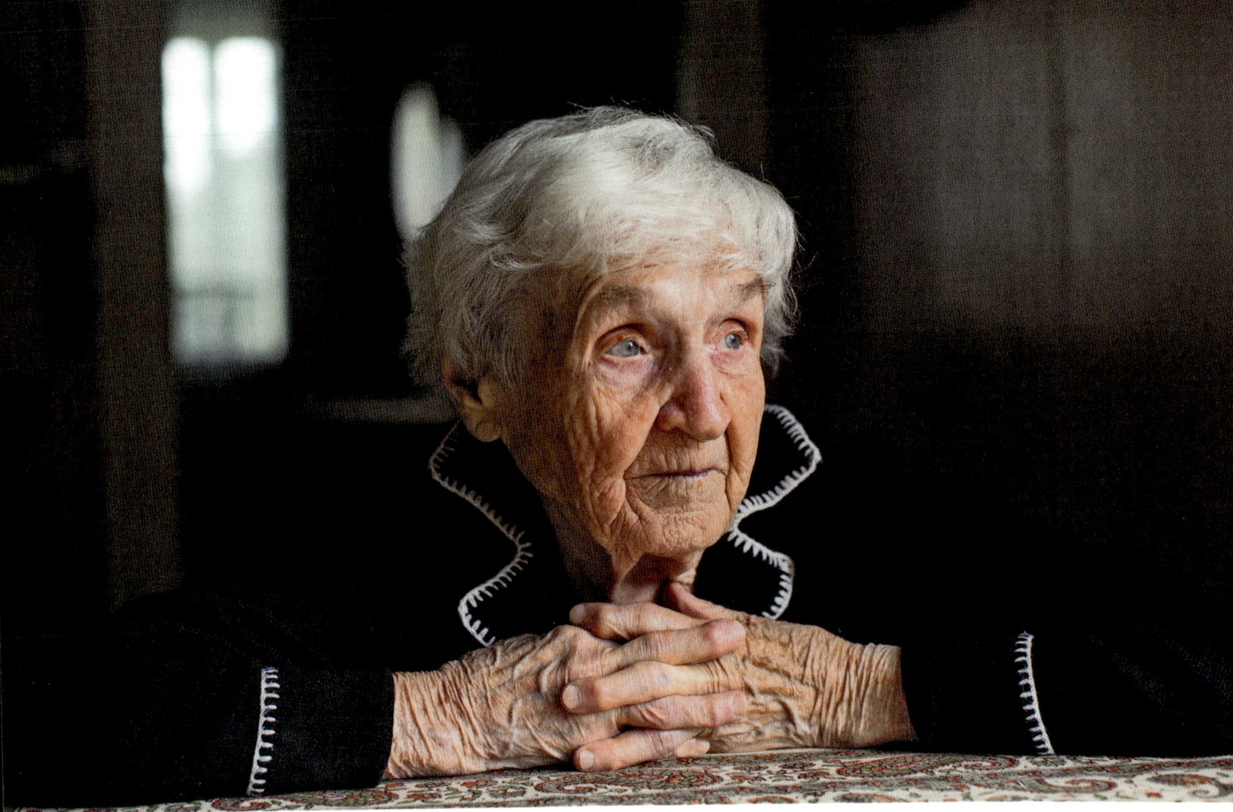

Psychologie des Alterns: Kann man Lebensjahre fühlen?

Wie alt wollen Sie werden, werde ich oft gefragt. Mal sage ich 100, mal sage ich 111. Für mich viel wichtiger als die Zahl: bei klarem Verstand und körperlicher Unversehrtheit. Ich habe es bei meinen beiden Eltern ja erlebt, bei meiner Großmutter und bei meiner Tante, also viermal hautnah erlebt, was Demenz bedeutet. Dass das eben auch passieren kann: schreien, Angst haben, um sich schlagen. Schmerzen, die sich kaum finden und behandeln lassen. Es war schlimm, vier Mal war es schlimm, und es hat mich demütig gemacht. Alter bedeutet eben nicht nur Weisheit und Gelassenheit. Es kann auch das genaue Gegenteil heißen: geistiger Verfall, Orientierungslosigkeit, Depression, sogar Wahn. Wie geht man damit um?

Mein Gehirn weiß nicht, wie alt es nicht

»Ich weiß gar nicht, ob man sich so alt fühlen kann, wie man ist«, hat der Philosoph Odo Marquard einmal gesagt, »denn Lebensjahre fühlt man ja nicht. Man kann sich traurig und freudig fühlen, müde und wach, aber 70- oder 80-jährig, das geht meines Erachtens nicht.« Das hat mich nachdenklich gemacht. Tatsächlich weiß mein Gehirn ja genauso wenig wie meine Knochen, wie alt es ist. Es existiert einfach. Was also passiert »mental«, wenn wir älter werden? Was macht das Alter mit unserer Seele? Oder, wenn Sie es weniger spirituell und mehr medizinisch nennen wollen: mit unserer Psyche?

Wenn ich zurückblicke, sehe ich so viel, das ich gerne willkommen geheißen habe: das Abenteuer der Liebe, die Kinder, die Enkel. Die Erfahrungen, die ich auf meinen Reisen machen durfte, als ich nach den Geheimnissen der »Weltmedizin« suchte. Die Begegnungen mit jungen Menschen im Kollegenkreis, mit Patientinnen und Patienten und auch mit den ganz alten Menschen, mit denen ich für meine TV-Folgen »Leben ist mehr!« sprechen durfte.

Ich sehe auch viele, sehr viele Abschiede: mein mittlerer Bruder Willi, der schon mit 44 Jahren an Krebs gestorben ist, meine Eltern, Tanten, meine Großmama (die anderen Großeltern lernte ich leider nie kennen), mein bester Freund, der bei einem Motorradunfall direkt vor unserem Haus ums Leben kam. Patientinnen auf der Onkologie-Station, die ich als junger Arzt betreute. Der Junge, der in den letzten Monaten seines durch Krebs gezeichneten Lebens bei uns wohnte, weil er keinen Ort fand, an dem er wohl behütet sterben konnte. Wie wohl die meisten Menschen habe ich auch das ein oder andere Projekt aufgeben müssen, manche Zusammenarbeit, manche Hoffnung. Oder Illusion. Das alles sind Verluste, die die Seele aufreißen und manchmal nur langsam verheilen oder gar nicht. Trotzdem geht das Leben weiter. Je älter man wird, desto mehr kleine und große Risse trägt man wohl mit sich herum. Das fühle ich. Sie auch?

Das Alter – ein Verlustgewinn

Stippvisite in einem Seminar zum Thema Altern. Die Leiterin nimmt einen Stapel kleiner weißer Karten und legt jedem zehn davon auf den Tisch. »Schreiben Sie auf, was Sie an sich selbst gerne mögen«, sagt sie. Ihre Stimme ist ruhig und freundlich. Man ahnt schon, dass da gleich ein Hammer kommt. »Ganz gleich, ob äußerlich oder innerlich. Körperlich, geistig, sozial. Schreiben Sie auf, was Ihnen zu sich selbst, zu Ihrem Leben einfällt. Was lieben Sie?«

Die Gruppe wird still. Stifte kratzen über das Papier, schreiben: *mein Humor. Meine Reisen. Dass ich gut Klavier spielen kann. Dass ich so gerne lese. Ich rede so gern mit Menschen. Meine Haare. Meine Reisen. Mein Garten. Meine Kinder. Meine Freundschaften.* Alle legen die Kärtchen mit den zehn Dingen, die sie an sich selbst und am eigenen Leben lieben, vor sich auf den Tisch. Verdeckt.

Die Seminarleiterin geht los, geht langsam an den Tischen entlang. Sagt nichts, greift nur zu. Mal nimmt sie eine Karte weg, mal vier, mal alle Karten, mal keine. Willkürlich. Ohne Logik.

Bis jemand fragt: »Was machen Sie da eigentlich?«

»Ich bin das Alter«, sagt sie.[14]

Aua. Und doch: Es ist gut, sich klarzumachen, dass das Alter unseren Lebensradius Stück für Stück enger ziehen wird. Dass wir Menschen, Dinge, Hobbys *loslassen* werden. Und dass wir, wenn es uns gelingt, mit all den Verlusten weiterzuleben, *gelassener* werden. Demütiger. Zufriedener. Vielleicht sogar: ein bisschen weise. Das ist der Gewinn, der mit dem Verlust kommen kann. Leonhard Cohen hat so recht, wenn er singt: »There is a crack in everything, that's how the light gets in.«[15]

Gefühltes Alter: jünger sein – aber zu welchem Preis?

Viele Menschen fühlen sich deutlich jünger, als sie sind. Das klingt gesund – kann aber auch einsam machen.

- **Menschen in Deutschland fühlen sich** im Schnitt 11,5 Prozent jünger als ihr tatsächliches Alter – **mit 60 also eher wie Anfang 50.**
- **Von Generation zu Generation wird der Abstand zwischen wirklichem und gefühltem Alter größer:** Zwischen 1936 und 1951 geborene Menschen fühlten sich mit 65 Jahren rund 12 Prozent jünger; die Jahrgänge zwischen 1952 und 1974 fühlten sich mit 65 dann schon 17 Prozent jünger.

- Ein junges Selbstbild kann positiv wirken – als **Marker für Gesundheit** und Lebensfreude. Aber: Wer sich zu weit vom eigenen Jahrgang entfernt, riskiert soziale **Isolation** und übernimmt womöglich unbewusst Altersstereotype.

Das hat ein Forschungsteam mit den Daten des Deutschen Alterssurveys errechnet. In dieser Studie hatten 15 000 Erwachsene im Alter zwischen 40 und 85 ganze 24 Jahre lang immer wieder ihr gefühltes Alter zu Protokoll gegeben.[16]

Warum ältere Menschen oft besser drauf sind als die Jungen

Man würde ja denken: Je älter, desto mehr Rückenschmerzen, desto mehr Beerdigungen, desto mehr Hörgeräte – also ist auch die Laune schlechter. Doch ist das wirklich so? Eine Studie mit 1546 Teilnehmenden aus San Diego (USA) im Alter von 21 bis 100 Jahren hat das systematisch angeschaut.[17] Es ging um drei Dinge:

- Wie geht's dem Körper?
- Wie gut funktioniert der Kopf?
- Wie ist die seelische Verfassung?

Erstaunliches Ergebnis: Die **beste psychische Stabilität** hatten nicht die vermeintlich fröhlichen 20-Jährigen. Auch nicht die disziplinierten 40-Jährigen mit ihren Optimierungs-Apps. Es waren die Alten und noch mehr die noch Älteren. Klar: Körperliche Gesundheit und Denkvermögen nahmen im Alter ab. Aber die Lebenszufriedenheit wuchs im Schnitt über das ganze Leben immer weiter. Und zwar kontinuierlich. (Von wegen Midlife-Crisis …) Das Forschungsteam vermutet folgende Gründe:

- Sobald Menschen erkannt haben, dass ihr Leben endlich ist, wählen sie bewusster aus, mit wem sie ihre verbleibende Zeit verbringen – und mit wem lieber nicht mehr. Das nennt man sozioemotionale Selektivität.[18]

- Ältere Menschen sind besser in der Lage als jüngere, ihre Erwartungen mit der Realität in Einklang zu bringen.
- Sie können ihre Emotionen besser regulieren (allerdings nur, wenn sie nicht an Demenz erkrankt sind).

Das widerspricht vielen Bildern, die man so kennt. Aber es passt zu dem, was ich in der Praxis oft beobachtet habe:

Mit den Jahren sortiert sich das Außenleben. Man hat sich einen Freundeskreis aufgebaut, vielleicht eine Familie, in die man sich eingebettet fühlt. Man hat einen Beruf gefunden, vielleicht eine Karriere aufgebaut, hoffentlich die finanziellen Engpässe der ersten Jahre überwunden.

Auch das Innenleben sortiert sich. Man weiß, was man braucht – und was man lassen kann. Man wird nicht unbedingt weiser. Aber ruhiger. Natürlich heißt das nicht, dass alle alten Menschen glücklich sind. Es gibt Depressionen, Einsamkeit, Krankheit – wie in jedem Alter. Das Hirn wird langsamer, die Haut wird dünner – aber das Nervenkostüm dicker. Hier die Grafik, die die Ergebnisse auf den Punkt bringt.

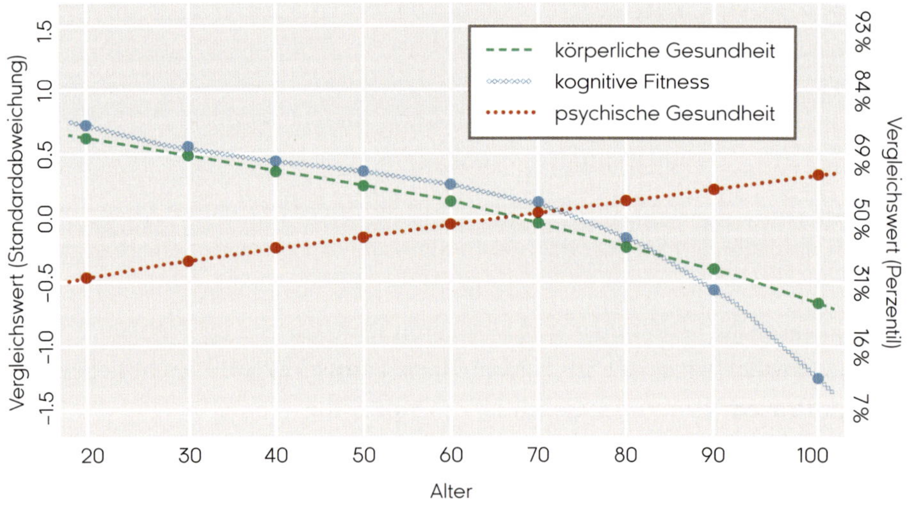

Quelle https://pmc.ncbi.nlm.nih.gov/articles/PMC5461877/figure/F1/

Eigentlich erschreckend zu sehen, wenn man erst 40 oder 50 Jahre alt ist: Körperliche Fitness (grüne Linie) und Hirnleistung (blau) sinken ab dem 20. Lebensjahr nonstop, die Hirnleistung ab 80 sogar noch stärker als die Physis. Gleichzeitig steigt die Linie der mentalen Gesundheit (rot) kontinuierlich und erstaunlich gerade an. Um das 70. Lebensjahr herum schneiden sich alle Linien in einem Punkt. Das heißt: Spätestens mit der Rente wird man tapsig und tüdelig, das aber bei steigender Laune. Ja, da runzle ich auch die Stirn. Doch eine aktuelle Studie aus der Schweiz – »Swiss100« – bestätigt diesen Befund.

Über hundert und ziemlich happy

In der Schweiz leben viele Hundertjährige, in besonders schönen und lebenswerten Kantonen wie Basel-Stadt und im Tessin ist die Quote mit über 40 Hundertjährigen pro 100 000 Einwohnern sogar noch höher als im nationalen Durchschnitt. Noch nie aber hat jemand nachgefragt, warum es so viele Hundertjährige in der Schweiz gibt und wie es ihnen geht. Das will die Studie Swiss100 ändern. Per Telefon oder persönlich fragten von 2020 bis 2024 Forschungsteams direkt bei ihnen nach.[19] 171 Menschen zwischen 100 und 110 Jahren wurden ausgesucht, im Schnitt waren sie 102 Jahre alt, drei Viertel von ihnen Frauen. 96 von ihnen konnten selbst Auskunft geben. Wo das nicht möglich war, beantworteten Andere die Forschungsfragen, oft waren es die Kinder. Die meisten Hundertjährigen hatten ihren Lebenspartner oder ihre Partnerin schon verloren (80,4 Prozent) und litten nicht nur an einer chronischen Krankheit, sondern im Schnitt an sieben. Ein Elend? Weit gefehlt.

- **90,2 Prozent** der Hundertjährigen sagten, sie seien **meist glücklich.**
- **92,2 Prozent** sagten, sie seien grundsätzlich **zufrieden mit ihrem Leben.**
- **22,5 Prozent** hatten Anzeichen einer **Depression** – etwa so viele wie in der Schweiz insgesamt.[20]

Woher kommt die psychische Resilienz der Schweizer Hundertjährigen? Warum sind nicht viel mehr von ihnen niedergeschlagen, frustriert oder depressiv? Jetzt wird es spannend. Ganz ähnlich wie in der oben vorgestellten Studie aus San Diego spielte die körperliche Fitness kaum eine Rolle. Viel wichtiger:

Selbstständigkeit. Wer sich allein die Zähne putzen, Tee kochen oder telefonieren kann, ist zufriedener mit seinem Leben. Ja, das sind Kleinigkeiten. Aber es geht mit 100 Jahren nicht mehr um Fernreisen oder Marathonläufe, es geht um Handlungsspielraum. Um **Freiheit.** Um **Unabhängigkeit,** wenn auch im kleinen Radius. Dieser Handlungsspielraum ist kostbar – und genau dieser Raum ist es, der bei Heimbewohnern als Erstes unter die Räder kommt. Da wird gepflegt nach den Kriterien der Effizienz, da kann nicht gewartet werden, bis der Hundertjährige seine Zahnpastatube aufgeschraubt hat. So sitzt der uralte Mensch dann mit geputzten Zähnen da, aber ohne Lebensfreude. Und wird depressiv. Wohlgemerkt: **Es war *nicht* das Heimleben an sich, das depressive Symptome auslöste. Sondern die eingeschränkte Selbstständigkeit, die so oft damit einhergeht.**

Vielleicht ist das das größte Geheimnis des zufriedenen Alterns: *Nicht der Zustand von Körper und Gehirn ist entscheidend.* Sondern **ein Leben in größtmöglicher Selbstständigkeit und Würde.** Wenn wir die Rahmenbedingungen dafür nicht gewährleisten können, ist der Ruf nach mehr »Haltung im Alter«, nach mehr »Resilienz im Alter«, der sich direkt an die Hundertjährigen richtet, nicht anders zu nennen als zynisch. Ich meine: Hier müssen wir persönlich, vor allem aber politisch umsteuern.

Alles fühlt sich so sinnlos an? Bitte, sorgen Sie gut für sich!

Es ist ein unangenehmes Thema, aber es ist wichtig: Gerade im hohen Alter steigt das Risiko für Suizid – auch, weil körperliche und seelische Belastungen zunehmen. Reden hilft! Hilfe ist da.

- **Die Suizidrate steigt mit dem Alter an** und liegt bei Menschen über 85 Jahren bei über 41 Suiziden pro 100 000 Einwohnern (der Schnitt liegt bei 12).[21]
- Die **absolute Zahl der Suizide** bei über 85-Jährigen hat sich zwischen 2003 bis 2023 mehr als **verdoppelt,** was zwar auch auf das Wachstum dieser Bevölkerungsgruppe zurückzuführen ist – und trotzdem dramatisch.[22]
- **Männer** begehen dreimal häufiger Suizid als Frauen. Auslöser können psychische Erkrankungen sein, insbesondere Depressionen.

- Hinzu kommen **Risikofaktoren** wie chronische körperliche Erkrankungen, Einsamkeit, der Tod von wichtigen Menschen und der Verlust der persönlichen Mobilität.

Sollten Sie selbst oder ein Mensch in Ihrem Umfeld von Selbsttötungsgedanken betroffen sein, **holen Sie sich Hilfe!**
Bei der anonymen Telefonseelsorge finden Sie rund um die Uhr Ansprechpartner.
0800/111 0 111 und 0800/111 0 222
www.telefonseelsorge.de

»Junger Mann, wer sind Sie überhaupt?«
Das Drama Demenz

Meine Großmama war einer dieser Menschen, die man als Kind über alles liebt, vor der man sich aber auch ziemlich fürchtet. Für meine Brüder und mich war sie wie ein ostpreußischer Feldwebel im Hauskleid – um uns zum Aufräumen der Küche zu bringen, genügte ein einziger Blick. Irgendwann, ich war längst erwachsen, sie ging auf die 80 zu, fiel diese unerbittliche Härte von ihr ab. Plötzlich erzählte sie Witze. Pfiff beim Kartoffelschälen. Ich war skeptisch. Dann kam der Tag, an dem ich sie besuchte – und ihre Augen mich so kalt taxierten wie nie zuvor.

»Wer sind Sie?«, zischte sie mich an.

Ich blieb stehen. »Dein Enkel, Großmama. Ich bin's, Dietrich.«

Sie musterte mich. »Ich habe keine Enkel.«

Ich setzte mich langsam. »Doch. Mich.«

»Nein. Sie sehen mir sehr gefährlich aus.«

Dann griff sie blitzschnell in ihre Bluse und zog ein Küchenmesser aus dem BH.

»Ich bin bewaffnet«, sagte sie. »Kommen Sie mir nicht zu nah.«

Ich erstarrte. Sagte nichts. Nach ein paar Sekunden dann: »Verteidigen ist immer gut.«

Vielleicht kennen Sie diese Szene, ich habe sie in meinem Buch »Demenz« (Ludwig 2025) beschrieben. Ich konnte mich unverletzt aus der Affäre ziehen. Aber der Schreck saß tief. Sitzt tief bis heute.

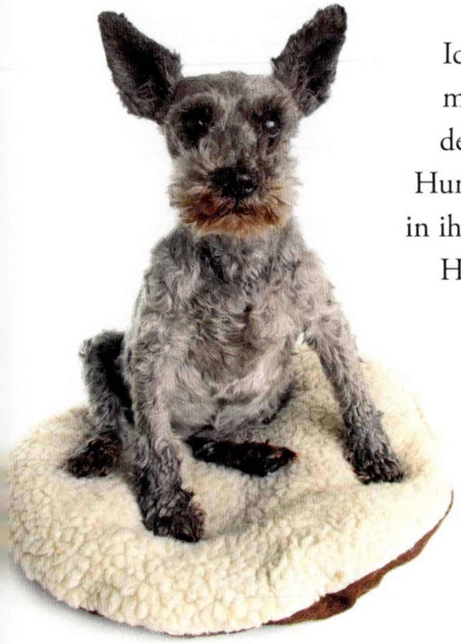

Ich war fünfzehn Jahre alt, als ich zum ersten Mal sah, wie Demenz einen Menschen verändert: Meine Tante saß im Garten, der Zwergschnauzer zu ihren Füßen. Ein aufmerksamer kleiner Hund mit zu großen Ohren. Die Tante versank immer wieder in ihrem Inneren, blickte vor sich hin – und entdeckte dann den Hund. Alle paar Minuten entdeckte sie ihn neu.

»Wie heißt denn der süße Hund?«

»Schnuffi.«

»Ach, wie goldig!« Sie beugte sich hinunter, streichelte ihn, war gerührt.

Dann schaute sie weg. Und als sie wieder hinsah: »Oh, ein Hund! Sag mal, wie heißt der niedliche Hund da unten?«

»Schnuffi.«

»So ein lieber!«

Diese Szene wiederholte sich an diesem Nachmittag und an vielen anderen Tagen. Wir, die Jugendlichen, amüsierten uns sehr über die komische Tante. Wir hatten keine Idee, was Demenz eigentlich bedeutet.

Positiv gesehen: Die meisten kommen davon

Etwa 1,8 bis 1,9 Millionen Menschen leben in Deutschland mit einer Demenzdiagnose. Die häufigste Form ist Alzheimer, verantwortlich für rund zwei Drittel aller Fälle. Die Zahlen steigen. Nicht, weil plötzlich alle krank werden – sondern weil wir länger leben. Bei den über 65-Jährigen liegt die Häufigkeit bei etwa 7 Prozent. Ab 90 Jahren sind es deutlich mehr – vor allem bei Frauen, weil sie häufiger so alt werden. Aber zwei Drittel der Alten und Uralten trifft es eben nicht. Das dürfen wir nicht vergessen.

Trotzdem bleibt Demenz eine der größten Herausforderungen unserer alternden Gesellschaft. Jedes Jahr kommen etwa 364 000 bis 445 000 neue Fälle bei über 65-Jährigen dazu. Je nach demografischer Entwicklung könnten es bis 2050 zwischen 2,3 und 2,8 Millionen Menschen mit Demenz sein.

Das Risiko, an Demenz zu erkranken, scheint *pro Kopf* nicht zuzunehmen. Im Gegenteil: In einigen Studien sieht man leicht sinkende Raten. Der Grund: Trotz vieler sozialer Herausforderungen hierzulande profitieren mehr Menschen von besserer Bildung, von gesünderer Ernährung, von mehr Fahrradwegen, von weniger Feinstaub, von funktionierender medizinischer Versorgung.

Prävention wirkt.
Das ist die gute Nachricht.

Im Kopf von Menschen mit Demenz laufen Prozesse ab, die man im Detail noch gar nicht verstanden hat. Was man recht genau weiß: Die Nervenzellen regenerieren sich schlechter, bestehende Verknüpfungen werden brüchiger, neue wachsen seltener. Darunter leidet vor allem das Kurzzeitgedächtnis – also die Fähigkeit, sich zu merken, was es zum Mittagessen gab. Das Langzeitgedächtnis bleibt oft lange erhalten, auch wenn es sich auf Erinnerungen vom Bauernhof zurückzieht, auf dem man mit fünf Jahren gelebt hat. Auch Aufmerksamkeit und Konzentration lassen nach, vor allem bei den Menschen, die ihr Gehirn ihr Leben lang nur wenig fordern *wollten* (oder aufgrund prekärer Umstände nur wenig fordern *konnten*) – also wenig gelesen, gedacht oder einfach nur geredet haben.

Bei der Alzheimer-Krankheit, der häufigsten Form der Demenz, kann man die Gehirnveränderungen unter dem Mikroskop sehen: Zwischen den Nervenzellen lagern sich *Plaques* ab. Das sind Eiweißbrocken aus Beta-Amyloid, die im Hirn normalerweise immer wieder abgebaut werden, was aber bei Alzheimer nicht mehr gelingt. Die Ablagerungen kann man sich vorstellen wie Kaugummi auf der Computerfestplatte – Daten fließen dann nicht mehr so, wie sie sollen.

Außerdem wuchern *Tau-Fibrillen*. Das sind falsch gefaltete Proteine tief in den Nervenzellen, die sich zu Fasern verdrillen und die Transportsysteme der Zelle verstopfen. Man kann sich das vorstellen wie Haarbüschel im Abflussrohr. Irgendwann geht nichts mehr durch.

Beide zusammen – Plaques und Tau – führen dazu, dass Nervenzellen absterben. Meistens zuerst in den Arealen, die für Gedächtnis und Orientierung zuständig sind. Darum fängt die Demenz oft mit Vergesslichkeit an und geht dann weiter damit, dass die Küchentür nicht mehr gefunden wird, dass Namen und

Worte verschwinden (und mit manchmal sehr amüsanten Neukreationen ersetzt werden), schließlich verändert sich die gesamte Persönlichkeit. So wie bei meiner unerbittlichen Großmama, die spät im Leben eine sanfte Seite zeigte. Und, leider, wie bei meinem Vater, der sich in der späten Phase seiner (Lewy-Body-)Demenz vor unsichtbaren Soldaten fürchtete und so aggressiv um sich schlug, dass uns Brüdern auch mit vereinten Kräften nur schwer gelang, ihn zu bändigen.

Jede Demenz ist anders

Demenz ist nicht gleich Demenz – je nachdem, welche Hirnregion betroffen ist, zeigen sich ganz unterschiedliche Symptome und Verläufe.

- **Alzheimer** ist nicht die einzige Form von Demenz. Es gibt eine ganze Reihe verschiedener Varianten, je nachdem, welche Hirnregionen betroffen sind und wie die Symptome verlaufen.
- **Frontotemporale Demenz (FTD):** betrifft vor allem die Stirn- und Schläfenlappen. Typisch sind Veränderungen der Persönlichkeit, Enthemmung, soziale Auffälligkeiten – oft schon bei Menschen unter 65.
- **Semantische Demenz:** eine Unterform der FTD. Sprache, Wortverständnis und logische Kategorien gehen verloren. Betroffene pflanzen zum Beispiel abgestorbene Blumen oder Plastikblumen in den Garten – für sie sind das alles Blumen.
- **Lewy-Body-Demenz:** ähnelt in manchen Punkten Parkinson. Es kommt zu Halluzinationen, Schwankungen der Aufmerksamkeit, steifem Gangbild. Ursache sind Eiweißablagerungen (Lewy-Körperchen) in den Nervenzellen.
- **Vaskuläre Demenz:** Folge kleinerer oder größerer Durchblutungsstörungen im Gehirn. Der Verlauf ist oft stufenweise, je nachdem, wo es zu »Minischlägen« gekommen ist.

Trotz aller Fortschritte ist noch vieles unklar. Warum manche Menschen voller Plaques sind, aber geistig völlig klar – während andere mit nur wenigen Ablagerungen stark betroffen sind –, das weiß bis heute niemand genau. Viele ältere Menschen haben auch Symptome verschiedener Demenzen gleichzeitig. Das macht die

Diagnose schwierig. Und auch die neuen Medikamente, auf die große Hoffnungen gesetzt wurden, helfen in der Praxis offenbar nur sehr wenigen Menschen – und kommen mit erheblichen Nebenwirkungen.

Demenz ist also nach wie vor ein ziemliches Drama, für die Betroffenen sowieso, aber nicht weniger auch für deren Familien. Bis jetzt gibt es keine Heilung. Was man aber sagen kann: Wer seine grauen Zellen lange fordert und trainiert, der schützt sein Gehirn. Wer seine Ängste bearbeitet und so seinen Stresspegel senkt, der schützt sein Gehirn. Und wer Haustiere hat, bleibt geistig länger fit! Insbesondere Katzen bringen viel Ruhe und Fröhlichkeit in den Alltag, und tun auch dem Herzen gut. Deshalb an dieser Stelle: Viele liebe Grüße von unserem kleinen Kater Bruno!

Wer sich jeden Tag zu ein bisschen Lebensfreude aufraffen kann, der schützt sein Gehirn.

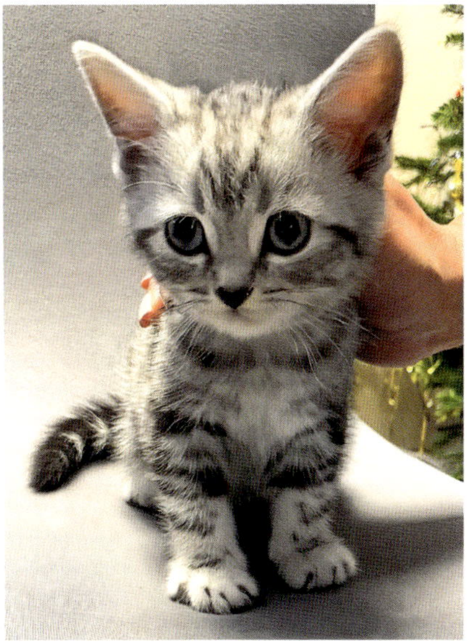

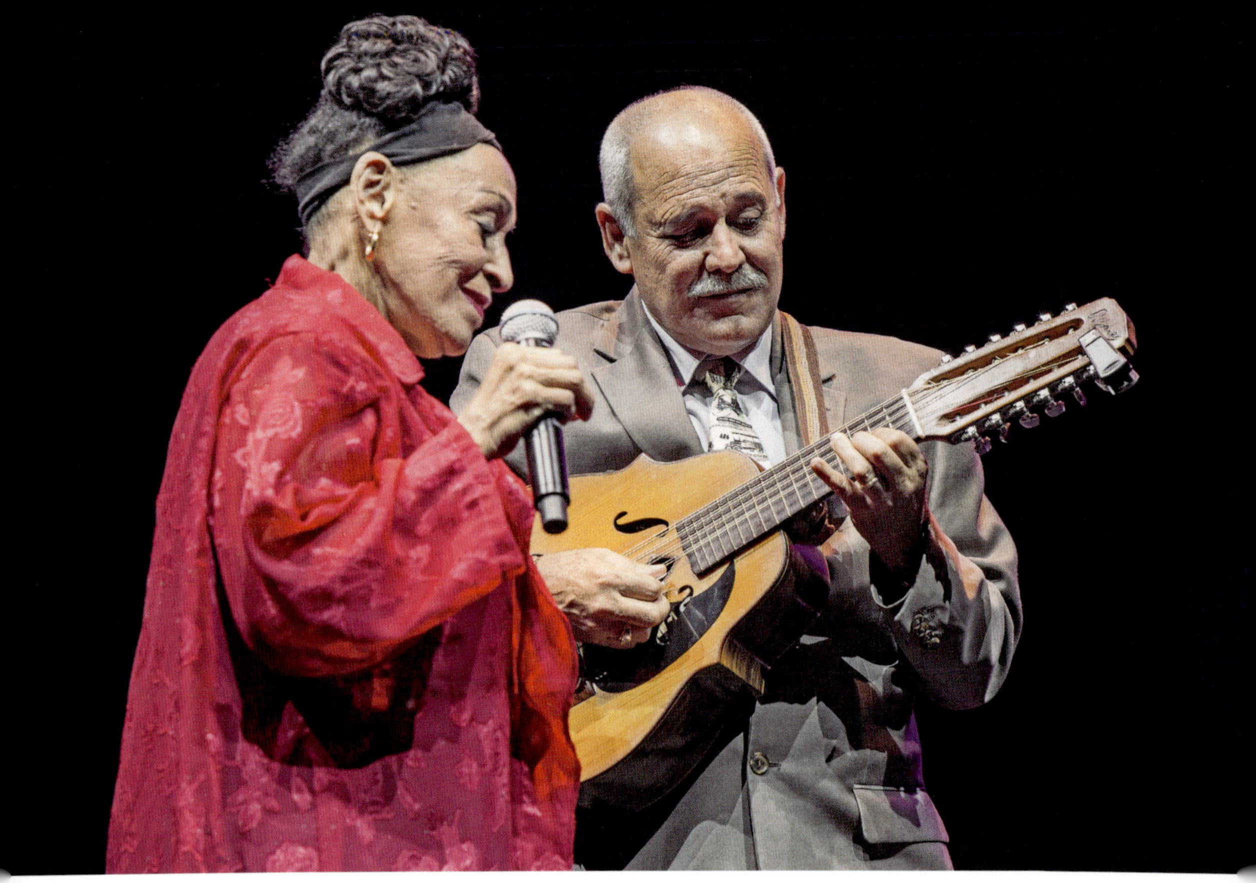

Soziales Umfeld: Ohne Freunde und Familie taugt das Alter nicht

Havanna, 1996. Im uralten, holzvertäfelten Tonstudio brummen die Ventilatoren, der Boden knarzt, wahrscheinlich riecht es nach Zigarre und Kaffee … hier wollen der britische Musikproduzent Nick Gold und der US-Gitarrist Ry Cooder ein afrokubanisches Album einspielen. Alles ist perfekt geplant, doch die Kollegen aus Afrika kommen nicht. Visa-Panne. Was tun? Gold und Cooder beschließen, das Album trotzdem zu produzieren. Ohne Afro, nur Kuba.[23]

Glück im Unglück: Seit dem US-amerikanischen Embargo von 1959 steht die Zeit in Havanna still. Bunte, breite Oldtimer schieben sich durch die Straßen; auf den Gehwegen spielen sie ihre verbeulten Trompeten, die Trommeln und alten Gitarren, sie singen die alten Lieder – die Veteranen des kubanischen Son, Bolero und Danzón. Viele davon in hohem Alter, nicht mehr ganz gesund, ziemlich prekär. Gold und Cooder holen sich die Besten ins Studio.

Da ist Rubén González, 77 Jahre alt. Er besitzt kein Klavier und ist so begeistert, dass er an jedem Morgen auf den Studio-Hausmeister mit dem Schlüsselbund wartet, damit er üben kann. Ibrahim Ferrer, 69, der sich als Schuhputzer und Lotscheinverkäufer über Wasser hält und jetzt wieder ans Mikrofon darf. Nicht zu vergessen die Sängerin Omara Portuondo, 66. Und Compay Segundo – dem man seine 89 Jahre kaum ansieht und der sich gerne fotografieren lässt mit Zigarre und weißem Hut. Dann passiert das, womit niemand gerechnet hat: Aus einer Gruppe vergessener Musiker entsteht »Buena Vista Social Club« – und mit diesem Projekt eine Welle aus Respekt und Begeisterung für Kubas Musik. Und für alte Menschen.

Als die Truppe auf Tour geht, stehen da keine zurechtoperierten, keine alterslosen Popstars auf der Bühne. Da sind Menschen mit faltigen Gesichtern und lichtem Haar, einige sitzen auf Barhockern, weil das Stehen zu anstrengend ist – und zeigen es einfach: was für eine irrsinnige Freude es macht, im gleichen Rhythmus zu swingen. Sich anzuschauen, sich einander zuzuhören, miteinander zu lachen. Ruhm? Ego? Nicht so wichtig. Es geht um »alle zusammen«.

Spannend ist doch, dass dieser anrührende Moment eines urtümlichen, unverstellten Miteinanders so viele Menschen so kurz vor der Wende zum 21. Jahrhundert berührt hat – das Jahrhundert, in dem die westliche Welt noch künstlicher, noch digitaler und der Mensch noch einsamer wird und in dem das Alter plötz-

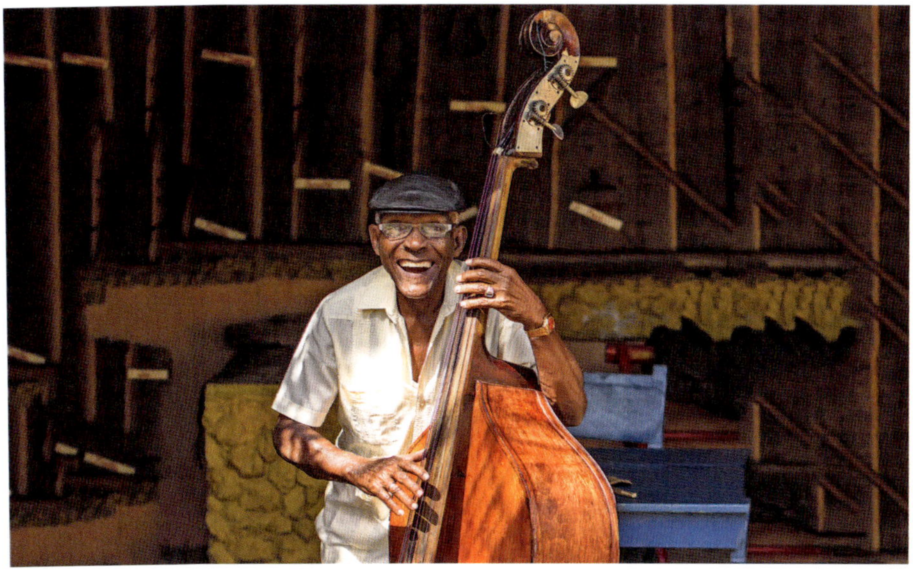

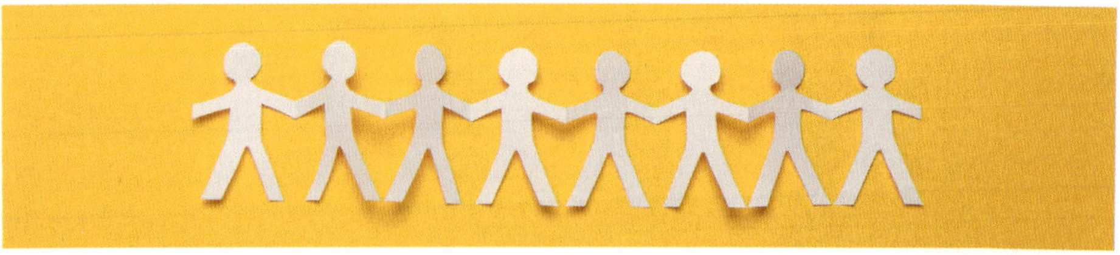

lich als etwas scheinen sollte, das sich komplett überwinden lässt. Auf das Stichwort »Longevity« komme ich gleich zurück.

Hören Sie doch, wenn möglich, einfach noch mal rein bei Buena Vista Social Club. Ich finde, da hört man eine Wahrhaftigkeit, ein ungebremstes Ja zum Leben. Und, ja, auch zum Sterben. *Ars vivendi und ars moriendi.* Warum haben wir diese Kunst eigentlich vergessen?

Der Mensch ist keine Insel

Der Mensch ist ein Herdentier. Körper, Seele, Sinne – alles hat sich in Milliarden Jahren in Gemeinschaft entwickelt, alles ist auch heute darauf ausgerichtet, in Gemeinschaft zu leben. Wenn wir die Verbindung zu anderen Menschen verlieren, wenn wir uns ausgeschlossen fühlen (wie es so vielen während der Corona-Epidemie ergangen ist), dann passiert etwas, das man nicht unterschätzen darf: **Unser gesamtes System gerät in existenziellen Stress.**

Soziale Ausgrenzung lässt die Stimmung kippen, wir fühlen uns abgewertet, machtlos, tatsächlich sinkt sogar der Testosteronspiegel.[24] Unser Körper reagiert, als würde er sich in akuter Gefahr befinden: Das Herz pumpt schneller, der Blutdruck steigt, das Immunsystem fährt hoch, die Schmerzempfindung verändert sich. Wird dieser Stress chronisch, steigt das Risiko für Depressionen, Schlafstörungen und für Herz-Kreislauf-Erkrankungen. Und weil einsame Menschen dazu neigen, ihren Schmerz mit Alkohol oder Drogen zu betäuben, werden sie noch einsamer.[25] Einsamkeit frisst also langfristig die Seele auf und den Körper gleich mit.

Gemeinschaft kann diesen Prozess umkehren und heilsam sein. Deshalb heißt gut und natürlich altern für mich: gut essen, sich bewegen, regelmäßig zur Vorsorge gehen und eben auch: dazugehören. **Ein gutes Miteinander ist die beste Medizin.**

Blue Zones: alles Fake?

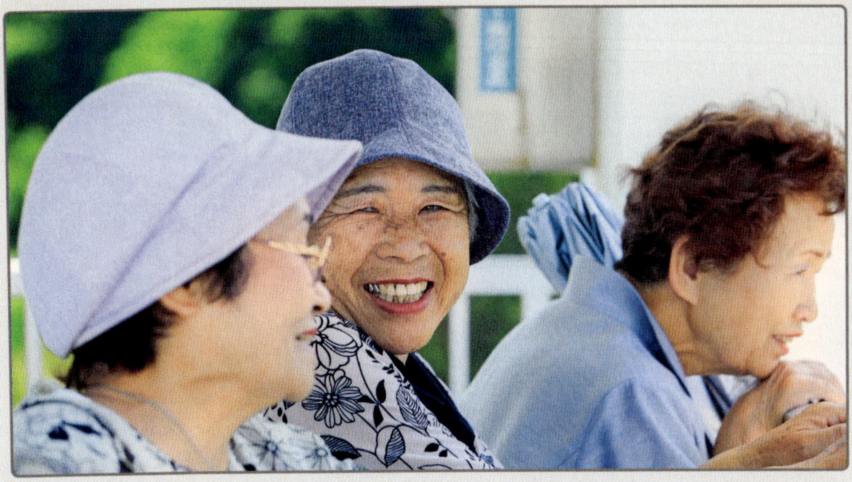

Eigentlich hatte ich mich darauf gefreut, Ihnen von den sogenannten Blue Zones dieser Welt zu berichten, also von Regionen wie Sardinien, der japanischen Insel Okinawa oder der griechischen Insel Ikaria. Ich liebe Reisen und Weltmedizin und habe gerne darüber geforscht, wie Menschen in anderen Kulturen natürlich und gesund altern. Doch je mehr ich über die Blue Zones las, desto mehr fiel die ganze Sache in sich zusammen wie ein Kartenhaus.

- Offenbar gibt es viele **Datenfehler** in den Studien.[26, 27] Oft gab es keine Geburtsurkunden, und sogar über Betrug wurde berichtet, etwa wenn Familien den Großvater nicht als verstorben meldeten, um seine Rente weiter zu beziehen – dann war er in den Akten eben 112 Jahre alt.
- Die Blue Zones dienten den Regionen nicht zuletzt für **Marketing** in eigener Sache.

Was könnte dennoch dran sein an den Studien?

Ich habe mir alles noch einmal im Detail angeschaut. Letztendlich ist es verblüffend einfach: Menschen werden dort besonders alt, wo

- sie viel gesundes Gemüse und Algen (Japan) essen (und insgesamt eher wenig),
- sie sich viel bewegen,

- sie sich wenig aufregen,
- sie gut schlafen,
- sie ein starkes Gefühl von Lebenssinn haben,
- es starke soziale Bindungen gibt – in der Familie, im Freundeskreis, im Dorf.[28]

Geburtsurkunden lassen sich fälschen, Stadtpläne nicht

Auch wenn sich die Idee der Blue Zones in der Theorie als nicht so wasserdicht erweist, wie man es sich gewünscht hätte – es ist doch etwas dran am Gedanken: Es gibt Städte und Dörfer, in denen man gut gesund und natürlich altern kann. Und es gibt Gegenden, in denen das nicht so gut gelingt. Das hängt zum Teil an der Luftqualität, am Lärmpegel und daran, wie sehr die Orte sich im Sommer aufheizen.

Es liegt aber auch am Städtebau selbst. Einige europäische Städte haben das gute Miteinander in die eigenen Strukturen eingebaut. Spitzenreiter sind laut dem internationalen »15-Minuten-Stadt«-Ranking viele deutsche Städte (erstaunlicherweise Frankfurt am Main, Karlsruhe, Stuttgart) mit kurzen Wegen zu Parks, Geschäften und Treffpunkten. Das Konzept: Alles Wesentliche soll sicher und angenehm zu Fuß in 15 Minuten erreichbar sein. Dass dies Städten wie Kopenhagen, Wien und Barcelona gelungen ist, hat sich längst herumgesprochen. Auch Paris, Münster und sogar dem

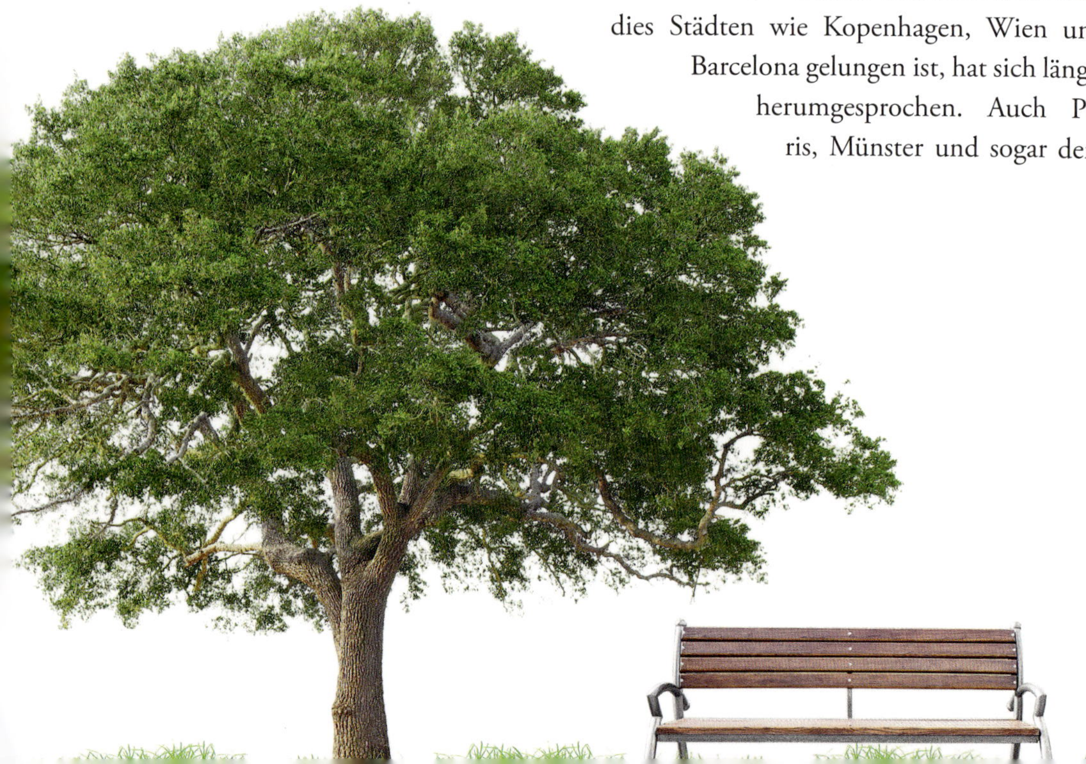

Ruhrpott ist es mit einer neuen Verkehrspolitik gelungen, das Radfahren und Spazierengehen weniger halsbrecherisch zu machen. Dafür mehr gesund, mehr zu einem sozialen Ritual. Der Knackpunkt ist überall der gleiche: den öffentlichen Raum nicht als Restfläche zwischen Parkplatz, Kreisverkehr und Shoppingcenter zu denken, sondern als Raum für Miteinander.[29]

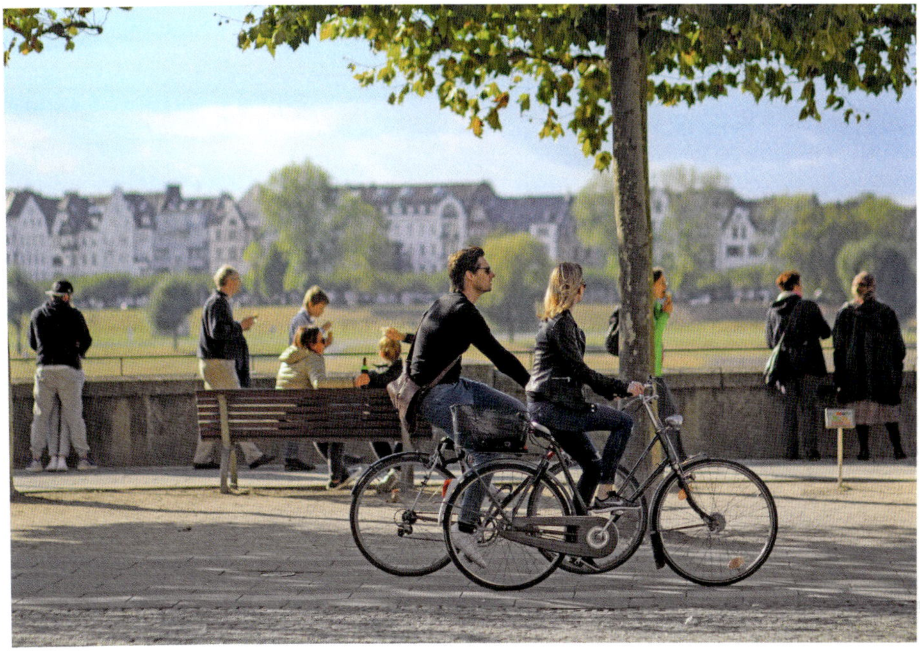

Ein Dorf oder eine Stadt, die einlädt, sich zu begegnen – auf einem Gehweg, unter einem Baum, an einem Brunnen –, ist eine Stadt, die das Altern lebenswert macht. Weil viel weniger einsam. Es sind die zufälligen Begegnungen (»Und? Wat und, muss ja!«), die das Draußen zu einem verlängerten Drinnen machen. Die ein bisschen Gemütlichkeit geben, und sei es am Tresen einer Wurstbude.

Longevity: lange leben um jeden Preis?

Natürlich alt werden ist eine wunderbare Hoffnung – und eine maximale Zumutung. Altern umfasst die gesamte Spannbreite der menschlichen Gefühle, von der *Ohnmacht* gegenüber dem unausweichlichen Tod bis hin zum genauen Gegenteil: dem *Größenwahn*. Im Alltag treibt unsere Ambivalenz, ja Angst gegenüber Alter und Tod seltsame Blüten:

- **Alte Menschen abwerten:** Auf der Straße, in Social Media, in den Unternehmen und auch in der Politik werden alte Menschen nicht ernst genommen, an den Rand gedrängt, lächerlich gemacht. Aber ganz ehrlich: »Rollator-Gang« oder »Hörgeräte-Fraktion«? Der Grat zwischen Witz und Verachtung ist schmal.
- **Alte Menschen idealisieren:** Weisheit, Gelassenheit, Erfahrung, Güte … es gibt eine Menge Tugenden, die dem Alter zugeschrieben werden. Vor allem in den östlichen Kulturen, in China oder Japan, ist das Alter sehr positiv besetzt. Respekt vor den Ahnen spielt eine große Rolle. Doch alten Menschen ist nicht geholfen, wenn wir sie auf den Weisheits-Sockeln parken und ihre Leiden bagatellisieren.
- **Das Alter beherrschbar machen:** Darum geht es beim Longevity-Trend. Der Idee, Alter und Tod mithilfe von Lebensstil-Optimierung, Medikamenten und medizinischer Hightech maximal zu kontrollieren, wenn nicht sogar zu übertrumpfen. Die Idee der totalen Beherrschbarkeit führt dazu, dass Longevity-Enthusiasten auf lebenslustigen Genuss (Kuchen, Rotwein, Nächte durchquatschen) verzichten, um sich in der Zukunft eine längere Lebensspanne zu ermöglichen.

Natürlich altern? Für Longevity-Pioniere eine Kapitulation. Ihr Ziel: un-natürlich jung bleiben. Möglichst für immer.

Zurück zur Natur – seit 200 Jahren

Ewig leben, zumindest ewig jung bleiben – das sind uralte Ideen der Menschheit, eigentlich also ein alter Hut. In der nordischen Mythologie ist Idun für **Unsterblichkeit** zuständig, sie hütet die goldenen Äpfel, die die Götter ewig jung bleiben lassen. Im Hinduismus gibt es den göttlichen Trank *Amrita,* auch der macht unsterblich. Und vielleicht haben Sie auch von Oscar Wildes *Dorian Gray* gehört, der einen Pakt mit dem Teufel schließt, damit nicht er selbst altert, sondern stattdessen sein Porträt. Die Story erschien 1890.

Es war genau die Zeit, in der sich die damalige »Popkultur« und Medizin verbanden zu der sogenannten **Lebensreformbewegung.** Frauen zogen ihre riesigen Hüte aus, warfen ihre Korsetts ab, legten weite Kleider an (oder gar keine) und tanzten in der Natur. Männer wie *Maximilian Bircher-Benner* (der Erfinder des Bircher-Müslis), Adolf Just und *Rudolf Steiner* und viele mehr propagierten vegetarische Kost, Licht- und Luftbäder und suchten nach einer neuen Art der Spiritualität. All das, um ein **Gegenmittel zu finden gegen die Strapazen, denen die**

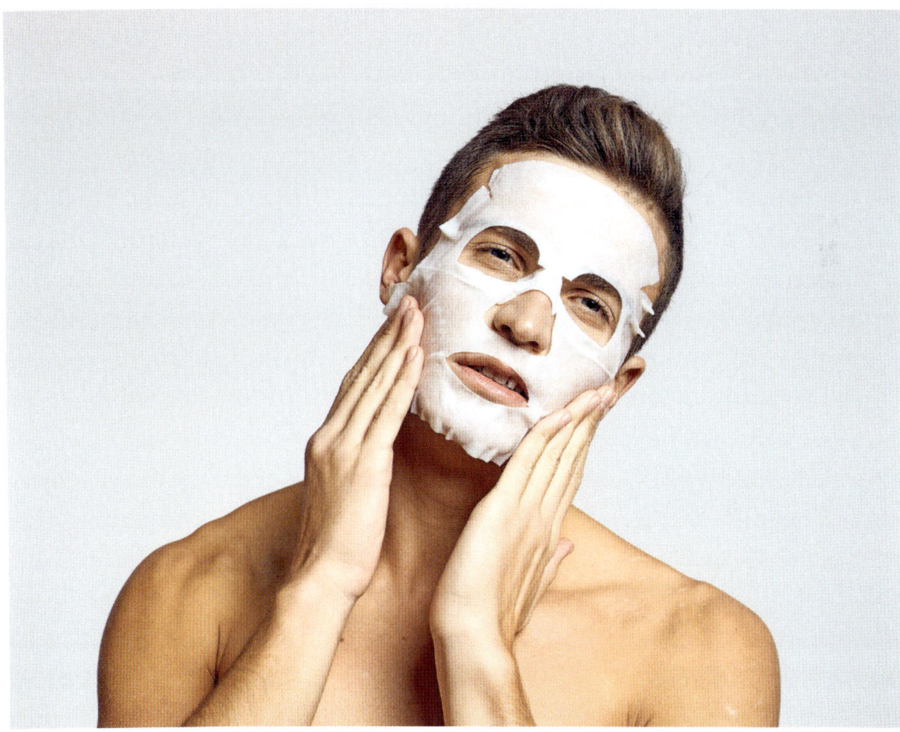

Menschen in der Zeit der frühen Industrialisierung ausgesetzt waren und die sie früh alt und krank werden ließen: die neuen Fabriken und die dunklen, feuchten Wohnviertel der Städte.

Einer der Vorreiter dieser frühen Naturmedizin-Bewegung war *Sebastian Kneipp* (1821–1897), der mit kalten Wasserbädern, Heilpflanzen und Regeln zu Ernährung und Bewegung eine ganze gesunde Lebensordnung entwickelt hatte. Weniger bekannt ist der Pionier dieser Medizin, *Carl Abraham Hunnius* (1797–1851). Er lebte an der Westküste Estlands und hatte herausgefunden, dass in der Erde und dem Sand der Ostsee Heilkräfte steckten. Seine Badesanatorien machten den estnischen Ort Haapsalu zu einem der ersten Kurorte Europas. Hunnius war ein Pionier der Naturheilkunde, er und sein Sohn waren Ärzte des russischen Zaren – und *er war mein Ururgroßvater mütterlicherseits.*

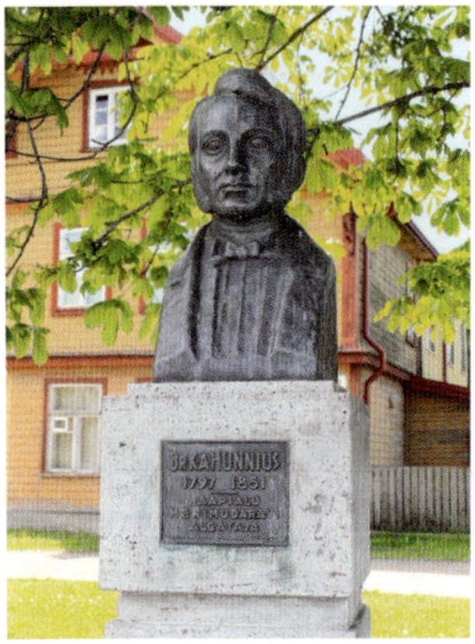

Von Hunnius' Heilerde zu Ayurveda-Medizin: meine persönliche Reise zum Thema Langlebigkeit

Mit Hunnius fängt meine persönliche Auseinandersetzung mit dem Thema »natürlich altern« an. Ihm folgten in meiner Familie noch viele weitere Ärztinnen und Ärzte, die einen blieben in der Tradition der Naturheilkunde, die anderen verschrieben sich der klassischen Schulmedizin. Ich bin nun Arzt in der sechsten Generation und fühle mich beiden Linien verbunden. Und so versuche ich, **eine Brücke zwischen beiden Schulen zu schlagen.** Seit Jahrzehnten engagiere ich mich als Radiologe für den verantwortungsvollen Einsatz moderner Hochleistungsmedizin. Unter CT- oder MRT-Kontrolle behandle ich Schmerzen – insbesondere an der Wirbelsäule, in den Gelenken oder bei Tumorerkrankungen – mit millimetergenauer Präzision. Dazu setze ich robotisch gesteuerte Lasernavigation und miniaturisierte Instrumente ein, meist ambulant und in Lokalanästhesie. Das Spektrum reicht von Bandscheibenvorfällen, Osteoporose und Arthrose über Biopsien und Tumorbehandlungen bis hin zu Zelltransplantationen. Genauso engagiere ich mich für die traditionelle Heilkräuter-Medizin der europäischen

Kulturen wie auch für die Medizin der asiatischen Kulturen, mit Akkupunktur, Bewegungskunst wie Tai-Chi und Ernährungs- und Massagekunst des Ayurveda. Was mich als Wissenschaftler und Arzt auf dieser Reise angetrieben hat, das war immer der Wunsch, den Menschen zutiefst als Menschen zu verstehen. Als ein Wesen, das liebt und lebt und eines Tages stirbt; und das sich, wenn sich alles gut in seinem Leben fügt, wohlfühlt.

> Ein Plus an Wohlbefinden jeden Tag, das ist mein Fokus. Ein Plus an Tagen, koste es, was es wolle, das ist für mich nicht das primäre Ziel.

Longevity: Was heißt das eigentlich – und woher kommt der Trend?

Den Begriff »Longevity« im Sinne von gesundem, maximal langem Leben gibt es schon sehr lange im englischsprachigen Raum – ursprünglich als Fachbegriff für »Langlebigkeit«.

- Er leitet sich ab vom lateinischen **longaevitas**, das sich aus den Wortteilen **longus** (lang) und **aevum** (Zeitalter, Lebensdauer) zusammensetzt.
- Schon **im 18. Jahrhundert** tauchte der Begriff »Longevity« in englischen medizinischen und philosophischen Texten auf, auch in Sterbetafeln oder, ganz profan, bei Lebensversicherungen.
- **Es war von Anfang an ein mediales Massenphänomen.** Vielleicht erinnern Sie sich: 1982 löste Jane Fonda mit ihrem »Aerobic«-Video eine enorme Fitnesswelle aus. 1990 folgte der Millionenbestseller *Forever Young*, mit dem Dr. Ulrich Strunz zum »Fitnesspapst« avancierte. Und 2005 erschien mein Bestseller *Der kleine Medicus*, und kurz darauf kamen mehr als 10 000 Schulkinder in die SAP-Arena Mannheim, um mit mir eine Reise durch die Wunderwelt des Körpers zu unternehmen. Das Thema Gesundheit bewegte das ganze

Land. Parallel dazu veränderten die Molekularbiologie, Genetik und Epigenetik unser Verständnis von Gesundheit radikal. Seit der Jahrtausendwende drängen Pharma und Hightech sowie KI-Unternehmen immer in den Vordergrund – mit einem neuen Fokus: nicht einfach gesund altern, sondern Altern verhindern. Diese Entwicklung sehe ich mit wachsender Skepsis. **Jungsein ist ein Geisteszustand!**

Einige Meilensteine haben wir bereits angeschaut – hier noch einmal der Versuch eines Gesamtüberblicks:

- **Ab 2000: Aubrey de Grey erklärt Altern zur behandelbaren Krankheit.** Der britische Biogerontologe Aubrey de Grey tritt mit einer radikalen These auf: Altern sei kein Naturgesetz, sondern ein biologischer Prozess – und dieser lasse sich medizinisch aufhalten oder sogar rückgängig machen. Er nennt sein Konzept SENS: *Strategies for Engineered Negligible Senescence*, also Strategien, um das Altern biologisch fast vollständig zu stoppen (2002/2003). Damit legt er den Grundstein für die heutige Longevity-Debatte. 2007 veröffentlicht er *Ending Aging* (mit Michael Rae).
- **2005:** Ray Kurzweil und Peter Diamandis veröffentlichen gemeinsam *Fantastic Voyage: Live Long Enough to Live Forever*, in dem sie die Möglichkeiten der Lebensverlängerung durch Technologie thematisieren. 2008 gründen sie die »Singularity University«, um technologische Innovationen für eine bessere und längere Zukunft der Menschheit zu fördern.
- **2009: Nobelpreis für die Entdeckung der Telomere.** Die Forscherinnen Elizabeth Blackburn und Carol Greider sowie Jack Szostak erhalten den Nobelpreis für die Erforschung der Telomere: Sie verkürzen sich mit jeder Zellteilung, was als ein zentraler Mechanismus des Alterns gilt. Die Forscher entdeckten auch das Enzym Telomerase, das Telomere verlängern kann – eine zelluläre Verjüngungsmaschine.
- **Ab 2010: Wissenschaft entdeckt Gene der Langlebigkeit.** Forschungsteams finden Gene, die mit Langlebigkeit in Verbindung stehen: etwa FOXO3, SIRT6 oder APOE. Diese Gene schützen Zellen vor Schäden und aktivieren Reparaturprozesse. Damit ist klar: Manche Menschen altern langsamer – und ihre Gene spielen dabei eine Rolle.

- **Ab 2010: Altbekannte Medikamente** verlangsamen offenbar Altersprozesse. **Metformin** (gegen Typ-2-Diabetes) und **Rapamycin** (Immunsuppressivum) werden in Tierversuchen auf ihre lebensverlängernde Wirkung untersucht.
- **2013:** Steve Horvath entwirft die **epigenetische Uhr**. Damit lässt sich das biologische Alter eines Menschen bestimmen – unabhängig vom Geburtsdatum. Die Methode basiert auf der Analyse winziger chemischer Veränderungen an der DNA, sogenannten Methylierungen.
- **2014:** Der Genforscher Craig Venter und Unternehmer Peter Diamandis und Robert Hariri gründen die Firma **Human Longevity Inc.,** die mithilfe von Künstlicher Intelligenz, Gensequenzierung und Blutanalysen die Gesundheit jedes Einzelnen optimieren will. Die Vision: 100 Jahre leben oder sogar noch länger.
- **2015:** Beginn der Forschung an Senolytika – Medikamente, die gezielt alternde Zellen (seneszente Zellen) entfernen können.
- **2016:** Forschende verjüngen Mauszellen mithilfe bestimmter Gene: sogenannten Yamanaka-Faktoren OCT4, SOX2, KLF4 und c-MYC. Die Herausforderung: Die Reprogrammierung darf nicht zu weit gehen, sonst verliert die Zelle ihre Funktion – deshalb wird heute an Teilreprogrammierung geforscht.
- **2019:** Der Harvard-Professor David Sinclair veröffentlicht *Lifespan – Why We Age and Why We Don't Have To.* Darin erklärt er, wie Altern auf zellulärer Ebene funktioniert – und warum es prinzipiell aufgehalten werden könnte. Er macht Substanzen wie Resveratrol, NMN (Nicotinamid-Mononukleotid) und NAD+ bekannt – Moleküle, die mit Energiehaushalt und Zellgesundheit zusammenhängen.
- **Ab 2020: Biohacking wird zum Lifestyle-Trend.** Immer mehr Menschen experimentieren mit Methoden zur Selbstoptimierung: Eisbäder, Intervallfasten, Schlaftracking, Nahrungsergänzungsmittel. Bryan Johnson, ein Tech-Unternehmer, steckt Millionen Dollar in ein Selbstexperiment: Mit über 100 Nahrungsergänzungsmitteln und rigoroser Lebensführung will er seinen Körper verjüngen. Sein Motto: *Don't Die.*
- **Ab 2021: Künstliche Intelligenz trifft Alternsforschung.** Unternehmen wie *Altos Labs* oder *Deep Longevity* kombinieren enorme Datenmengen (Gene, Zellbiologie, Stoffwechsel, Mikrobiom), um vorherzusagen, wie schnell jemand altert – und welche Maßnahmen individuell am besten helfen könnten.

Wohlbefinden: Darum geht es doch eigentlich

»Über das Älterwerden denke ich genauso wie über den Tod: Ich bin strikt dagegen«, das soll Woody Allen einmal gesagt haben.[30] Ich sehe das anders: Für mich gehört zum Leben dazu, dass es endet. Und wenn ich überhaupt strikt gegen etwas bin, dann gegen die Hybris, mit der Menschen glauben, sie könnten sich unverletzlich machen, unverwundbar, letztendlich unsterblich. Letztendlich verstehe ich den Sinn auch gar nicht: Ist es nicht ein irre hoher Preis, heute auf ein unperfekt-freudig-wohlbefindliches Leben zu verzichten, um ganz am Ende ein paar Jährchen mehr herauszuschlagen? Wobei nicht einmal sicher ist, ob das gelingt?

Wir haben da etwas verloren. Wir haben das Wissen der *Diätetik* verloren, das früher, also ganz früher – zur Zeit der antiken Medizin im 6. Jahrhundert v. Chr. –, schon hoch entwickelt war. Gemeint ist »die Kunst, gut zu leben«. Eine klassische Anleitung zum rechten Maß und zum achtsamen Umgang mit sich selbst. Die Zutaten:

- Licht, Luft und Lebensumfeld
- Essen und Trinken
- Bewegung und Ruhe
- Schlafen und Wachen
- Verdauung und Ausscheidung
- Emotionen und psychische Verfassung

Liebe und Lachen gehören auch dazu, meine ich. Das Ganze nannten die klassischen Mediziner *res non naturales*, also die Dinge, die anders als die Körpergröße oder die »Körpersäfte« nicht angeboren waren, sondern sich durch das eigene Verhalten steuern ließen. Mit Maß. Mit Genuss. Mit Blick für das, was einem bekommt – und was nicht. Das haben wir aus dem Blick verloren. Die Kunst, zu leben und zu sterben – *ars vivendi et moriendi.*

Wir haben Gesundheit in die Maschinenräume der Medizin verlagert und fassen Wohlbefinden in technische Messgrößen: Blutwerte, Schmerz-Skala, Kalorientabelle, Schlafkurve, tägliche Schrittzahl. Ja, auch Daten, Technik, selbst Medikamente sind für mich wichtig. Mehr nicht! Aber: Wohlbefinden ist unabhängig davon. Der tibetische Mönch, die uralte Marktfrau auf Sizilien, haben die optimale Blutwerte? Wahrscheinlich nicht. Aber sie wissen, wie es sich *anfühlt*, wenn man sich wohlfühlt.

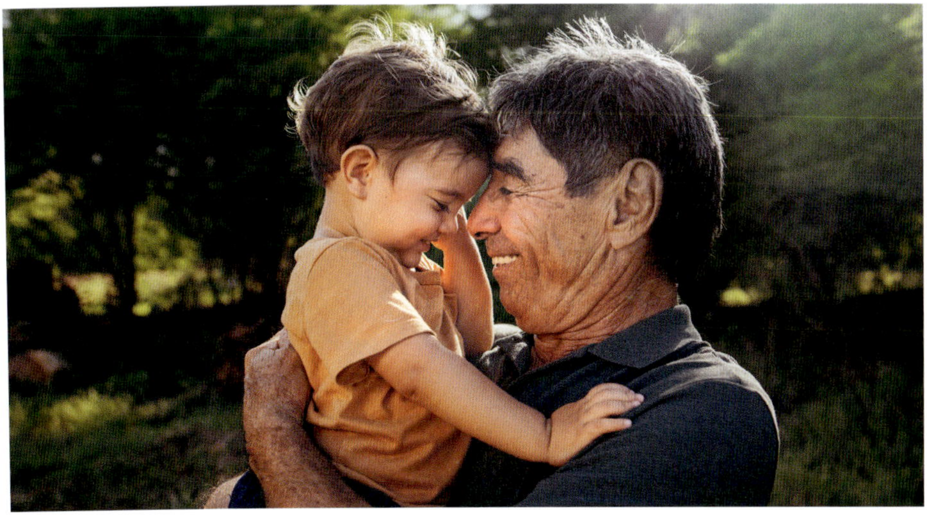

In unserer durchtechnisierten, durchoptimierten und hektischen Welt passiert es leicht, dass Menschen das *eigene* Gefühl für das eigene Wohlbefinden verlieren. Es passiert leicht, dass Menschen gedankenlos im Takt tanzen, den uns die Smartwatch vorzählt. Es passiert leicht, dass Menschen den Imperativen der Selbstoptimierungsindustrie folgen möchten, die ihnen »Fit-Fluencer« auf Social Media vorturnen, und sich dann auch noch schlecht fühlen, wenn es ihnen aus tausend Gründen (Arbeit, Kinder, Heuschnupfen) nicht gelingt.

Dass das Leben endlich ist? Für die Ärzte und Heiler des klassischen Altertums, in Europa genauso wie in China, Indien oder Amerika war das gar keine Frage. Sie versuchten, mit den Selbstheilungskräften des Körpers zu arbeiten. Sie versuchten nicht, dies zu überlisten und zu übertrumpfen, um sich das Unverfügbare – das Leben an sich – zu unterwerfen. Wie sind Menschen nur auf die Idee gekommen, dass das möglich wäre? Es geht doch um eine kluge und vor allem liebevolle Zuwendung zum Leben.

Ist das Leben nicht ein wunderbares,
ein unglaubliches Geschenk? Wir sollten es
mit Leben füllen statt mit Botox.

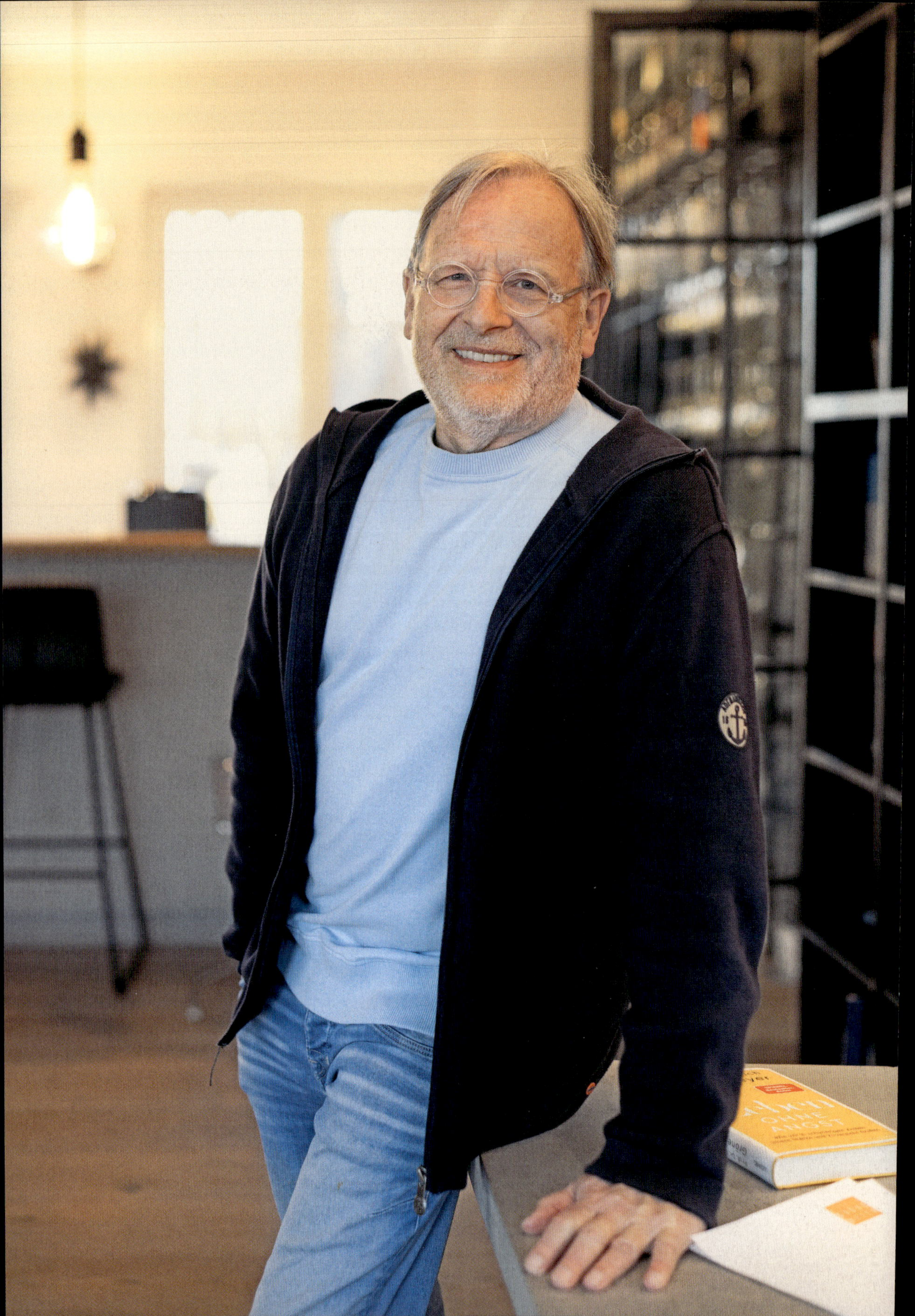
OHNE ANGST

TEIL II

Natürlich altern von Kopf bis Fuß. Eine kleine Baustellenbesichtigung.

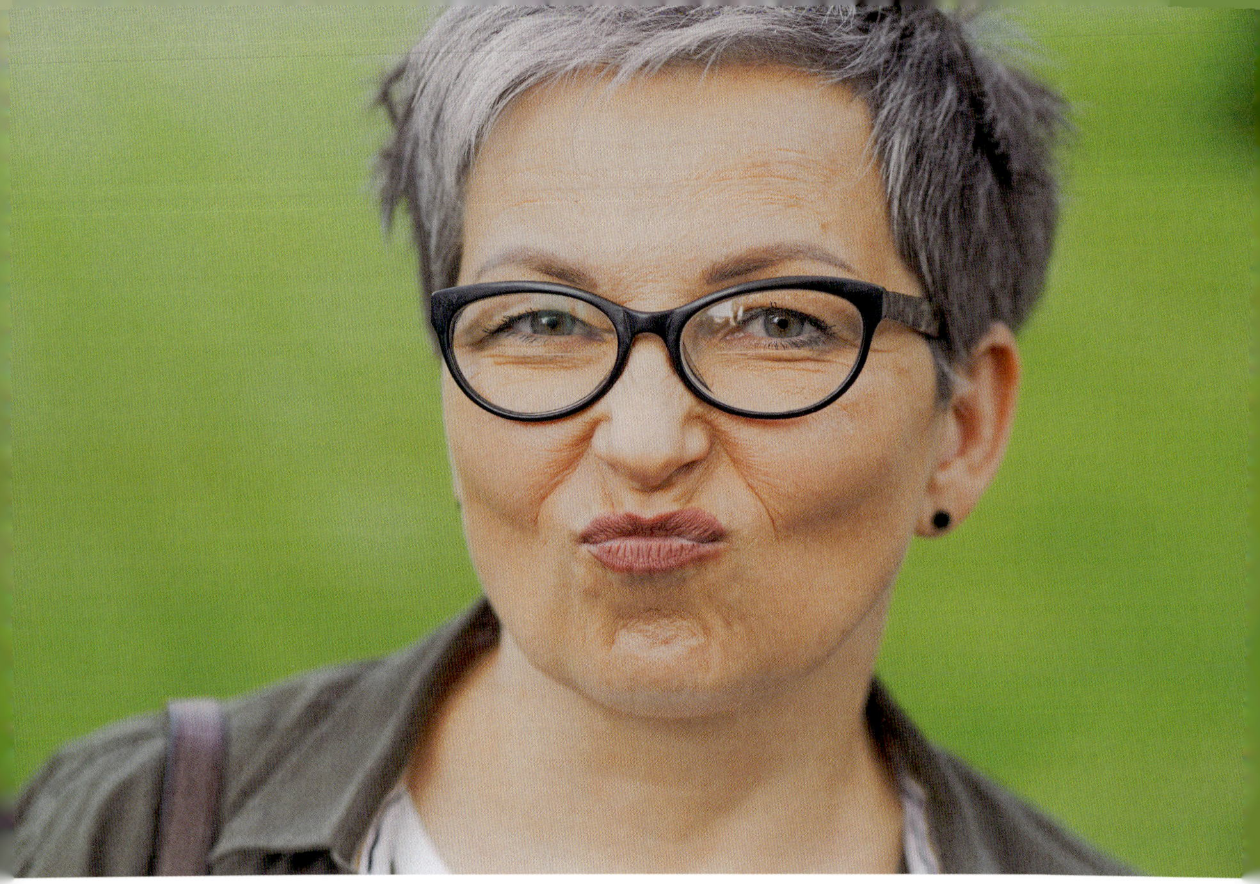

Hier knirscht was.
Na und?

Mit dem Älterwerden ist das so eine Sache. Unsere Zellen reagieren langsamer, produzieren häufiger Fehler und verlieren an Leistungsfähigkeit. Die Organe arbeiten nicht mehr so effizient wie mit 21 Jahren. Der Rücken wird rund, die Knie knirschen. All das ist »natürlich« – das heißt aber nicht, dass wir es kommentarlos hinnehmen müssen.

Wir Menschen waren nie nur »natürlich«. Wir haben uns in der Evolution zu dem entwickelt, was wir heute sind, weil wir schon vor Hunderttausenden von Jahren Natur und Kultur verbunden haben. Wir haben gelernt, Feuer zu machen, Felle anzuziehen, Höhlen zu bauen und Spazierstöcke zu schnitzen – kurz: Werkzeuge zu nutzen, die uns das Leben leichter machen.

Heute heißt das: Brille, wenn die Augen nachlassen, Hörgerät, wenn die Familie immer schlimmer nuschelt, Schrittmacher, wenn das Herz stolpert. Ersatzzähne.

Ein Kniegelenk aus Titan, wenn das Originalteil zu sehr schmerzt. Heilkräuter, wo möglich, Nahrungsergänzung, Medikamente, wo nötig.

Der Mensch ist und war schon immer ein Tüftler – vor allem, wenn es um das eigene Wohlbefinden geht. Natürlich! Deshalb schauen wir uns in diesem Kapitel an: Wo im Körper entstehen die typischen Altersbaustellen? Und welche Möglichkeiten und Präventionsmaßnahmen haben wir, um uns lange gesund zu halten? Wenn wir älter werden, was passiert also

- in unseren Knochen und Gelenken,
- in den Muskeln,
- im Herzen und in den Blutgefäßen,
- in Gehirn und Nerven,
- mit dem Stoffwechsel,
- unseren Sinnen
- und unserer Sexualität?

Manchmal reicht schon eine kleine Veränderung unseres Speiseplans, ein neues Hilfsmittel, ein ermutigendes Gespräch mit der Ärztin oder dem Arzt, und die Lebensqualität ist wieder da. Die Lebensfreude!

Aufhalten können wir nicht alles,
aber doch mehr beeinflussen,
als wir oft glauben.

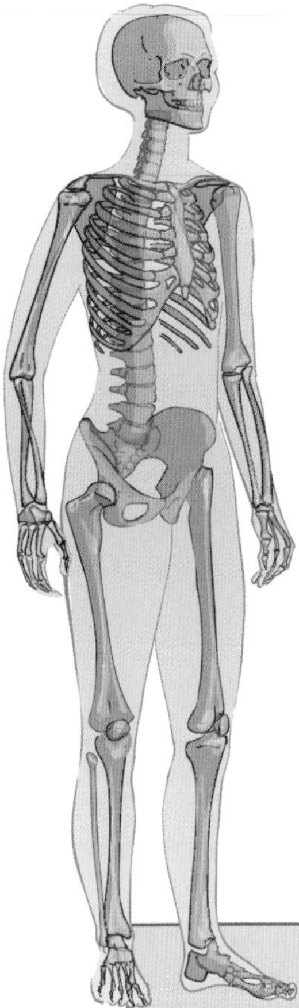

Knochen und Gelenke

Wie ist das, wenn Sie vom Stuhl aufstehen: Knacken die Knie? Wie fühlt sich das an, wenn Sie Ihren Rücken gerade durchstrecken, die Arme hochnehmen, strecken und die Hände weit oben über dem Kopf verschränken: Ging mal super, geht aber nicht mehr so locker wie vor vierzig, fünfzig Jahren? Ja, kenne ich. Kennt wohl jeder, der nicht mehr ganz so taufrisch ist. So ist es eben.

Mit den Jahren verlieren die Knochen an Dichte, sie werden poröser, was das Risiko für Brüche erhöht – man nennt das Osteoporose. Auch die Gelenke machen sich bemerkbar: Die Elastizität der Gelenkkapsel geht zurück, der schützende Knorpel nutzt sich langsam ab, was zu Schmerzen, Steifheit oder Bewegungseinschränkungen führen kann, besonders in Knie, Hüfte oder an den Fingergelenken.

Wo es knirscht und wie viele davon betroffen sind

23,4 Prozent der über 70-Jährigen haben **chronische Rückenschmerzen.**[31]

48,1 Prozent der Frauen und **31,2 Prozent der Männer** über 65 haben **Arthrose.**[32]

24 Prozent der Frauen über 65 haben **Osteoporose.**[33]

Pro Jahr erhalten **400 000** Deutsche **ein künstliches Gelenk.**[34]

Rückenschmerzen: raus aus dem Teufelskreis

Über den (hoffentlich schmerzfreien) Daumen gepeilt leidet etwa jeder dritte Mensch über 65 Jahren unter chronischen Schmerzen, insbesondere in Rücken, Schultern, Nacken, Hüften und Knien. Wenn es um Schmerzen geht, ist das »Wo?« zwar wichtig, entscheidend ist aber das »Warum?«. Denn Schmerzen sind oft keine isolierte Erscheinung, sondern Teil eines regelrechten Teufelskreises.

Wenn man den verstanden hat, ist es möglich, ihn an der entscheidenden Stelle zu durchbrechen.

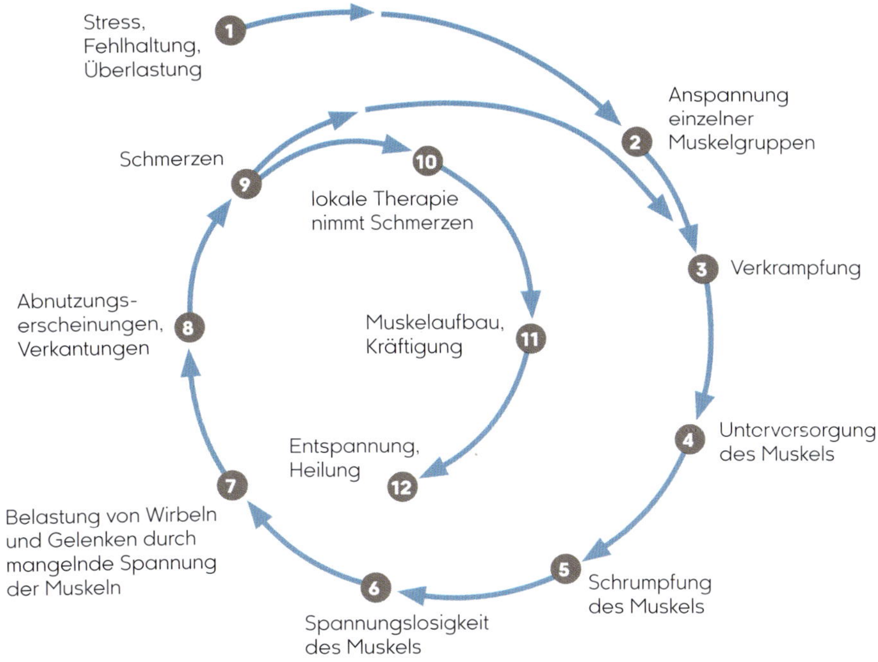

1. Oft beginnt alles mit Stress und Angst, also innerer Anspannung, weil es in der Familie, im Beruf oder gefühlt in der ganzen Welt gerade so schwierig ist. Ein weiterer Auslöser für chronische Schmerzen kann jedoch auch eine körperliche Überforderung sein, etwa durch übermäßige Anstrengung im Beruf, im Sport oder bei der Versorgung der Jüngsten und Ältesten zu Hause.
2. Als Reaktion auf innere Spannung oder körperliche Überforderung spannen sich bestimmte Muskelgruppen permanent an – oft im Rücken oder Nacken. Und meist unbewusst.
3. Diese chronisch angespannten Muskeln verkrampfen mit der Zeit.
4. In diesem Zustand wird die Durchblutung schlechter, die Sauerstoff- und Nährstoffversorgung reicht nicht mehr aus.
5. Die unterversorgten Muskeln beginnen zu schrumpfen.
6. Dadurch verlieren sie an Kraft und Spannung.

7. Das hat Folgen: Die Muskulatur kann ihre stützende Funktion nicht mehr erfüllen, sodass Wirbel und Gelenke überlastet werden.
8. In der Folge kommt es zu Gelenkverschleiß, Wirbel verkanten sich, und es kann passieren, dass sie auf Nervenbahnen drücken. Das tut weh.
9. Der Körper versucht, diesen Schmerzen durch »Schonhaltung« auszuweichen. Das verschlimmert die Lage. Schmerzen entstehen – oft über Wochen, Monate oder Jahre hinweg. Werden sie nicht frühzeitig behandelt, führen sie zu noch mehr Anspannung, und der Teufelskreis dreht sich weiter.

Dieser Teufelskreis lässt sich durchbrechen:

10. Eine gezielte, lokale Schmerztherapie kann helfen, den Teufelskreis zu stoppen. Methoden wie Akupunktur, therapeutische Lokalanästhesie, Osteopathie oder Mikrotherapie können gezielt Schmerzen lindern.
11. Ist der Schmerz gelindert, können Sie mit Muskelaufbau beginnen – durch gezielte, individuell angepasste Bewegung und leichten Kraftsport.
12. Schritt für Schritt kann sich der Körper so entspannen, die Durchblutung verbessern und Muskeln regenerieren – Heilung wird möglich. Auch im Alter.

Mikrotherapie bei Rückenschmerzen

Schwere Schmerzen im Rücken behandeln ohne OP? Das geht!

- Die **Mikrotherapie ist ein ambulantes Verfahren** mit sehr feinen Instrumenten. Millimetergenau werden gezielt unter CT- und MRT-Sicht schmerzverursachende Stellen im Körper lokal behandelt.
- Besonders hilfreich bei **Bandscheibenläsionen und Vorfällen, Nervenschmerzen** sowie **abgenutzten Wirbel-, ISG- und Hüftgelenken, Osteoporose und Tumoren.**
- Unter **tomografischer Kontrolle** wird ein Medikament mit einer superfeinen Nadel direkt an die betroffene Nervenwurzel oder in oder an Gelenke injiziert – das ist kaum spürbar, lindert Entzündungen und reduziert Schmerzen wirksam. Bandscheiben können mit haarfeinen Lasern mikrooperiert oder Nerven oder Tumore mit millimeterfeinen Sonden verödet werden.

Arthrose ist die häufigste Gelenkerkrankung im Alter

Gut der Hälfte der Frauen und jedem dritten Mann über 65 Jahren tun die Gelenke weh. Die Rede ist von Arthrose, einer chronischen, langsam fortschreitenden Erkrankung, bei der die Knorpel, also die Stoßdämpfer zwischen den Knochen zum Beispiel im Knie, immer dünner werden. Irgendwann reiben die Knochen direkt aufeinander, und die Gelenkkapsel entzündet sich. Zusätzlich wird Knochen an der Rändern zur Stabilisierung als eigener innerer »Gipsverband« aufgebaut. Das führt zu Steifheit, zu Schwellungen und vor allem: zu Schmerzen.

Arthrose schränkt die Beweglichkeit im Alltag oft erheblich ein. Viele Menschen mit Arthrose berichten, dass sie kürzere Strecken nur noch mit Mühe bewältigen oder Schwierigkeiten haben, Gegenstände zu tragen. Anziehen und Bücken fällt oft schwer – das Aufdrehen von Flaschendeckeln, Schuhe binden und Gemüse schneiden gelingt oft gar nicht mehr.

Besonders häufig betroffen sind die **Knie** und **Hüften,** die kleinen **Fingergelenke,** die **Daumenwurzel** sowie die **Wirbelsäule** mit ihren zahlreichen Gelenken – darunter je zwei Facettengelenke pro Wirbelkörper, die Rippen-Wirbelgelenke beidseits, zwei Iliosakralgelenke und das Kopf-Wirbel-Gelenk.

Kurz: all jene Regionen, die unser Körpergewicht tragen oder im Alltag stark beansprucht werden. Mit zunehmendem Alter steigt die Wahrscheinlichkeit, dass sich dort Arthrose entwickelt, da die Knorpelreparatur langsamer wird und sich die Gelenke im Laufe des Lebens abnutzen. So ist es eben? Nein: So ist es nicht! Es gibt Risikofaktoren, die wir selbst beeinflussen können:[35]

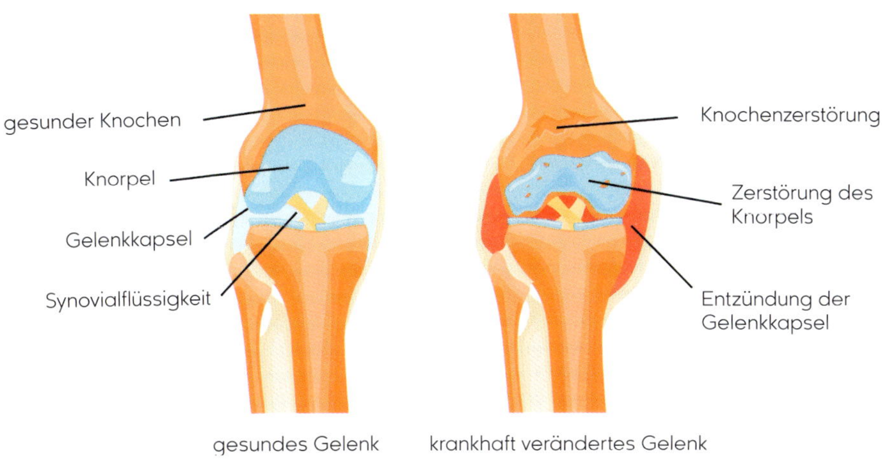

- **Übergewicht** erhöht den Druck auf die Gelenke – vor allem auf die Knie – und kann entzündungsfördernde Botenstoffe freisetzen, die den Knorpelabbau beschleunigen. Die gute Nachricht: Schon fünf Kilo Körpergewicht weniger können das Risiko für Kniearthrose halbieren!
- **Bewegungsmangel** schwächt die Muskulatur, die unsere Gelenke schützt und stabilisiert. Zu wenig Bewegung erhöht zudem das Risiko für Herz-Kreislauf-Leiden, Bluthochdruck oder Diabetes. Diese Komorbiditäten verschlimmern die Arthrose und erschweren auch die Behandlung.
- **Auch Verletzungen,** etwa beim Sport oder durch Unfälle, können den Grundstein für eine spätere Arthrose legen. Es lohnt sich deshalb, auf sich und seine Gelenke sehr achtzugeben – Stichwort Trampolin. Und Skifahren.
- **Nicht zuletzt ist eine ausgewogene Ernährung** wichtig für die Gelenkgesundheit. Wichtig sind Vitamine wie D, C oder auch K, was wenige kennen (steckt z. B. in Soja, Kohl und Kichererbsen, also auch Hummus), während zu viel Zucker, Alkohol oder ungesunde Fette Entzündungen anfeuern können. Wer sich bunt, frisch und abwechslungsreich ernährt, tut seinen Gelenken etwas Gutes!

Drei Irrtümer über Arthrose

Rund um das Thema Arthrose halten sich hartnäckig einige Irrtümer – und die können im Alltag mehr schaden als helfen. Hier die drei größten Missverständnisse:

1. **»Arthrose ist Verschleiß – da kann man nichts machen.«**
   Falsch. Arthrose ist ein aktiver, entzündlicher Prozess. Mit gezielter Bewegung, Gewichtsreduktion und Lebensstiländerung lässt sich der Verlauf positiv beeinflussen.
2. **»Wer Schmerzen hat, sollte sich lieber schonen.«**
   Im Gegenteil: Schonung schwächt die Muskulatur und verschlechtert die Gelenkfunktion. Gut dosierte Bewegung ist die beste Medizin bei Arthrose.
3. **»Nur übergewichtige Menschen bekommen Arthrose.«**
   Zwar ist Übergewicht ein starker Risikofaktor, doch auch schlanke Menschen können Arthrose bekommen, insbesondere bei genetischer Veranlagung oder bei Überlastung der Gelenke im Beruf und beim Sport.

Implantat: wenn das Knie zu sehr knirscht

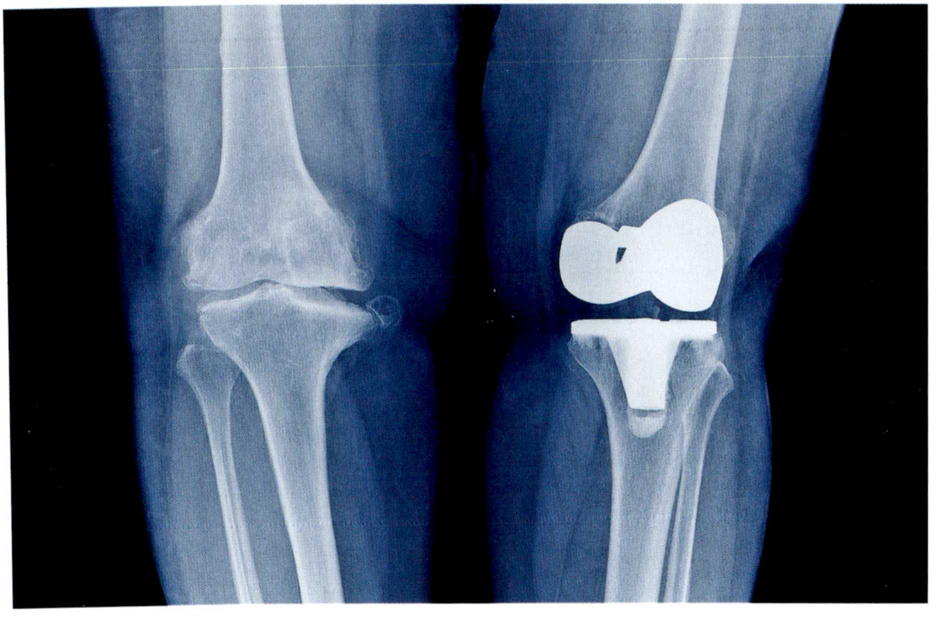

Ich erinnere mich an einen Patienten, dem sein kleines Segelboot heiliger war als jede Reha. Wenn sich die Einhand-Jolle auf der Ostsee in die Welle legte und das Wasser über den Rand spritzte, hockte er auf dem schmalen Rand, die eine Hand am Segel, das Knie auf dem kalten, nassen Bootsboden. Irgendwann zwickte dieses Knie, dann schmerzte jeder Schritt, und das Aufstehen vom Stuhl wurde zur Tortur. Mit 75 wurden die Arthrose-Schmerzen so schlimm, dass der Segler eine große Entscheidung treffen musste: die Arthrose »natürlich« ertragen, mit Gymnastik und Ernährung so gut wie möglich gegensteuern und … nicht mehr segeln? Oder weitersegeln, jetzt aber mit künstlichem Kniegelenk? Er entschied sich für die Operation – in Deutschland im Grunde ein Routineeingriff, auch wenn dabei Komplikationen oder Infektionen auftreten können. Sein Gedanke: Das künstliche Kniegelenk ermöglicht das geliebte Segeln, hält Herz, Kreislauf und Stoffwechsel in Schwung und somit jung. **Denn wer sich bewegt, bleibt fit – egal, ob das Knie »original« ist oder ein Ersatzteil.**

Laut dem Endoprothesenregister Deutschland (EPRD) wurden im Jahr 2023 insgesamt 378 812 künstliche Hüft- und Kniegelenke implantiert.[36] Darunter sind rund 45 000 »Wechseloperationen«, bei denen ein altes Implantat gegen ein neues ausgetauscht wird.[37] Diese Eingriffe werden häufig notwendig, wenn Menschen sehr schwer sind, wenn sie unter Diabetes leiden oder unter Herzerkrankungen.

Aber es gibt viele medizinische Möglichkeiten, eine Operation zu vermeiden oder zumindest hinauszuzögern. Dazu zählen gezielte Ernährung – etwa mit hochdosiertem Curcumin, das laut aktueller Studienlage bei fortgeschrittener Arthrose eine vergleichbare Wirkung wie Ibuprofen zeigen kann –, individuelle Physiotherapie, spezielle Schuheinlagen zur Entlastung schmerzhafter Gelenkareale, stabilisierende Bandagen oder auch Hyaluronsäure-Injektionen. Mit meinem Team in Bochum habe ich im Lauf der Jahre viele Tausend Patientinnen und Patienten mit Arthrose an Wirbelsäule und Hüftgelenken behandelt, ein großer Teil konnte ohne Operation auskommen. Ein Satz ist mir besonders im Gedächtnis geblieben: Eine Patientin, die eine schwere Krebserkrankung überstanden hatte, nahm mich nach der Behandlung in den Arm und flüsterte: »Eins sage ich Ihnen, lieber Professor: Die besch...eidenen Schmerzen in der Hüfte waren viel schlimmer als die Krebsschmerzen. Ich bin so glücklich, dass sie weg sind. Danke, danke, danke – es ist wie ein neues Leben. Und das ohne Operation.«

Operation – ja oder nein?

Bei der Entscheidung für oder gegen ein künstliches Gelenk sind der medizinische Befund und Ihre Einschränkungen im Alltag entscheidend. Alles andere sollte vorher ausreichend versucht werden und mit dem Arzt oder Ärztin des Vertrauens abgesprochen sein.

- Wichtig: Lassen Sie die Operation möglichst in einer **Klinik durchführen, die diese Eingriffe häufig und mit gutem Erfolg vornimmt.**
- Der Grund: Laut einer AOK-Studie aus den Jahren 2020 bis 2022 lag die **Komplikationsrate** im Fünftel der Krankenhäuser mit den schlechtesten Ergebnissen bei 10,4 Prozent, während sie im Fünftel der Krankenhäuser mit den besten Ergebnissen mit 3,2 Prozent erheblich niedriger war.[38]

Osteoporose: Die Knochen werden poröser

Osteoporose ist eine unter älteren Menschen in Deutschland weit verbreitete Erkrankung – dabei werden die Knochen immer poröser und anfälliger für Brüche. Jeder Sturz kann dann mit einem Oberschenkelhalsbruch enden, schnell kann es auch zu Frakturen an den Oberarmknochen und Händen, an den Rippen und den Oberschenkeln kommen.

Im Alltag begegnen wir häufig dem Phänomen, dass sich alte Menschen – vor allem sind Frauen betroffen – nicht mehr ganz aufrichten können. Der Grund: **Infolge von zahlreichen Wirbelkörperfrakturen sackt die Wirbelsäule mehr und mehr in sich zusammen.** Betroffene verlieren etliche Zentimeter an Kör-

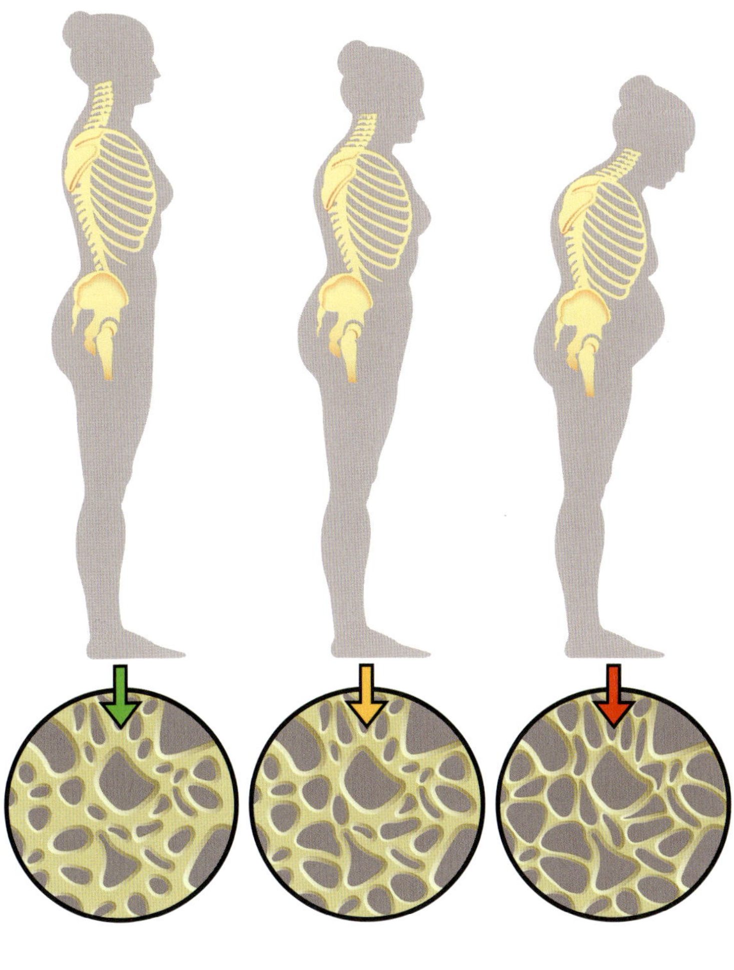

pergröße, im Schulterbereich entsteht eine Art »Buckel«, während der Bauch sich mehr und mehr nach vorne wölbt (irgendwo muss er ja hin). Weil der Rumpf durch die verformte Wirbelsäule zusammengedrückt wird und Magen und Lunge nicht mehr ausreichend Platz haben, kann Osteoporose auch zu Sodbrennen oder Kurzatmigkeit führen.

Eine große Analyse von Versichertendaten aus dem Jahr 2018 zeigt:[39] Rund 5,87 Millionen Menschen in Deutschland leiden unter Osteoporose, die meisten davon sind Frauen (81,6 Prozent!). Das Erschreckende daran ist die Häufigkeit, vor allem aber die Versorgungslücke: Nur gut 30 Prozent der Menschen mit Osteoporose-Diagnose oder einem typischen Knochenbruch bekamen eine Therapie. Die anderen laufen weiter mit einem brüchigen Knochengerüst durchs Leben, ohne dass etwas dagegen unternommen wird – obwohl es heute gute und gut verträgliche Behandlungsmöglichkeiten gibt.

- **Vitamin D** unterstützt die Kalziumaufnahme und stärkt die Knochen. Bei einem Mangel, der häufig im Alter auftritt, ist eine Ergänzung sinnvoll.
- **Vitamin K** aktiviert bestimmte Eiweiße, die Kalzium in die Knochen einlagern – und verhindert gleichzeitig, dass es sich in den Gefäßen ablagert. Besonders Vitamin K2 spielt dabei eine wichtige Rolle. Gute Quellen sind grünes Blattgemüse und fermentierte Lebensmittel.
- **Kalziumreiche** Ernährung mit grünem Gemüse, Nüssen, Milchprodukten oder kalziumreichem Mineralwasser ist hilfreich.
- **Regelmäßige, gelenkschonende Bewegung** wie Spazierengehen, leichtes Krafttraining oder Wassergymnastik regt den Knochenaufbau an.
- **Sturzprävention:** Tragen Sie passende Schuhe, kleben Sie Teppichkanten fest, beleuchten Sie Flure und Treppen gut und bringen Sie Geländer an!

Habe ich Osteoporose?

Ob ein Knochen stabil genug ist, um einem Sturz standzuhalten, oder ob schon der Alltag reicht, um ihn zu brechen, das lässt sich heute ziemlich genau bestimmen.

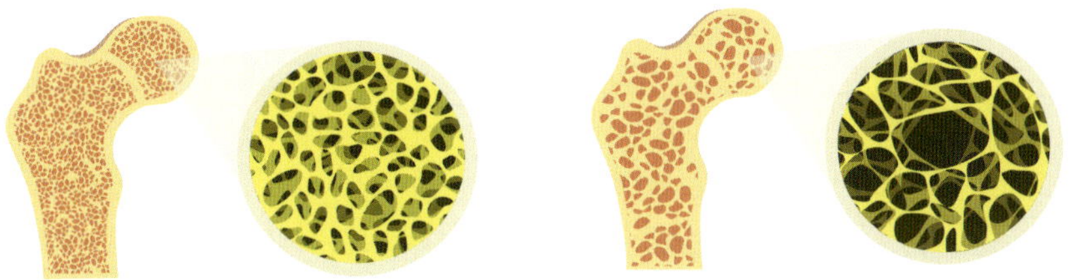

- Am zuverlässigsten lässt sich Osteoporose mit einer **Knochendichtemessung (DXA-Messung)** feststellen. Dabei wird die Knochendichte in der Lendenwirbelsäule und am Oberschenkelhals gemessen, also an den Stellen, an denen Brüche im Alter besonders häufig auftreten. Die Messung ist schmerzfrei.
- Zusätzlich werden **Risikofaktoren** berücksichtigt: Dazu zählen das Alter, frühere Knochenbrüche, familiäre Vorbelastung, ungesunde Ernährung, Medikamenteneinnahme (z. B. Kortison) sowie das Sturzrisiko im Haushalt, im Beruf oder beim Sport.
- Manchmal kommen auch **Laboruntersuchungen** hinzu, beispielsweise zur Bestimmung des **Vitamin-D-Spiegels, der Kalziumwerte oder der Hormone.**
- **Wichtig:** Eine Knochendichtemessung ist leider **keine Pflichtleistung der gesetzlichen Krankenkassen** für alle, wird aber in der Regel übernommen, wenn Risikofaktoren oder bereits Frakturen vorliegen. Fragen Sie in Ihrer Praxis nach.

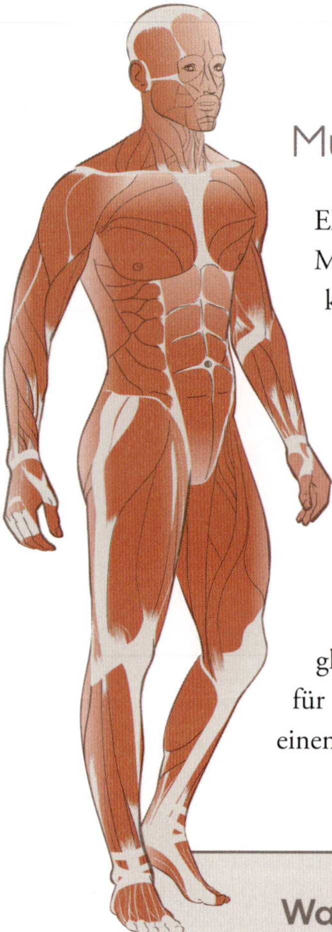

Muskeln

Ehrlicher Blick in den Spiegel: Sieht alles noch gut aus? Fit? Die Muskeln »definiert«? Wunderbar. Trotzdem kann sich in den Muskeln schon ein Altersprozess abgespielt haben, den man von außen nicht sehen kann. Denn unsere Muskeln verlieren mit den Jahren Kraft und Substanz, auch wenn sie auf den ersten Blick straff wirken. Dieses unsichtbare Schwinden ist einer der wichtigsten Faktoren dafür, ob wir selbstständig, beweglich und gesund im Alter bleiben – oder nicht.

Was oft unterschätzt wird: Muskeln können mehr als Kraft und Ausdauer. Sie sind entscheidend dafür, wie sicher wir gehen, Treppen steigen und dass wir bei einem Stolperer nicht gleich umfallen wie ein Baum. Und sie sind die interne Apotheke für einen stabilen Blutzuckerspiegel, ein fittes Immunsystem und einen aktiven Stoffwechsel.

Was die Muskeln im Alter tun, wenn wir uns nicht um sie kümmern

Im Alter zwischen 40 und 80 verliert der Mensch **30 bis 50 Prozent Muskelmasse** (rund ein Prozent pro Jahr); noch schneller als die Muskelmasse verliert er an **Muskelkraft:** Zwischen 60 und 80 Jahren sind es **60 Prozent** (jährlich 3 Prozent).[40]

Mit 60 Jahren haben wir im Körper gut **30 bis 40 Prozent mehr Fett** als mit 30 – ein Teil davon lagert sich in den Muskeln ab und nimmt ihnen die Kraft.

Das Zusammenspiel zwischen Nerven und Muskeln wird langsamer: Die **Reaktionszeit** verlängert sich im Alter um **20–30 Prozent**, wodurch das Sturzrisiko steigt.

Je schlechter die Muskulatur, desto schlechter funktioniert das **Immunsystem.**

Schwache Muskeln bedeuten auch einen **trägeren Stoffwechsel:** Mit weniger Muskelmasse sinkt der **Grundumsatz**, der **Blutzucker** schwankt stärker, und das Risiko für **Diabetes** steigt.

Die Kraft verschwindet schneller als die Masse

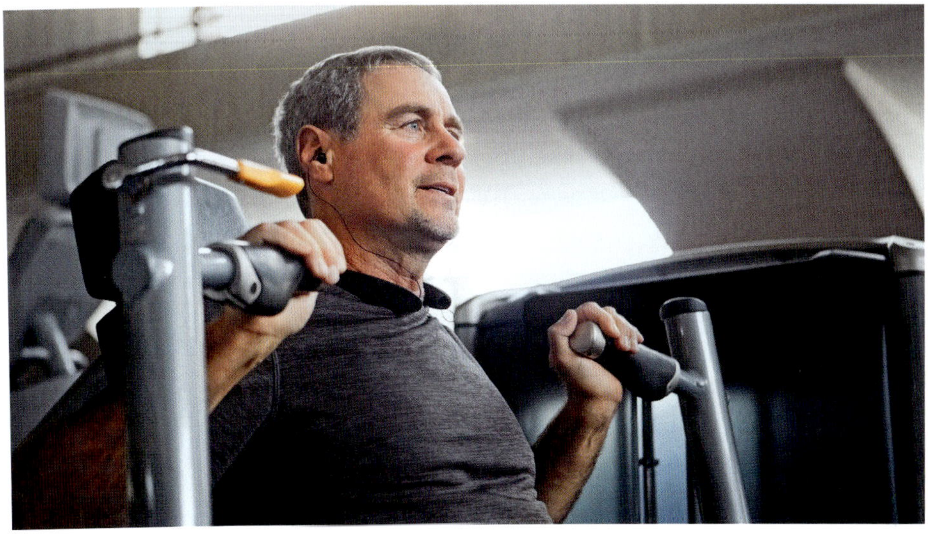

Ein Forschungsteam der Universität Pittsburgh[41] hat untersucht, wie schnell Kraft und Muskeln bei älteren Männern und Frauen schwinden. Dabei kam heraus: Männer verlieren jährlich etwa 3,4 Prozent ihrer Beinkraft, Frauen 2,6 Prozent. Die Muskelmasse schrumpft jedoch nur um etwa ein Prozent pro Jahr. Das heißt, die Kraft geht dreimal so schnell verloren wie die Muskeln selbst, da die Qualität der Muskeln nachlässt. Selbst wer also Muskelmasse aufbaut, kann den Kraftverlust damit nicht komplett stoppen. Deshalb ist es so wichtig, die Muskeln nicht nur »schön«, sondern so lange wie möglich stark und funktionstüchtig zu halten, und damit auch den gesamten Stoffwechsel – nur so bleibt man auch im Alter fit, mobil und sicher auf den Beinen. Gut zu wissen: Auch mit Training sieht man spätestens ab 70 Jahren, dass man nicht mehr 30 ist. Dann gehen Kraft und Muskelmasse schneller zurück, als man mit dem Training hinterherkommt.

Mehr Muskelfett, langsamere Reaktionszeit

Auch wenn Ihr Bizeps noch prima aussieht: Wenn Sie reinschauen könnten, würden Sie mehr Gelb, also mehr Fett, sehen als in Ihrer Jugendzeit. Das ist ganz normal. Zuerst verschwinden die Muskelfasern, die für schnelle Reaktionen und

Sprünge verantwortlich sind. Je älter Sie sind, desto langsamer reagieren also Ihre Muskeln. Vor allem, wenn Sie an Diabetes, Adipositas oder chronischer Entzündung leiden. Dann fühlen sich Bewegungen weniger präzise oder sicher an. Das erklärt, warum ältere Menschen manchmal wackeliger gehen, selbst wenn sie noch über ausreichend Muskelmasse verfügen. Das sollten Sie einkalkulieren, wenn Sie anspruchsvolle Sportarten wie Tischtennis oder Tennis ausüben, bei denen Sie schnell hin und her springen müssen. Oder beim Bergwandern, wo Sie abrutschen oder stolpern können und sich blitzschnell auffangen müssen. Ich habe nach einem solchen Sturz einmal 24 Stunden in einer Schlucht gelegen, allerdings als fast noch jugendlicher 30-Jähriger. Bitte nicht nachmachen …

Muskeln halten das Immunsystem stark

Ein Forschungsteam der Universität Amsterdam[42] wollte herausfinden, ob bei älteren Menschen Entzündungszeichen im Blut – genauer gesagt höhere Werte der Botenstoffe Interleukin-6 (IL-6) und Tumornekrosefaktor-alpha (TNF-α) – mit weniger Muskelmasse und schwächerer Muskelkraft zusammenhängen. Also haben sie Daten von über 3000 Männern und Frauen zwischen 70 und 79 Jahren aus der Health ABC Study ausgewertet. Dabei haben sie gemessen:

- Muskelmasse an den Oberschenkeln (CT)
- gesamte Muskelmasse in Armen und Beinen (DEXA)
- Beinkraft (Knie-Streckkraft)
- Handkraft (Griffstärke)
- Gleichzeitig haben sie IL-6 und TNF-α im Blut bestimmt, zwei Botenstoffe, die Entzündungen anzeigen.

Ergebnis: Ältere Menschen mit höheren Entzündungswerten im Blut hatten signifikant weniger Muskelmasse und weniger Muskelkraft. Besonders deutlich war das bei IL-6 und der Griffkraft: Je höher der IL-6-Spiegel, desto schwächer war die Handkraft, auch wenn man andere Faktoren wie Alter, Gewicht oder Aktivität berücksichtigte. Wenn beide Entzündungswerte (IL-6 und TNF-α) gleichzeitig hoch waren, hatten die meisten Teilnehmer kleinere Muskelbereiche, weniger Muskelmasse und schwächere Muskeln. Das heißt für Sie: **Drücken Sie Ihre**

Muskelkraft möglichst hoch und Ihre Entzündungswerte möglichst runter! Sprich: Essen Sie gesund. Besonders wirksam ist die Kombination aus Eiweiß – etwa 0,8 bis 1,2 g pro Kilogramm Körpergewicht täglich –, gesunden Fetten und vor allem viel frischem Gemüse, viel frischen Kräutern!

Ein fast 100-jähriger Sportler, der für die englische Senioren- Olympiade täglich im Fitnessstudio an den Geräten und auf dem Sportplatz trainierte und in seinem »Einer ohne Steuermann« über den Züri-See ruderte, hat mir in einem Gespräch für meine TV-Reihe »Leben ist mehr!« verraten: »Jungchen, man darf nie aufhören zu powern. Ich genieße das Leben und will noch viel erreichen ...«

Muckis fit – Stoffwechsel fit

Muskeln sind Kalorienverbrenner: Je mehr wir davon haben, desto höher ist unser Grundumsatz, also der Energieverbrauch, selbst wenn wir nur auf dem Sofa liegen. Wenn Muskeln abgebaut werden, fährt der Körper den Kalorienverbrauch herunter und wir nehmen leichter zu. Außerdem sind Muskeln so etwas wie Zuckerverbrenner: Sie ziehen Glukose aus dem Blut und wandeln sie in Energie um, wenn wir uns bewegen oder essen. Bei weniger Muskeln bleibt der Zucker länger im Blut, der Blutzuckerspiegel schwankt stärker, und das Risiko für Diabetes Typ 2 (»Altersdiabetes«) steigt. Muckis trainieren heißt also: den Stoffwechsel auf Touren und sich selbst damit lange fit halten.

»Hilfe, meine Muskeln verschwinden!«

Unter »Sarkopenie« versteht man den fortschreitenden Abbau der Muskeln nicht nur, aber vor allem im Alter. Hauptmerkmal ist die eingeschränkte Muskelkraft. Hier die wichtigsten Punkte:

- Wie viele Menschen betroffen sind, weiß man nicht ganz genau (die Fachwelt ist sich nicht einig über Diagnosekriterien und Messmethoden). Schätzungsweise sind **10 Prozent** der Menschen **über 60 Jahren** betroffen, **bei 80-Jährigen** sind rund **20 Prozent betroffen,** manche Studien nennen noch höhere Zahlen.[43]

- Bei der **primären Sarkopenie** bauen die Muskeln vor allem deshalb ab, weil der Körper mit dem Alter langsamer arbeitet: Die »Kraftwerke« in den Zellen (Mitochondrien) lassen nach, wichtige Muskelhormone werden weniger, und die Nerven schicken schwächere Signale an die Muskeln.
- Die **sekundäre Sarkopenie** entsteht, wenn Krankheiten oder Bewegungsmangel den Muskeln zusetzen – zum Beispiel bei Krebs, chronischen Entzündungen, langen Krankenhausaufenthalten oder wenn man sich kaum noch bewegt.
- Aktuell warnen Experten davor, dass Menschen **durch »Abnehmspritzen« in die Sarkopenie rutschen können** – vor allem wenn sie eiweißarm essen und sehr schnell sehr viel Gewicht verlieren. Wer also gesund abnehmen möchte, sollte sich unbedingt gut beraten lassen und auf ausreichend Eiweiß und Muskelerhalt achten, um fit und kräftig zu bleiben.

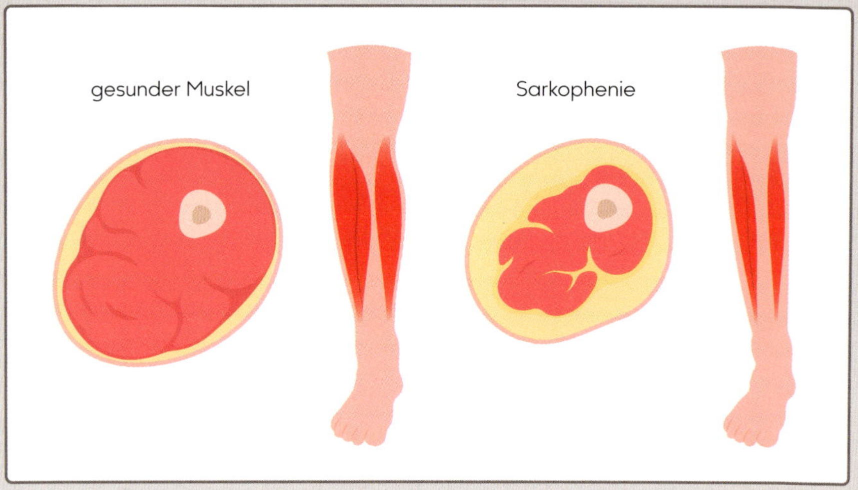

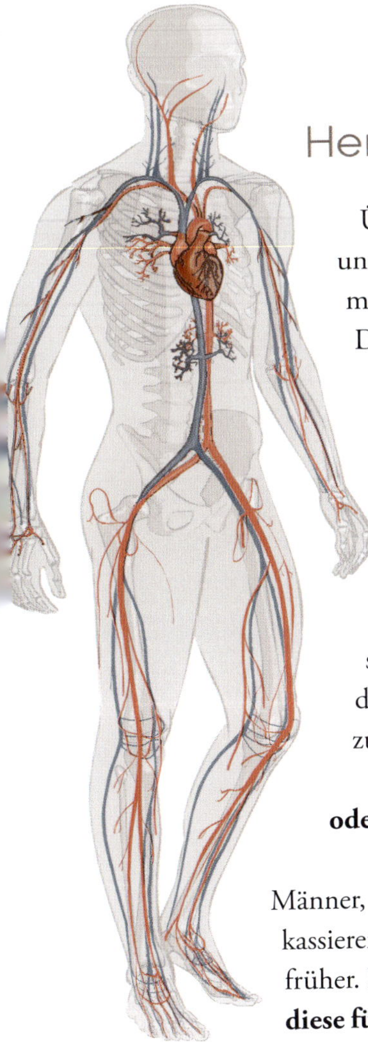

Herz-Kreislauf

Über das eigene Herz denkt man nicht nach, solange es ruhig und zuverlässig schlägt. Bis man an einem heißen Tag im Familienurlaub diesen verflixten Berg nicht mehr hochkommt. Das Atmen fällt schwer, das Herz schmerzt.

So oder ähnlich erleben viele Menschen zum ersten Mal, dass etwas mit dem Herz-Kreislauf-System nicht stimmt. Bei Männern kommt es häufig mit Anfang 60 zu einem ersten Infarkt, bei Frauen zehn Jahre später. Klar: Das macht Angst. Doch ab wann sind Atemnot, Herzstolpern oder Brustschmerzen Warnzeichen, die ernst genommen werden müssen? Und was ist los, wenn man mit schlimmen Beschwerden und großer Angst um sein Herz in die Praxis geht – und die finden nichts? Die gute Nachricht zuerst: Es gibt fünf klar definierte **Risikofaktoren: Bluthochdruck, Diabetes, erhöhtes Cholesterin, Unter- oder Übergewicht, Rauchen.**

Männer, die mit 50 Jahren alle fünf Risikofaktoren im Gepäck haben, kassieren ihre erste Herz-Kreislauf-Erkrankung im Schnitt 10,6 Jahre früher. Bei Frauen sind es sogar 13,3 Jahre. Positiv gesagt: **Wenn Sie diese fünf Risiken vermeiden, können Sie sich über mehr als ein Jahrzehnt mehr gesunde Jahre freuen!**

Im Alter stolpert bei den meisten das Herz.

33,9 Prozent der Menschen sterben in Deutschland an **Herz-Kreislauf-Erkrankungen**, weitere **7,1 Prozent** an Krankheiten des **Atmungssystems. Herzschwäche** (Herzinsuffizienz) ist ein Hauptfaktor für den plötzlichen Herztod.

Drei von vier Menschen zwischen 70 und 79 Jahren haben Bluthochdruck. Hinter **10 bis 25 Prozent** der Herzprobleme stehen **keine körperlichen Ursachen.**

Männerherzen ticken anders als Frauenherzen

Herz-Kreislauf-Erkrankungen sind seit Jahren die häufigste Todesursache in Deutschland. Doch was viele nicht wissen: Risiken, Erkrankungen und Todesursachen unterscheiden sich bei Männern und Frauen teils drastisch.

Bei Männern ist die chronische ischämische Herzkrankheit (414 000 Todesfälle) Todesursache Nummer eins (die Zahlen stammen aus dem Jahr 2023). Dabei handelt es sich um eine dauerhafte Durchblutungsstörung des Herzmuskels, meist verursacht durch verengte Herzkranzgefäße, die zu Angina pectoris und Herzinfarkt führen können (auf beide Erkrankungen kommen wir zurück). Der akute Myokardinfarkt, also der Herzinfarkt selbst, fordert bei Männern 264 000 Todesopfer. Herzinsuffizienz, also die chronische Herzschwäche, schlägt bei ihnen mit weiteren 150 000 Todesfällen zu Buche.

Häufigste Todesursachen von Männern 2023 (IN TAUSEND)

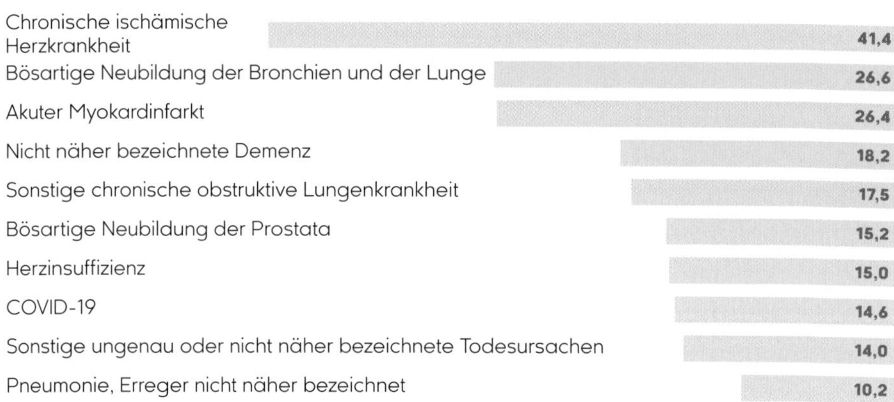

© Statistisches Bundesamt (Destatis), 2025

Bei Frauen sieht das Bild anders aus: Die häufigste Todesursache ist Demenz (356 000 Todesfälle)! Erst danach folgt die chronische ischämische Herzkrankheit (330 000 Todesfälle). Auffällig: Herzschwäche trifft Frauen deutlich häufiger als Männer (226 000 Todesfälle), während der akute Herzinfarkt seltener ist (174 000 Todesfälle). Außerdem finden sich in den Top-Todesursachen bei Frauen Erkrankungen wie hypertensive Herzkrankheit (Schäden am Herzen durch Bluthochdruck) und Vorhofflimmern oder Vorhofflattern (schnelle, unregelmäßige Herzschläge, die das Risiko für Schlaganfälle massiv erhöhen).

Häufigste Todesursachen von Frauen 2023 (IN TAUSEND)

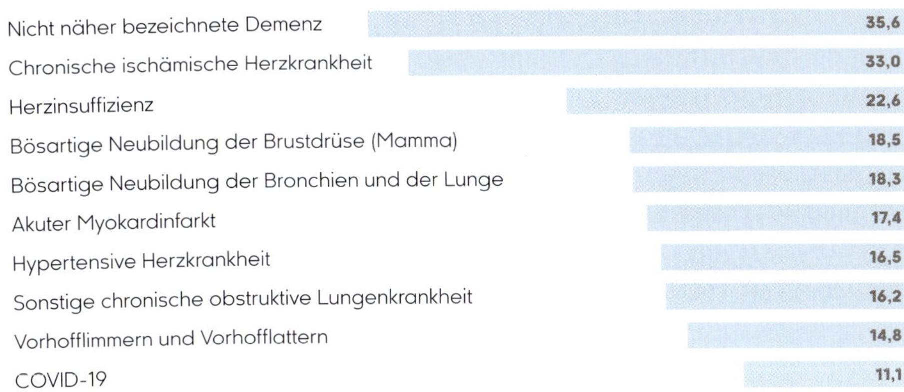

© Statistisches Bundesamt (Destatis), 2025

Frauenherzen verstehen heißt: Leben retten!

Männerherzen und Frauenherzen ticken anders, und sie ticken auch anders aus. Es kommt zu anderen Herzproblemen, und es zeigen sich andere Warnzeichen. Weil diese oft nicht verstanden oder ernst genommen werden, werden schwächelnde Frauenherzen oft zu spät, falsch oder gar nicht behandelt.

- **Bei Vorhofflimmern oder -flattern bekommen Frauen seltener medizinische Hilfe:** Sie erhalten seltener Blutverdünner (Antikoagulation), weniger häufig Therapien zur Wiederherstellung des normalen Herzrhythmus (Rhythmuskontrolle) und werden seltener invasiv behandelt (z. B. durch Katheterablation). Das ist ein Grund dafür, dass Frauen an dieser Herzerkrankung so häufig sterben.[44]
- **Herzinsuffizienz wird oft mit Husten verwechselt,** also gar nicht erkannt, und wenn, dann nicht ernst genommen. Auch das ist ein Grund, warum Frauen an Herzschwäche häufiger sterben als Männer.

- **Angina pectoris ist ein plötzlicher Brustschmerz,** der durch eine vorübergehend schlechte Durchblutung des Herzens entsteht – ein Warnsignal für Sauerstoffmangel. Bei Frauen kann Angina pectoris das erste Anzeichen einer Herzerkrankung sein, während Männer oft direkt einen Herzinfarkt erleiden, ganz ohne Vorwarnung. Ärztinnen und Ärzte sollten Gefühle der Enge in der Brust, Übelkeit und Schmerzen in Rücken, auch in den Schultern und im Kiefer bei älteren Frauen unbedingt ernst nehmen. Früh erkannt, lässt sich ein Herzinfarkt häufig verhindern.

Herzinfarkt: Männer spüren Druck, Frauen spüren Erschöpfung

Herzinfarkte bei Frauen werden oft verkannt. Statt des bei Männern typischen starken Brustschmerzes spüren viele Frauen eher unspezifische Beschwerden wie ungewöhnliche **Müdigkeit, Schlafstörungen**, **grippeähnliche** Symptome oder **Sodbrennen.** Auch **Atemnot, Übelkeit, Rückenschmerzen** oder ein **Druckgefühl** im **Oberbauch** sind Symptome, die leicht übersehen oder falsch gedeutet werden. Diese Anzeichen entwickeln sich oft auch noch schleichend über mehrere Tage, was die Diagnose erschwert.

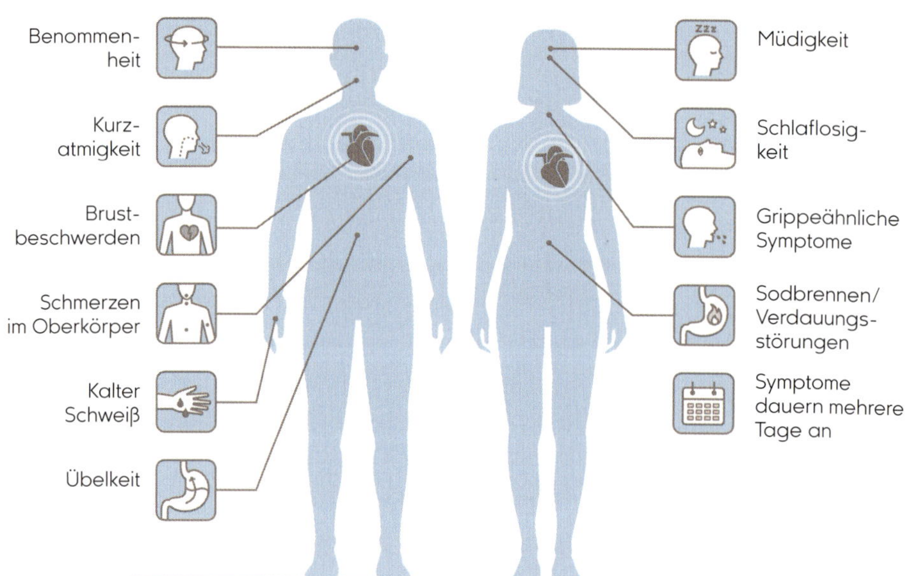

Männer spüren oft ein plötzliches **Engegefühl oder Schmerzen in der Brust,** die in den linken Arm, den Nacken, den oberen Rücken oder den Magen ausstrahlen können. Hinzu kommen **Atemnot, Schwindel,** kalter **Schweiß** und **Übelkeit.**

Nehmen wir diese Unterschiede ernst! Nur so erkennen wir Gefahren, sorgen für die richtige Behandlung und ermöglichen ein langes, gesundes Leben für Frauen und Männer.

Was passiert bei einem Herzinfarkt?

Verstopft eines der feinen Herzkranzgefäße, wird der Herzmuskel nicht mehr mit Sauerstoff versorgt und es kommt zu einem Herzinfarkt. Was passiert da genau?

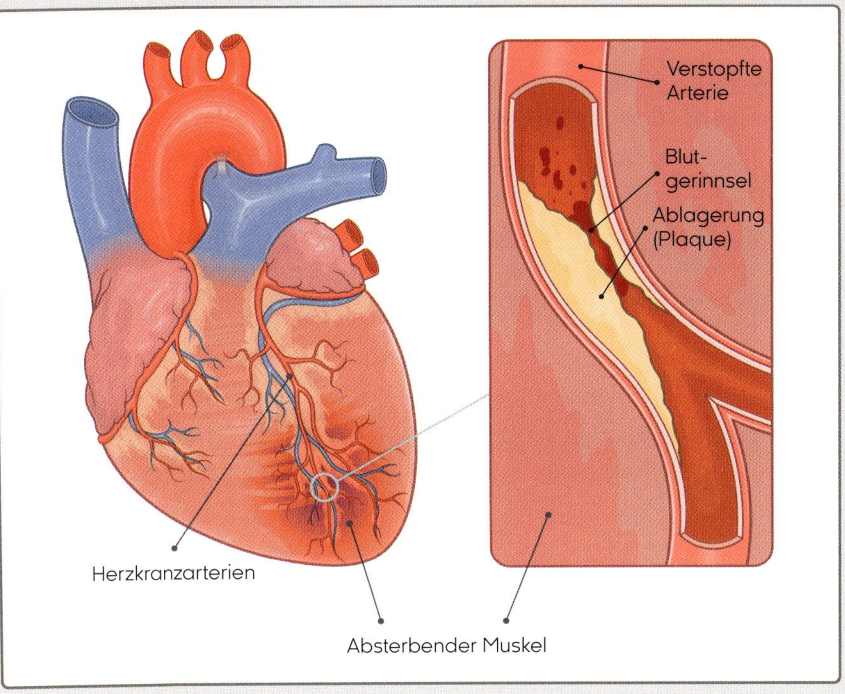

- Meist ist ein **Blutgerinnsel** schuld, das sich an einer eingerissenen oder verkalkten Gefäßwand festsetzt und den Blutfluss blockiert.

- **Ohne frisches Blut kein frischer Sauerstoff** – und das ist lebensgefährlich.
- Ohne Sauerstoff beginnen die **Herzmuskelzellen nach wenigen Minuten abzusterben.** Und zwar irreparabel.

Nur wenn Sie **sofort den Notruf 112 wählen** und medizinische Hilfe holen, kann der Blutfluss schnell wiederhergestellt werden. So lässt sich der Herzmuskel retten; schwerwiegende Komplikationen oder der Tod können verhindert werden.

Herzschwäche wird oft übersehen

Kommt ein geschwächter älterer Mensch mit der Diagnose »chronische Bronchitis« aus der Hausarztpraxis, klingeln bei mir alle Alarmglocken. **Oft ist es eben kein Husten, sondern das Herz!** Das ist der Grund: Wenn das Herz schwächer wird, staut sich das Blut zurück in die Lungenvenen. Der Druck steigt, Flüssigkeit sickert in die feinen Lungenbläschen, manchmal auch bis in den Rippenfellraum. Das hat gefährliche Folgen:

- Beim Ausatmen bleibt zu viel Kohlendioxid im Körper, beim Einatmen kommt zu wenig frischer Sauerstoff an. **Muskeln, Organen und dem Gehirn fehlt Energie,** weil die »Verbrennung« in den Mitochondrien ohne Sauerstoff nicht läuft. Deshalb fühlt man sich mit Herzinsuffizienz so schwach.
- Jede Kleinigkeit im Alltag – anziehen, Müll runterbringen, Treppen steigen – wird zur Tortur, nach der man sich erst einmal hinsetzen und erholen muss.
- **Lunge und Herz schwächen sich gegenseitig immer mehr.** Je schlechter das Herz pumpt, desto mehr leidet die Lunge, und umgekehrt.

Dazu kommen oft dicke Füße und geschwollene Unterschenkel: Die Socken schneiden ein, die Schuhe drücken, weil sich Wasser einlagert (in der Fachsprache: Ödeme). Das tut weh und erschwert jeden Schritt zusätzlich.

Herzschwäche ist laut Deutscher Herzstiftung die häufigste Ursache für Klinikaufenthalte in Deutschland, sie gehört zu den zehn häufigsten Todesursachen und ist ein Hauptgrund für plötzlichen Herztod – mehr als 65 000 Menschen sterben hier jedes Jahr daran.[45] Also: Manchmal ist ein kleiner Husten ein großes Herzproblem. Bitte ernst nehmen!

Was tun? Bei familiärer Vorbelastung oder ersten Anzeichen für Herzprobleme lohnt sich eine präventive CT-Koronarangiografie – eine ultraschnelle Computertomografie, die die Herzkranzgefäße in nur 0,2 Sekunden sichtbar macht. Ohne Katheter lassen sich bereits frühzeitig Verkalkungen, Fettablagerungen oder kleine Thromben erkennen – Jahrzehnte bevor es zum akuten Gefäßverschluss kommt. So können Lebensstilveränderungen frühzeitig eingeleitet und unter bildgebender Kontrolle begleitet werden.

Ein Patient fragte mich einmal: »Warum wartet man mit so einer genialen Methode eigentlich so lange?« Meine Antwort: »Weil medizinische Innovationen in Deutschland oft sehr, sehr lange brauchen.« Ich habe diese Technik bereits Anfang der 1990er-Jahre in Bochum eingeführt – als einer der Ersten weltweit. Heute, fast 30 Jahre später, übernehmen die gesetzlichen Krankenkassen sie endlich – allerdings nur bei einem kardiologischen Verdacht. Dafür habe ich gemeinsam mit vielen Ärzten und Wissenschaftlern lange gekämpft. Und doch: **Als reine Vorsorgeuntersuchung muss sie nach wie vor privat bezahlt werden.** Das ist schwer nachvollziehbar – und aus Sicht der Prävention schlicht unzeitgemäß (einfacher gesagt: »bekloppt!«).

Rhythmusstörungen: mehr als nur unangenehm

Alles, was lebt, folgt einem eigenen Rhythmus: Wachen und Schlafen, Essen und Verdauen, Einatmen und Ausatmen. Wir Menschen können diesen Rhythmus bewusst durcheinanderbringen. Wir machen eine Nacht durch, fasten oder genießen ein Festmahl, wir atmen bewusst langsam aus oder halten die Luft an – und erleben intensive Emotionen: Euphorie, das Gefühl der Kontrolle über uns selbst. Sie kennen das auch von der Musik: Der DJ, die Sängerin, der Dirigent verzögert den nächsten Beat, Stille, alle halten den Atem an – und dann bricht der Sound los, die Halle tobt. Ekstase. Erleichterung.

Hatten Sie schon mal Herzrhythmusstörungen? Dieses Gefühl, wenn das Herz den nächsten Beat hinauszögert? Auch hier: Erleichterung, wenn es doch weiterschlägt. Aber auch: blanke Panik, wenn es immer wieder stolpert, mal kaum spürbar ist, dann wieder hämmert. Todesangst, mitten in der Nacht, wenn Sie auf der Bettkante sitzen mit der Frage: »War's das jetzt?« Ich kann ein Lied davon singen. Meine Panik war riesig, als mein Herz kreuz und quer schlug bei einer Herzmuskelentzündung Ende der 1980er-Jahre. Zum Glück habe ich das überstanden und lebe froh und munter.

Herzrhythmusstörungen entstehen, wenn der Herzschlag aus dem Takt gerät – das Herz schlägt dann

- zu schnell (Tachykardie),
- zu langsam (Bradykardie)
- oder völlig unregelmäßig.

Mit steigendem Alter passiert das häufiger, denn die elektrischen Leitungsbahnen im Herzen altern genauso wie Gefäße oder andere Organe – in Deutschland mit seiner hohen Zahl an älteren Menschen **werden jedes Jahr 400 000 Menschen wegen Herzrhythmusstörungen ins Krankenhaus gebracht.**[46] Doppelt so viele sind von dieser Störung betroffen,[47] im Alter über 70 jeder zehnte. Nur jeder zweite spürt, dass da etwas nicht stimmt.[48] Bei **Vorhofflimmern** können auch Symptome wie Atemnot oder Schwäche auftreten, deshalb wird diese Störung manchmal nicht entdeckt oder mit anderen Krankheiten verwechselt.

Herzrhythmusstörungen erkennt man meist mit einem EKG. Reicht das kurze EKG nicht, klärt ein Langzeit-EKG über 24 bis 48 Stunden mehr. Die Behandlung hängt von Art und Schwere ab: Manchmal reichen **Medikamente,** manchmal wird eine **Ablation** empfohlen. Dabei wird das Gewebe im Herzen, das die Rhythmusstörung auslöst, gezielt verödet. Kommt es immer wieder zu schweren Rhythmusstörungen, raten Fachleute zu einem **Herzschrittmacher** oder Defibrillator. Dann läuft man zwar mit einem »unnatürlichen« Kästchen am Schlüsselbein herum – lebt aber wieder ohne Angst und Panik. Ist das nicht ein ganz natürlicher Wunsch?

Was passiert bei Rhythmusstörungen?

Damit der Kreislauf läuft, braucht das Herz einen Taktgeber – und einen zuverlässigen Rhythmus. Wie funktioniert das? Hier die wichtigsten Punkte:

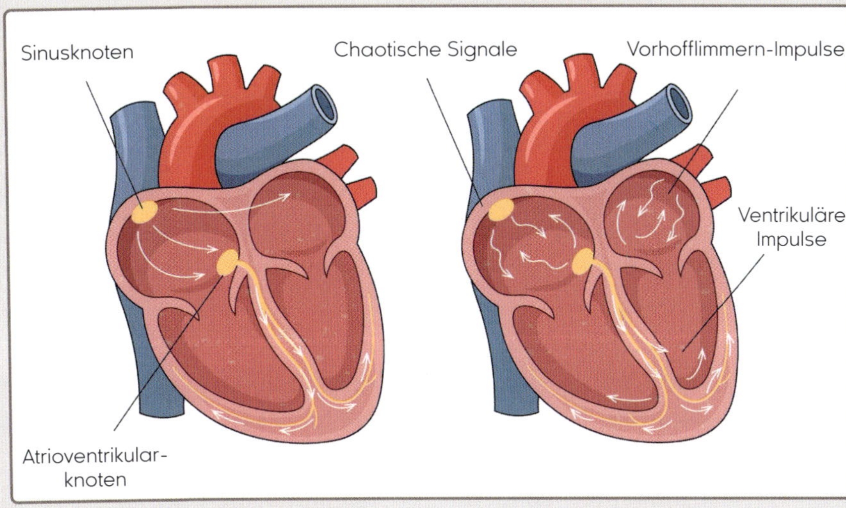

- Im Ruhezustand schlägt Ihr Herz 60- bis 70-mal pro Minute, gesteuert vom Sinusknoten im rechten Vorhof. Seine **elektrischen Impulse** laufen über die Vorhöfe zum Atrioventrikularknoten und weiter in die Herzkammern und lassen das Herz gleichmäßig pumpen.
- Stören Narben, Entzündungen oder altersbedingte Veränderungen diese Signale, gerät der Rhythmus aus dem Takt: Das Herz rast mit 160 Schlägen pro Minute, stolpert, flimmert, pumpt jedenfalls nicht mehr richtig.
- Der Körper wird gefährlich schlecht mit Sauerstoff versorgt.
- Im Zweifel auch hier: 112 rufen.

Blutdruck: einer der wichtigsten Hebel für ein langes Leben

Gesund, aktiv, vielleicht mit etwas mehr Bauch als nötig – so sieht er aus, der typische ältere Bluthochdruckpatient. Also wie die meisten in diesem Alter. Kein Wunder, dass **drei von vier Menschen zwischen 70 und 79 Jahren Bluthochdruck** haben. »Ganz natürlich!«, könnte man meinen. Doch weit verbreitet heißt nicht ungefährlich, und Bluthochdruck kann ernsthafte Schäden anrichten. Umso problematischer, dass rund 30 Prozent der Betroffenen nichts von ihrer Erkrankung wissen.[49]

Woher kommt der hohe Blutdruck? Man kann es sich wie bei einem alten Gartenschlauch vorstellen: Er wird spröde, verliert an Elastizität, und innen lagert sich »Schmodder« ab. Bei gleichem Wasserdruck wird der Weg für das Wasser enger, also muss es schneller fließen – reine Physik, aber ungesund.

- **Konstant zu hoher Blutdruck schädigt die Gefäße,** es entstehen Plaques aus Fett und Kalk, die Arterien verengen sich weiter. Reißen diese Ablagerungen, können Blutgerinnsel entstehen, die Herzinfarkt oder Schlaganfall auslösen. Auch Herzschwäche, Nierenschäden oder Demenz können die Folge sein.
- **Doch auch zu niedriger Blutdruck ist riskant:** Er begünstigt Schwindel, Stürze und Durchblutungsstörungen, das ist besonders im Alter gefährlich.

Ob zu hoch oder zu niedrig – ein falscher Blutdruck löst einen Dominoeffekt im gesamten Körper aus: Immer mehr Organe werden in Mitleidenschaft gezogen. Also: bitte regelmäßig den Blutdruck messen lassen (oder zu Hause selbst messen) und bei zu hohen oder zu niedrigen Werten mit dem Arzt sprechen. Zur Orientierung:

- **Unter 60 Jahre alt?** Dann sollte Ihr Blutdruck unter 130/85 mmHg liegen,
- optimal sind Werte um 120/80 mmHg.
- **Ab 60 Jahren** wird ein Blutdruck von unter 140/90 mmHg empfohlen.
- **Bei Menschen über 80 Jahren** kann auch ein Wert unter 150/90 mmHg noch akzeptabel sein, sofern Sie sich wohlfühlen und keine Beschwerden haben – dies sollte aber immer individuell mit Ihrem Arzt besprochen werden.

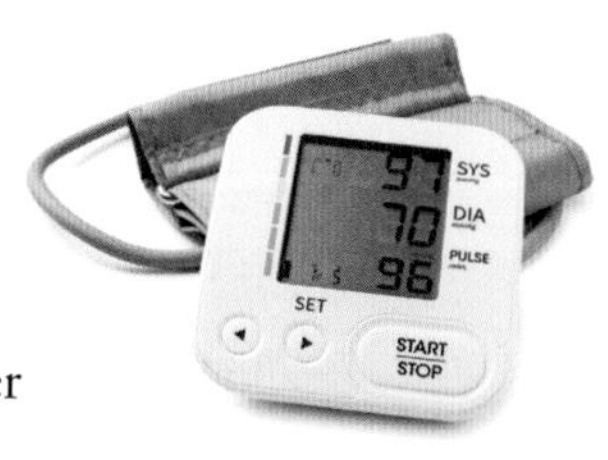

Praktische Tipps für die Blutdruckmessung

Damit Blutdruckwerte aussagekräftig sind, kommt es vor allem auf das richtige Messen an. So geht's:

- **Messen Sie immer zur gleichen Tageszeit,** am besten morgens vor dem Frühstück und vor der Einnahme von Medikamenten.
- **Ruhen Sie sich vor der Messung fünf Minuten aus,** sitzen Sie entspannt und stützen Sie den Arm auf Herzhöhe ab.
- **Messen Sie mehrmals,** am besten zweimal hintereinander mit einer Pause von ein bis zwei Minuten, und notieren Sie den Durchschnittswert.
- **Messen Sie mehrere Tage hintereinander,** denn einzelne Messungen können durch Stress oder Bewegung verfälscht sein.
- **Führen Sie ein Blutdrucktagebuch** und besprechen Sie die Werte mit Ihrer Ärztin oder Ihrem Arzt, vor allem wenn Ihre Werte über 140/90 mmHg oder unter 100/60 mmHg liegen.

Cholesterin: gute Fette, schlecht Fette – was denn nun?

In Deutschland löst das Wort »Cholesterin« bei vielen Unbehagen aus, denn es ist jahrelang durch die Medien gegeistert, und Eier oder Schweinefleisch wurden dabei oft völlig irrational zu Sündenböcken erklärt. **Dabei brauchen wir Menschen Cholesterin unbedingt:** Es ist ein lebenswichtiger Bestandteil unserer Zellwände, Ausgangsstoff für viele Hormone und spielt eine zentrale Rolle bei der Bildung von Gallensäuren, die für die Verdauung von Fetten notwendig sind. Blutfette wie Cholesterin sind also per se ungefährlich, sogar gut und gesund – solange sie in der richtigen Menge und im richtigen Verhältnis im Blut unterwegs sind. Blutfette liefern Energie, stabilisieren Zellwände und sind unverzichtbar für die Bildung von Hormonen. Besonders bekannt sind das »gute« HDL-Cholesterin, das überschüssiges Fett aus den Gefäßen abtransportiert, und das »schlechte« LDL-Cholesterin, das sich an den Gefäßwänden ablagern kann. Triglyzeride steigen im Blut vor allem bei zucker- oder fettreicher Ernährung. Kichererbsen, Bohnen, Linsen und Hafer beeinflussen das Fettprofil im Blut positiv.

Mit zunehmendem Alter verändern sich diese Werte – und das hat mehrere Gründe: **Der Stoffwechsel wird langsamer, die Aktivität bestimmter Enzyme nimmt ab, und die Leber baut Fette weniger effizient ab.** Außerdem verändert sich die Hormonlage:

- **Bei Frauen** sinkt nach den Wechseljahren der Östrogenspiegel, der vorher schützend auf die Blutfette wirkte.
- **Bei Männern** steigt das Risiko ebenfalls mit dem Alter, weil sich Testosteronspiegel und Stoffwechsel verändern, was den Fettstoffwechsel ungünstig beeinflussen kann.

Zusammen mit Bewegungsmangel oder ungesunder Ernährung führt das dazu, dass LDL und Triglyzeride oft steigen und HDL sinkt. Gleichzeitig verlieren die Gefäße an Elastizität, sodass sich Ablagerungen (Plaques) leichter bilden und so das Risiko für Arteriosklerose, Herzinfarkt oder Schlaganfall hochtreiben.

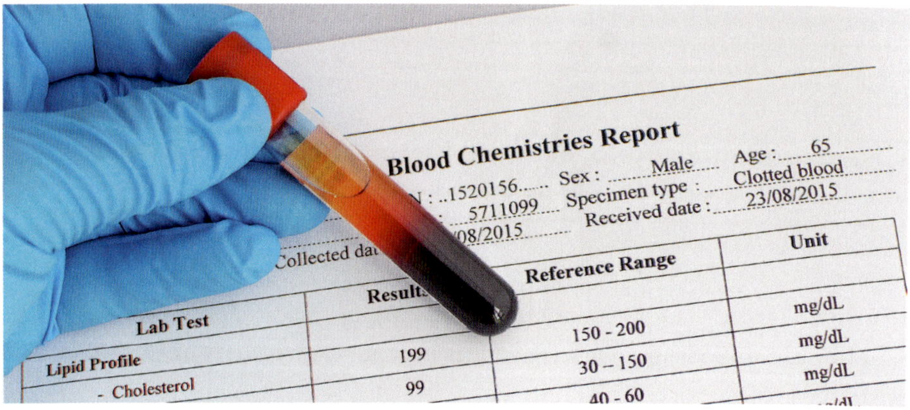

Ein besonderer Blutfettwert ist Lipoprotein(a): Er ist genetisch festgelegt. Sie können diesen Wert nicht durch Ernährung, Bewegung oder Medikamente beeinflussen, sondern nur beim Arzt messen lassen. Ein erhöhter Lp(a)-Wert erfordert eine besonders konsequente Behandlung anderer Risikofaktoren.

Anders ist es bei LDL, HDL und Triglyzeriden: Diese lassen sich gut beeinflussen. Mit ausgewogener, ballaststoffreicher Ernährung, regelmäßiger Bewegung, Gewichtsreduktion bei Übergewicht und Verzicht auf Rauchen können Sie Ihre Blutfette in gesunden Bereichen halten und so länger und gesünder leben.

Zielwerte für gesunde Blutfette

Damit Ihr Herz bestmöglich geschützt ist, sollten Ihre Blutfettwerte idealerweise in diesen Bereichen liegen (für Erwachsene ohne spezielle Vorerkrankungen):

- **Gesamtcholesterin:** unter 200 mg/dl
- **LDL-Cholesterin** (»schlechtes Cholesterin«): unter 115 mg/dl; bei hohem Risiko (z. B. nach Herzinfarkt) unter 70 mg/dl
- **HDL-Cholesterin** (»gutes Cholesterin«): über 40 mg/dl bei Männern, über 50 mg/dl bei Frauen
- **Triglyzeride:** unter 150 mg/dl
- **Lipoprotein(a):** am besten unter 30 mg/dl, höhere Werte gelten als Risikofaktor, lassen sich aber nicht durch Lebensstil beeinflussen

Diese Werte können individuell je nach Vorerkrankungen oder ärztlicher Empfehlung abweichen. Deshalb ist es wichtig, die Blutfette in der Arztpraxis regelmäßig kontrollieren zu lassen und die Ergebnisse zu besprechen.

Funktionelle Herzbeschwerden: Was ist da los?

Es gibt Herzbeschwerden, die Sie real fühlen, die sich aber medizinisch nicht nachweisen lassen – genannt »funktionelle Herzbeschwerden«. Sie kommen ziemlich häufig vor, die Schätzungen schwanken zwischen 10 und 25 Prozent an Betroffenen.

Herz und Psyche hängen tatsächlich so eng zusammen, dass allein schon Stress, Angst oder seelische Belastungen Herz und Kreislauf durcheinanderbringen können, auch ohne messbare körperliche Ursache. Schlimmstenfalls löst *Herzangst* noch mehr Herzstolpern aus. Je nachdem, was zu Ihnen passt, helfen Gespräche in der Psychotherapie, Techniken zum Stressabbau oder in manchen Fällen auch Medikamente. Damit das Herz wieder Ruhe findet. Und Sie auch.

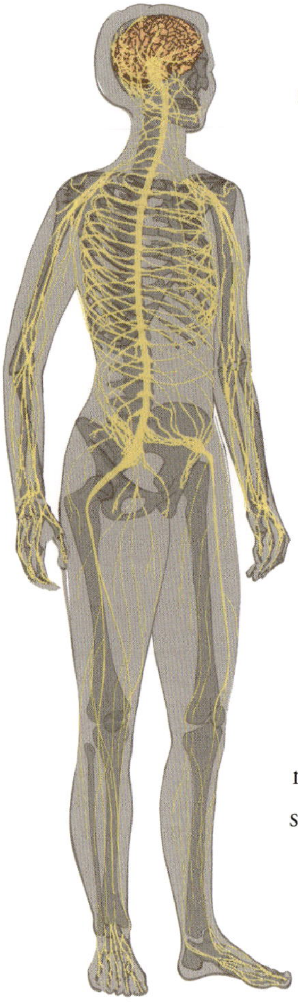

Gehirn und Nerven

Unser Gehirn steuert Denken, Erinnern, Fühlen, Bewegen, und es reguliert Atmung, Kreislauf und Stoffwechsel. Im Laufe des Lebens verändern sich Gehirn und Nerven: Informationen werden langsamer verarbeitet, manche Nervenzellen gehen verloren, und die Kommunikation zwischen den Zellen wird schlechter. Diese Veränderungen entstehen durch natürliche Alterungsprozesse wie eine langsamere Durchblutung und weniger effiziente Reparaturmechanismen.

Mit dem Alter steigt deshalb das Risiko für Erkrankungen wie Demenz, von der in Deutschland etwa 1,8 Millionen Menschen betroffen sind, oder Parkinson, das etwa 400 000 Menschen betrifft. Auch Depressionen werden im höheren Lebensalter häufiger.

Doch das Gehirn hat eine beeindruckende Fähigkeit, sich immer wieder anzupassen: Es baut neue Verknüpfungen auf und sucht nach Wegen, Verluste auszugleichen. Wir können es unterstützen: Mit viel Bewegung, geistiger Aktivität und sozialen Kontakten können wir viel dafür tun, dass unser Gehirn lange fit und gesund bleibt.

Wenn das Gehirn altert

1 bis 2 Prozent der Menschen über 60 entwickeln die **Parkinson-Krankheit.** Männer sind häufiger betroffen als Frauen.

Jeder Fünfte über 65 leidet an depressiven Symptomen. Frauen erkranken öfter als Männer.

Chronische Entzündungen fördern den Abbau von Nervenzellen und erhöhen das **Risiko für Demenz um das bis zu Dreifache.**

Mehr Wissen, länger junges Gehirn? So einfach ist es nicht …

Viele glauben: Wer länger zur Schule geht oder studiert, dessen Gehirn altert langsamer, weil es besser trainiert ist. Ein internationales Forschungsteam um Lars Nyberg von der Universität Umeå in Schweden hat diese These auf Grundlage von mehreren europäischen Längsschnittstudien geprüft – und kam zu einem anderen Ergebnis.[50]

Die Wissenschaftler begleiteten über elf Jahre hinweg mehr als 2000 Menschen im Alter zwischen 30 und 90 Jahren. Regelmäßig wurde ihr Gehirn per MRT vermessen – besonders die Regionen, die für Gedächtnis und Denkvermögen wichtig sind: Kortex und Hippocampus.

Und siehe da: Bei allen schrumpfte das Gehirn ähnlich, der Hippocampus zum Beispiel um etwa ein Prozent pro Jahr. Zwar hatten Menschen mit höherer Bildung am Anfang oft ein etwas größeres Hirnvolumen (sie starteten also von einem höheren »Level«), aber ihr Gehirn verlor im Alter genauso schnell an Substanz wie das von Menschen mit weniger Bildung. Das galt sowohl für den gesamten Kortex als auch für den Hippocampus, und dieses Muster zeigte sich in zwei unabhängigen Datensätzen. Mit anderen Worten:

Wer viel gelernt hat, wird nicht langsamer dement – aber erste Ausfälle machen sich später bemerkbar, weil das Gehirn auf mehr Reserve zurückgreifen kann.

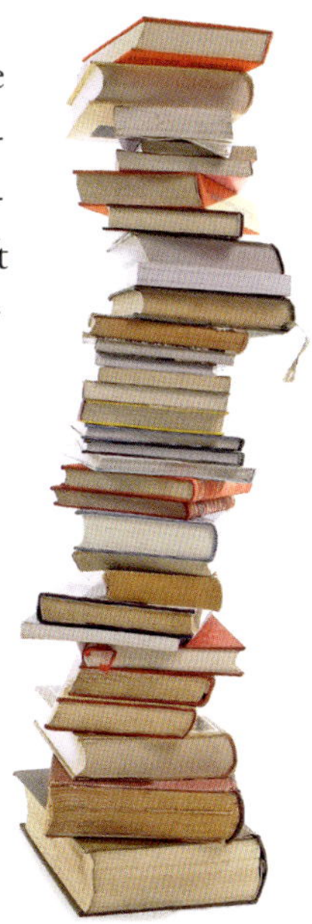

Das Ergebnis widerspricht also der gängigen Annahme, Bildung schütze aktiv vor Hirnalterung. Die gute Nachricht: Bildung hat trotzdem viele Vorteile: Wer sich gut auskennt, achtet eher auf seine Gesundheit, geht zur Vorsorge, versteht Arztbriefe besser. Wer sich im Leben gut zurechtfindet, trifft oft klügere Entscheidungen, lebt selbstständiger, hat weniger Stress. Und wer viel weiß, hat meist auch mehr Gesprächsthemen – das hält geistig wach.

Wie sich das Hirn selbst auf Trab hält

Eines der besten Argumente dafür, dass unser Gehirn eben keine intelligente Maschine ist, kein Computer ist: Wenn ein Teil ausfällt, kann sich das Hirn von selbst neue Wege suchen, um seine Aufgaben trotzdem zu erfüllen. Fehlermeldungen? Kompletter Absturz? Nein, eben nicht.

Ein Forschungsteam der University of Cambridge und der University of Sussex hat herausgefunden, dass das Gehirn seinen altersbedingten Leistungsrückgang selbst abfängt, indem es andere Hirnregionen dazuschaltet:[51] **Funktionelle Kompensation** wird dieser hirneigene Hack in der Fachsprache genannt.

Weil die britischen Fachleute wissen wollten, welcher Hirnbereich genau zugeschaltet wird, legten sie 223 Menschen zwischen 19 und 87 Jahren in einen Magnetresonanztomografen (MRT) und ließen sie ein Knobelspiel lösen: Unter je vier Bildern musste das »falsche« gefunden werden – ein bekanntes Testverfahren für die sogenannte **fluide Intelligenz,** also unsere Fähigkeit, neue Probleme zu lösen.

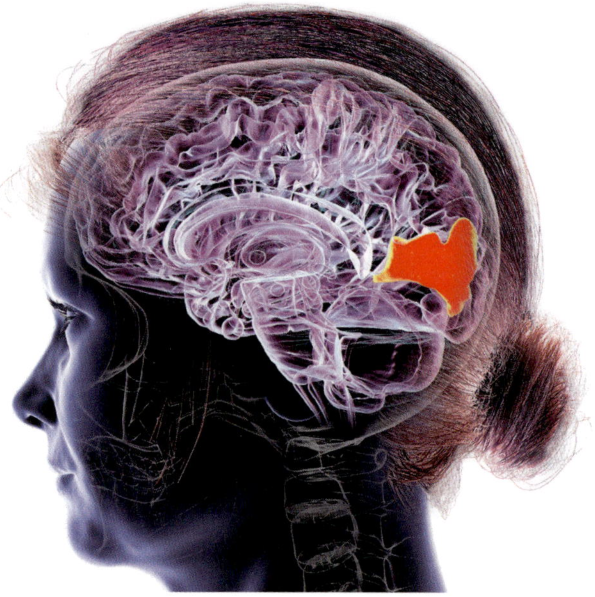

Dann kam die Überraschung: Bei älteren Teilnehmern wurde ein bestimmter Bereich ganz hinten im Gehirn aktiv, der **Cuneus.** Je älter die Teilnehmenden waren, desto mehr schien diese Region extra Informationen bereitzustellen, die das Gehirn beim Lösen der Aufgaben unterstützen. Warum ausgerechnet der Cuneus? Diese Region, die eigentlich für visuelle Verarbeitung zuständig ist, hilft vermutlich dabei, sich stärker auf die richtigen Details zu konzentrieren, wenn die fluide Intelligenz ein bisschen nachlässt. Die gute Nachricht also: Auch wenn im Alter das ein oder andere Quäntchen Hirnleistung schwindet – **unsere grauen Zellen sind kreativ genug, um eigene Schwächen auszugleichen.**

Depression im Alter: häufig und häufig übersehen

Im Alter wird man halt mal traurig, meinen Sie? Moment. Auch wenn Schmerzen auftauchen, auch wenn Menschen aus dem Freundes- und Familienkreis gehen: Eine Depression ist keine normale Alterserscheinung. Eine Depression ist eine behandlungsbedürftige Krankheit, auch im Alter.

Ein Forschungsteam aus Prag und London hat untersucht, wie viele ältere Menschen in Europa betroffen sind – und wie oft sie Hilfe bekommen.[52] Dazu haben sie fast 29 000 Menschen ab etwa 65 Jahren aus 17 europäischen Ländern befragt. Das Ergebnis war alarmierend: **Rund 30 Prozent der älteren Europäer leiden an einer Depression.** Besonders häufig war sie (für mich überraschend!) in Südeuropa (35 %) und in Mittel- und Osteuropa (32 %), weniger in Westeuropa (26 %) und am seltensten in Skandinavien (17 %). Möglicherweise hängen die hohen Werte in Südeuropa mit der Armut zusammen und mit mangelnder ärztlicher Versorgung. Jedenfalls waren ältere Menschen mit vielen chronischen Krankheiten, Schmerzen oder Bewegungseinschränkungen besonders gefährdet.

Doch das eigentlich Erschreckende war die Versorgungslücke: Nur etwa **ein Fünftel der Betroffenen erhielt überhaupt eine Behandlung** – das heißt, **80 Prozent der älteren Menschen mit Depression bleiben ohne professionelle Hilfe.** Gründe dafür sind oft auch Scham, Unwissen oder die falsche Annahme, dass depressive Symptome zum Alter dazugehören.

Was daraus folgt, ist nicht nur der Appell: Holen Sie für sich oder Ihre Lieben Hilfe, wenn die schwarzen Wolken sich nicht mehr verziehen wollen. Der Appell, der daraus folgt, richtet sich an unser Gesundheitssystem: Ärztinnen und Ärzte in den Praxen und auch in den Pflegeeinrichtungen müssen viel besser geschult werden, damit wir hier eine gravierende Versorgungslücke schließen und älteren Menschen wieder mehr Lebensfreude ermöglichen können.

Mit »Versorgung« meine ich nicht automatisch Antidepressiva. Viele ältere Menschen sind deprimiert, weil sie niemanden zum Reden haben. Allein sind. Natürlich schlägt sich das auf die Psyche nieder! Wie genau? Um das herauszufinden, begleitete eine Arbeitsgruppe um Gemma Lewis vom University College London 4211 Menschen ab 50 in England über zwölf Jahre hinweg.[53]

Ergebnis: **Wer sich einsam fühlte, entwickelte mit höherer Wahrscheinlichkeit depressive Symptome,** und dieser Zusammenhang blieb über die gesamten zwölf Jahre bestehen. Einsamkeit wurde zu Beginn der Studie gemessen, Depression immer wieder alle zwei Jahre. Auch wenn man andere Faktoren wie Alter, Geschlecht, Gesundheit, soziale Kontakte oder sogar genetische Risiken für Depression berücksichtigte, blieb der Zusammenhang bestehen: Pro Punkt mehr auf der Einsamkeitsskala stiegen die Depressionssymptome im Durchschnitt merklich. Das heißt ganz konkret: **Fast ein Fünftel der Depressionen bei älteren Menschen könnte verhindert werden, wenn sie gemeinsam lebten statt einsam.** Einsamkeit ist ein Risikofaktor für die Hirngesundheit!

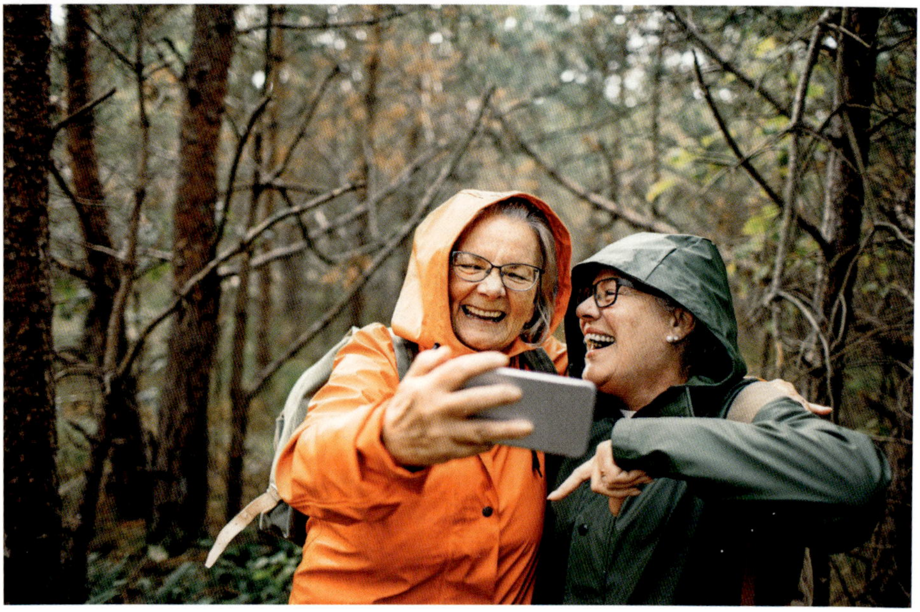

Parkinson – was ist da eigentlich los im Kopf?

Parkinson gehört zu den häufigsten Erkrankungen des Nervensystems im Alter. Schuld sind absterbende Nervenzellen in einer Region tief im Gehirn, die *Substantia nigra* heißt. Hier wird eigentlich Dopamin produziert, bei Parkinson aber gerät die Produktion ins Stocken. Es fehlt dann also der Botenstoff, den wir brauchen, um uns geschmeidig bewegen zu können. Es fehlt der Botenstoff, der eine entscheidende Rolle spielt bei der Motivation, beim Lernen, beim Belohnungsempfinden und bei unserer guten Laune. So kommt es dann auch zu den typischen Parkinson-Symptomen:

- **Zittern**, **steife Muskeln** und langsame Bewegungen
- Veränderungen beim **Sprechen, Schreiben** oder **Gehen** – alles kann etwas »hölzerner« wirken
- oft gedämpfte Stimmung

Parkinson ist bei Jüngeren eher selten, über 60 steigt das Risiko, vor allem für Männer. In Deutschland leben schätzungsweise 400 000 Menschen mit der Diagnose. Komplett heilbar ist Parkinson (noch) nicht – aber es gibt Medikamente und Therapien, die die Beschwerden oft lindern und dafür sorgen, dass die Beweglichkeit wieder steigt und die Lebensfreude gleich mit. Damit ist das Thema Parkinson leider noch nicht abgeschlossen. Denn gerade im höheren Alter kommt Parkinson selten allein. Viele Betroffene bekommen zusätzlich **Parkinson-Demenz.** Denken, Erinnern, Orientieren, Gehen, Radfahren, Kochen – was früher ganz normal und leicht erschien, gelingt plötzlich nicht mehr. Dazu kommen oft noch **Depressionen, Kreislaufprobleme, Verdauungsstörungen, Blasenprobleme, Herz-Kreislauf-Erkrankungen** – jede Menge Herausforderungen, auf die man gerne verzichtet hätte.

Was tun? Ärztliche Hilfe holen. Und die eigene Perspektive ändern: Nur weil etwas nicht mehr geht, heißt das nicht, dass gar nichts mehr geht. Dann kippelt eben eine Tasse, dann fällt mal was runter. Na und?

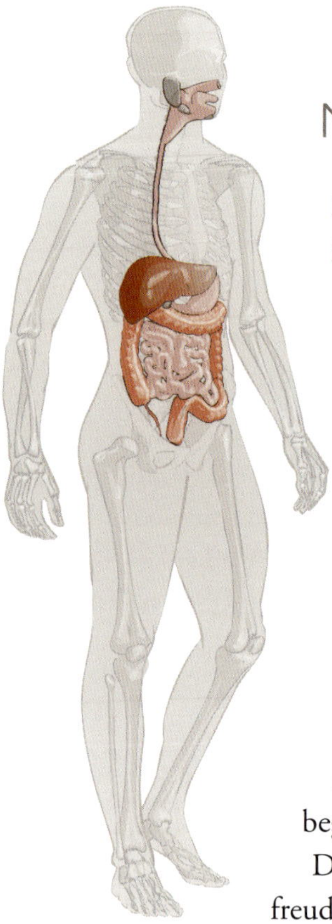

Magen und Darm

Irgendwann quillt der Bauch über den Hosenbund wie ein Muffin aus der Backform. Warum? Der Stoffwechsel wird mit den Jahren langsamer! Kalorien, die früher einfach verbrannt wurden, sammeln sich jetzt ungefragt um die Leibesmitte. Gleichzeitig steigt das Risiko für **Insulinresistenz,** die den Blutzucker aus dem Takt bringt und **Typ-2-Diabetes** begünstigt.

Und dann auch noch: **Verstopfung.** Für viele ältere Menschen wird der träge Darm zur Ganztagsarbeit. Mehr noch: Dauerqual! Vor allem, wenn die tägliche Bewegung und das Trinken schwerfallen und Medikamente eingenommen werden müssen. Auch das **Mikrobiom**, also die Billionen von Bakterien im Darm, wandelt sich im Alter – oft verschwinden »gute« Bakterien, die uns schützen, während potenziell problematische überhandnehmen und dann auch noch Entzündungen begünstigen.

Das Verdauungssystem spielt eine zentrale Rolle für die Lebensfreude – es ist wichtig, mit älteren Menschen über diese Themen offen und respektvoll zu sprechen. Mit Kindern tun wir das ja auch.

Wenn Magen und Darm älter werden

Mehr als 40 Prozent der Menschen ab 60 entwickeln eine **Insulinresistenz**, die den Weg zu Typ-2-Diabetes ebnet.[54]

50 Prozent und mehr Menschen in Altersheimen leiden unter **Verstopfung**, oft verstärkt durch Bewegungsmangel oder Medikamente.[55]

Ändert sich das **Mikrobiom** im Alter, kann der Anteil entzündungsfördernder Darmbakterien steigen – und so das **Risiko für chronische Krankheiten signifikant erhöhen.**[56]

Stoffwechsel: Mit dem Alter kommt die Energiekrise

Wer älter wird, isst oft wie früher – aber der Körper verarbeitet es anders. Stoffwechsel, Verdauung und Energieproduktion verändern sich. Organe arbeiten langsamer, Zellen weniger effizient, und auch der Darm wird träger. Was passiert da genau?

In fast jeder unserer Zellen (mit Ausnahme der roten Blutkörperchen) sitzen viele winzige Kraftwerke: die **Mitochondrien.** Sie funktionieren wie winzig kleine Verbrennungsmotoren und stellen aus Nährstoffen und Sauerstoff die Energie her, die der Körper eben braucht. Obwohl Mitochondrien laufend erneuert werden, schleichen sich mit dem Alter immer mehr Fehler in die Erneuerungs- und Reparaturmechanismen ein. So stellen die Kraftwerke immer weniger Energie her. Und wir fühlen uns schneller schlapp.

Außerdem: Wenn es mit den Jahren zum typischen **Muskelabbau** kommt, sinkt auch der **Grundumsatz,** also der Kalorienverbrauch im Ruhezustand. Das bedeutet: Auch wenn wir unsere Bewegungsgewohnheiten nicht verändern, verbrennen wir weniger Energie. So landet manches Stück Kuchen schneller im Rettungsring um die Leibesmitte.

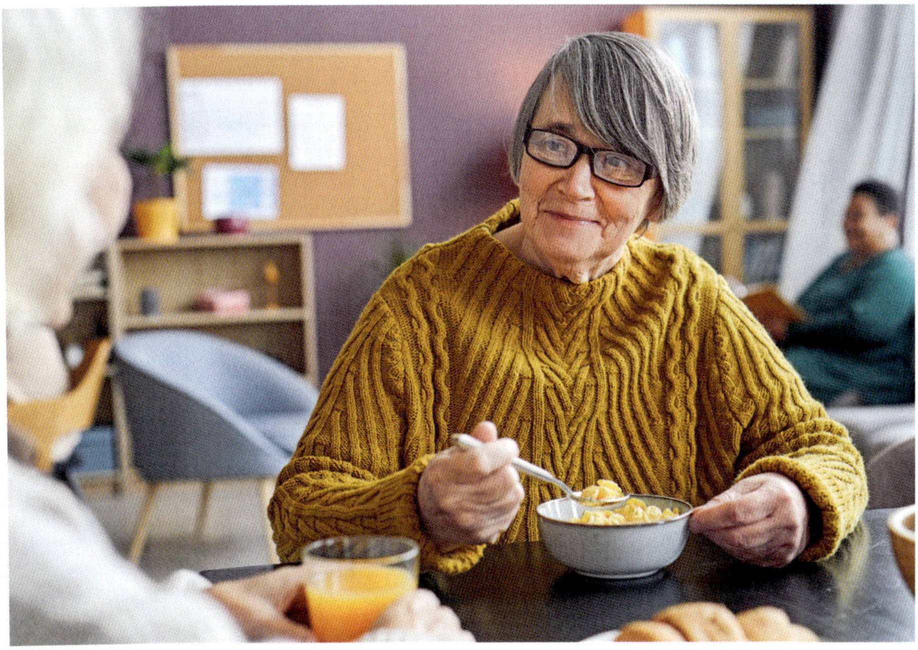

Die **Leber,** unser Stoffwechselchef, wird im Alter ebenfalls langsamer. Sie baut Zucker, Fette und Medikamente nicht mehr so fix ab wie früher. Das liegt unter anderem daran, dass sie schlechter durchblutet wird und weniger Enzyme produziert. Die Folge: Blutzucker und Blutfettwerte entgleisen leichter, was das Risiko für Herz-Kreislauf-Erkrankungen steigert.

Die **Schilddrüse** wirkt im Körper wie ein Stoffwechsel-Gaspedal. Ist sie übermäßig aktiv (Hyperthyreose), läuft der Stoffwechsel auf Hochtouren – Betroffene sind oft hibbelig, schwitzen viel, verlieren Gewicht trotz großem Appetit und haben manchmal Herzrasen. Ist die Schilddrüse zu wenig aktiv (Hypothyreose), **wirken Menschen verlangsamt, sie fühlen sich müde und schlapp, viele nehmen zu,** obwohl sie nicht mehr essen als früher. Im Alter kommt es gelegentlich zu Schilddrüsenunterfunktion – im Zweifel bitte ärztlich abklären lassen.

Und dann ist da noch der **Darm:** Mit dem Alter wird er träger, bewegt sich langsamer – Verstopfung lässt grüßen. Außerdem bildet der Magen weniger Magensäure und den sogenannten »Intrinsic Factor«. Beide Stoffe sind notwendig, damit Vitamin B12 aus der Nahrung im Dünndarm aufgenommen werden kann. Gibt es davon zu wenig, nimmt der Körper Vitamin B12 schlechter auf. Und das ist schlecht.

Denn Vitamin B12 ist wichtig für die Bildung roter Blutkörperchen und für die Funktion des Nervensystems. Fehlt B12, kann es zu einer **megaloblastären Anämie** kommen – das heißt, die roten Blutkörperchen werden zu groß, sie funktionieren schlechter und transportieren nicht mehr genug Sauerstoff. Das führt zu **Müdigkeit, Schwäche, Konzentrationsproblemen** und manchmal zu Kribbeln in Händen oder Füßen.

Wenn der Bauch das B_{12} nicht mehr nimmt

Mit dem Alter fällt es dem Körper oft schwerer, Vitamin B12 aus der Nahrung aufzunehmen – selbst wenn genug davon gegessen wird.

- **Vitamin-B12-Pillen aus der Drogerie** bringen dann wenig – sie passieren einfach ungenutzt den Darm.
- **Hochdosierte Präparate** können in manchen Fällen noch helfen.

- Ist die Aufnahme gestört, helfen **regelmäßige B12-Spritzen** unter die Haut oder in den Muskel.
- Anhaltende Müdigkeit, Kribbeln oder Konzentrationsprobleme können auf einen Mangel hinweisen – am besten **in der Hausarztpraxis kontrollieren lassen.** Vor allem vorsorgen. Früh gesünder essen.

Diabetes und Insulinresistenz

Mit den Jahren werden manche Körperzellen ein bisschen … störrisch. Sie tun sich schwer damit, auf Insulin zu hören, also auf das Hormon, das normalerweise den Zucker aus dem Blut in die Zellen bringt. So ähnlich wie ein Türöffner mit Passwort. Aber wenn die Zellen das »Insulin-Passwort« nicht mehr richtig erkennen, bleibt der Zucker draußen – also im Blut. Der Blutzuckerspiegel steigt. Der Körper denkt sich: »Dann schicke ich eben noch mehr Insulin!« Doch je mehr Insulin unterwegs ist, desto weniger hilft es. Irgendwann ist das System komplett erschöpft. Und dann steht auf dem Diagnosezettel: Typ-2-Diabetes.

Spannend: **In Familien, in denen viele Angehörige sehr alt werden, reagieren die Zellen auch im hohen Alter noch richtig gut auf Insulin.** Außerdem haben diese Menschen oft hohe Werte des »guten« HDL-Cholesterins, normale oder niedrige Werte des »schlechten« LDL-Cholesterins und keinen Bluthochdruck. Ihr Körper ist gut in Balance. Auch die Zellen können gut balancieren: Kommen viele Nährstoffe an, bauen sie Proteine und teilen sich fleißig. Ist Mangel angesagt, schalten sie um und bauen beschädigte Eiweiße ab, damit sich kein Müll ansammelt. »Das Umschalten zwischen diesen beiden Modi funktioniert bei den Menschen aus langlebigen Familien besser«, weiß Altersforscherin Eline Slagboom.[57] Kurz: Die Zellen räumen sich besser selbst auf, und aufgeräumte Zellen bleiben länger jung.

Insulinresistenz kann man sehen

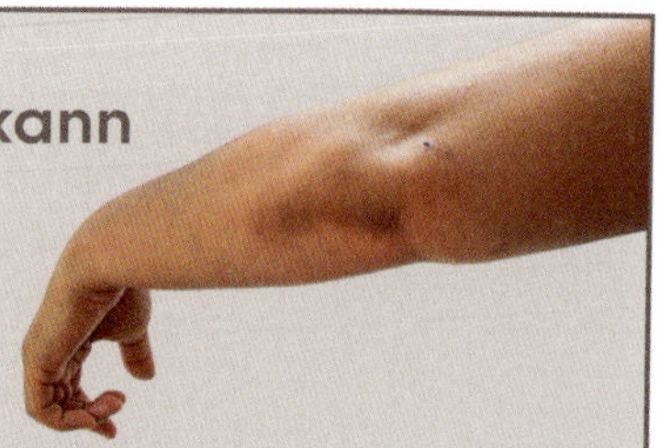

Bevor es zu Typ-2-Diabetes kommt, sendet der Körper Warnzeichen – im Labor und auf der Haut:

- **Nüchternblutzucker** über 100 mg/dl oder ein HbA1c-Wert ab 5,7 Prozent
- hohe **Triglyzeride** (>150 mg/dl) und niedriges **HDL-Cholesterin** (<40 mg/dl bei Männern, <50 mg/dl bei Frauen)
- ein dauerhaft **erhöhter Blutdruck** ab 130/85 mmHg
- **dunkle, samtige Hautverfärbungen** am Nacken oder in den Achseln (in der Fachsprache: Acanthosis nigricans)

Mikrobiom: wenn die Mitbewohner älter werden

Unser Darm ist eine Wohngemeinschaft: Hier leben Billionen Bakterien, Pilze und andere Mikroorganismen. Zusammen nennt man sie das **Mikrobiom.** Unsere winzigen Mitbewohner wiegen insgesamt rund 1,5 Kilogramm und setzen sich aus über 1000 verschiedenen Arten zusammen. Sie helfen uns, Nahrung zu verdauen, Vitamine zu bilden, das Immunsystem zu trainieren und Krankheitserreger in Schach zu halten. Wie jeder Mensch, so ist auch jedes Mikrobiom einzigartig – es hängt zum Beispiel davon ab, wo auf der Erde man lebt, was dort wächst, wie man dort kocht und isst. Und wie alles im Leben verändert sich auch das Mikrobiom mit dem Alter:

- »Gute« Bakterien, die Entzündungen hemmen oder die Darmbarriere schützen, werden seltener.
- »Schlechte« oder weniger nützliche Keime können sich stärker ausbreiten.
- Das Ganze kann zu einer schlechteren Verdauung, Blähungen oder Entzündungen im Darm führen – manchmal auch zu einem schwächeren Immunsystem und damit auch zu einer höheren Anfälligkeit für Krankheiten.

Was dem Darm guttut

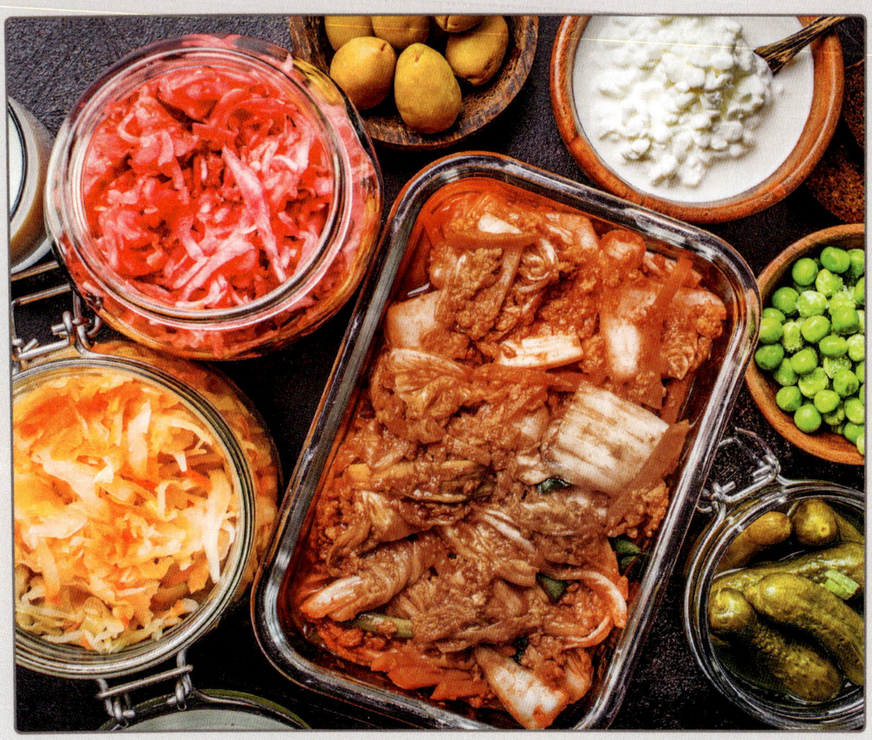

Darmbakterien brauchen das richtige Futter, um vielfältig und gesund zu bleiben – also bitte: **GESÜNDER ESSEN!**

- **Reichlich Ballaststoffe genießen:** Vollkorn, Gemüse, Hülsenfrüchte (Hummus!) und Obst liefern Futter für die guten Bakterien.
- **Probiotische Lebensmittel genießen:** Joghurt, Kefir oder milchsauer vergorenes Gemüse wie Sauerkraut, Kimchi oder saure Gurken liefern lebende, nützliche Bakterien, die direkt das Mikrobiom unterstützen.
- **Präbiotika nicht vergessen:** Gemeint sind Ballaststoffe aus Gemüse, die als Futter für die guten Bakterien dienen und deren Wachstum fördern.
- **Antibiotika nur, wenn unbedingt nötig:** Sie räumen nicht nur schädliche Bakterien ab, sondern leider auch die guten. Es kann Monate dauern, bis die Vielfalt des Mikrobioms wiederhergestellt ist.

Oh nein, Verstopfung!

Es ist ein unangenehmes Thema, aber bei älteren Menschen leider ein sehr häufiges: Verstopfung. Tatsächlich leiden 20 bis 30 Prozent der Menschen über 65 regelmäßig darunter. Bei Menschen im Altersheim sind es über 50 Prozent. Aber warum eigentlich?

Mit dem Älterwerden wird der Darm gemütlicher: Die Darmbewegungen – also das rhythmische Zusammenziehen der Muskeln, die den Speisebrei weiterschieben – verlangsamen sich. Das passiert besonders bei den Menschen, die sich nicht mehr viel bewegen wollen oder können. Gleichzeitig trinken viele Senioren weniger, weil sie seltener Durst verspüren, und sie essen ballaststoffärmer, weil das Kauen von Rohkost schwerfällt. Beides macht den Stuhl hart und schwer transportierbar. Muskelschwäche in der Bauch- und Beckenbodenmuskulatur tut ihr Übriges. Und dann können Medikamente wie Schmerzmittel, Antidepressiva oder bestimmte Herzmittel das Problem noch verstärken.

Der Darm schiebt den Stuhl also in Zeitlupe, unterwegs wird immer mehr Wasser entzogen, der Stuhl wird hart und härter – und ob es ein guter Tag wird oder nicht, hängt immer mehr davon ab, ob der Tag mit einer guten Sitzung beginnt. Oder mit einem »Oh nein, schon wieder nix!«. Was hilft? Die oben genannten Ballaststoffe, Prä- und Probiotika. Und:

- **mehr trinken:** Zwei Liter Flüssigkeit pro Tag sind ein guter Richtwert. Am besten sind Wasser oder Tee. Softdrinks bitte eher nicht – sie löschen den Durst nicht und enthalten viel zu viel Zucker.
- **Pflaumen & Co.:** Trockenpflaumen, Feigen oder Flohsamenschalen machen den Stuhl weicher. (Klingt ein bisschen unsexy, wirkt aber prima.)
- **Bewegung:** Der Darm mag Rhythmus. Ein täglicher Spaziergang hilft oft mehr als jede Pille. Und sei er noch so kurz.

Wenn das alles nicht hilft oder Beschwerden wie starke Bauchschmerzen, Blut im Stuhl oder ungewollter Gewichtsverlust dazukommen, ist unbedingt ärztliche Kompetenz gefordert! Denn manchmal stecken ernsthafte Erkrankungen dahinter: chronischer Reizdarm, Entzündungen wie Morbus Crohn oder Colitis ulcerosa, ein Darmverschluss, Geschwür oder sogar ein Karzinom. Oder, auch das gibt's: ein Wurm.

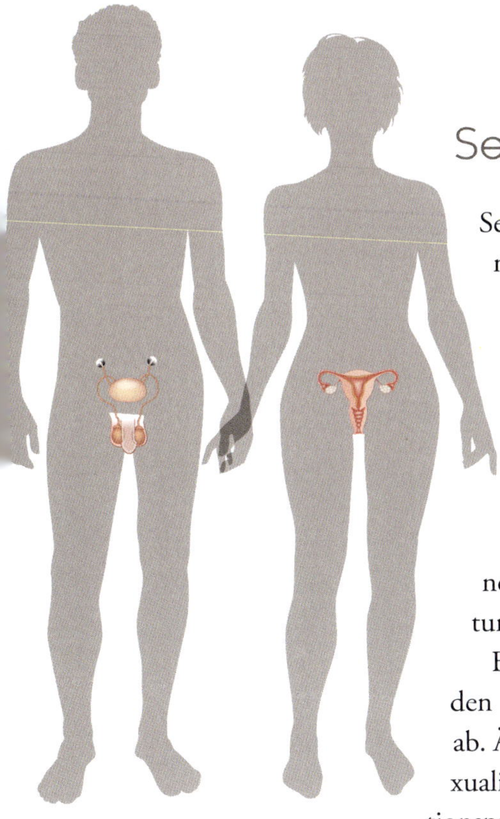

Sexualität und Fruchtbarkeit

Sexualität verändert sich im Laufe des Lebens immer wieder. Das liegt vor allem an den Hormonen: Die steuern, wie sich unser Körper anfühlt und funktioniert – und damit auch unsere Lust.

Bei Frauen fällt der **Östrogenspiegel** nach den Wechseljahren rapide ab. Schleimhäute werden dünner und trockener. Außerdem verändert sich die Lust: Manche spüren weniger sexuelles Verlangen, andere entdecken eine neue Freiheit, weil sie sich nicht mehr um Verhütung kümmern müssen.

Bei Männern sinkt der **Testosteronspiegel** mit den Jahren langsam. Die Samenproduktion nimmt ab. Ähnlich wie bei den Frauen verändert sich die Sexualität: Manche haben weniger Lust, vielleicht Erektionsprobleme. Andere entdecken neue Spielarten der Sexualität, nehmen sich mehr Zeit, entdecken sich selbst und die Partnerschaft neu.

Natürlich älter werden heißt, dass sich die Leidenschaft verändert – sie wird oft tiefer, entspannter und vertrauter als je zuvor. Für manche mag sich diese Phase der Partnerschaft anfühlen wie ein neu entdeckter Bonustrack auf einer alten Lieblings-CD.

Zärtlichkeit kennt kein Alter

- Nach den Wechseljahren produziert der weibliche Körper weniger **Östrogen** – das kann zu trockenen Schleimhäuten und weniger Lust führen.
- Bei Männern sinkt der **Testosteronspiegel** ab etwa 40 langsam um 1 bis 2 Prozent pro Jahr, was Erektionsprobleme begünstigen kann.[58]
- Für 91 Prozent der Männer und 81 Prozent der Frauen der Altersgruppe der 74-Jährigen ist **Zärtlichkeit** ganz besonders wichtig.[59]

Frauen: Die Lust kommt von der Liebe (nicht von der Hormonpille)

Hormone steuern unsere Gefühle, auch unsere Lust auf Sexualität – aber Hormone sind gar nicht so ausschlaggebend dafür, ob und wie Frauen ab der Lebensmitte Lust haben und Sexualität leben. Das haben Forscherinnen um Prof. Ulrike Ehlert der Universität Zürich herausgefunden.[60] Sie fragten 93 gesunde Frauen zwischen 40 und 73 Jahren, wie es um ihre Sexualität steht: Haben sie Lust? Macht's ihnen Spaß? Gibt's Schmerzen? Dazu haben sie Blut und Speichel getestet, um Hormone wie Östrogen oder Testosteron zu messen. Das Ergebnis war spannend: Alter und Wechseljahre waren zwar mit weniger Erregung und trockeneren Schleimhäuten verbunden. **Aber die Hormone allein erklärten das nicht!** Stattdessen war es entscheidend, wie optimistisch die Frauen sich fühlten, wie zufrieden sie mit ihrer Beziehung waren und wie viel emotionale Unterstützung sie bekamen. Mit anderen Worten: Wer sich ein erfülltes Sexleben mit der Partnerin wünscht, sorgt bitte für ganz viel Liebe – das ist viel wichtiger als ganz viel Hormonbehandlung.

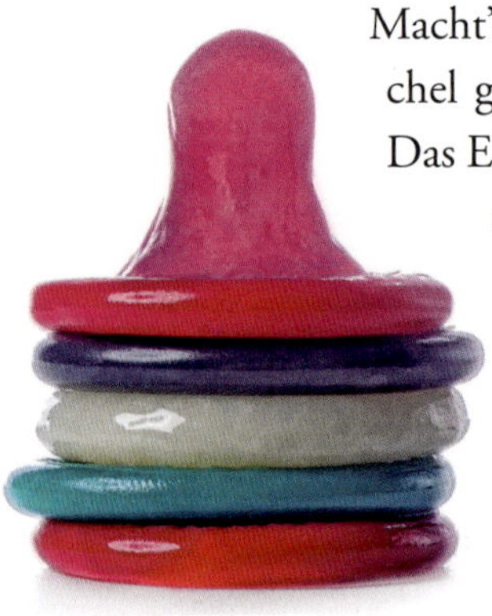

Dennoch wichtig zu wissen: Wenn nach den Wechseljahren Sexualität mit Schmerzen verbunden ist, können östrogenhaltige Cremes oder Zäpfchen die empfindlich gewordenen Schleimhäute wieder aufbauen – fragen Sie in der Frauenarztpraxis nach.

Verhütung bleibt ein Thema

Auch im späteren Leben ist Schutz beim Sex wichtig – nicht wegen einer Schwangerschaft, sondern wegen Infektionen.

- Nach den Wechseljahren ist eine Schwangerschaft zwar ausgeschlossen, **Infektionen** aber nicht, z. B. mit Chlamydien, Syphilis oder HIV.
- Die Zahl sexuell übertragbarer Infektionen bei älteren Menschen nimmt seit Jahren zu. **Kondome** bleiben der beste Schutz – auch jenseits der Fruchtbarkeit.

Männer: Die Erektion braucht mehr als Testosteron

Wie sieht es nun bei den Männern aus: Wie greifen bei ihnen der Hormonspiegel und die Psyche zusammen, wenn es um Sexualität geht? Auch bei dieser Frage war Prof. Ulrike Ehlert mit einem Forschungsteam federführend.[61] Das Team befragte 271 gesunde Männer: Wie gut klappt es noch mit der Erektion? Wie zufrieden sind sie mit ihrem Leben, ihrer Beziehung, und wie viel emotionale Unterstützung bekommen sie? Außerdem untersuchten sie Speichelproben auf Hormone wie Testosteron und Dehydroepiandrosteron – kurz **DHEA, ein Vorläuferhormon, das der Körper unter anderem zur Herstellung von Testosteron und Östrogen braucht.**

DHEA gilt als »Jugendhormon«, weil es in jungen Jahren in hohen Mengen vorhanden ist und mit zunehmendem Alter stark abnimmt. Es beeinflusst Energie, Libido und allgemeine Vitalität. Zusätzlich maßen die Forscher Interleukin-6, einen Entzündungsmarker. Hohe Werte deuten auf chronische Entzündungen im Körper hin, die im Alter häufiger auftreten. Diese Entzündungen schädigen Blutgefäße und Nerven, was, das wird oft unterschätzt, auch die Erektionsfähigkeit stört. Was kam bei der Studie heraus? Etwa jeder dritte Mann berichtete von Erektionsproblemen. Aber: Das lag nicht nur am Alter oder an den Hormonen:

- Männer, die sich körperlich gesund fühlten, eine gute Beziehung hatten und sich **emotional unterstützt** fühlten, hatten seltener Probleme – egal wie alt sie waren.
- Auch Nähe in der Partnerschaft schien zu helfen: **Wer gern kuschelt,** hat statistisch bessere Karten.
- Trotzdem spielten Hormone eine Rolle: Höhere Werte von **Testosteron** und **DHEA gingen mit weniger Erektionsproblemen** einher.
- Und noch ein Zusammenhang: Männer mit **niedrigen Entzündungswerten** im Blut – gemessen an Interleukin-6 – waren ebenfalls besser geschützt.

Kurz gesagt: Nicht nur die körperliche Fitness ist für erfüllende Sexualität in jedem Alter entscheidend. Die Qualität der Beziehung macht den Unterschied. Also:

Do it. With love.

Natürlich mehr »Jugendhormon«

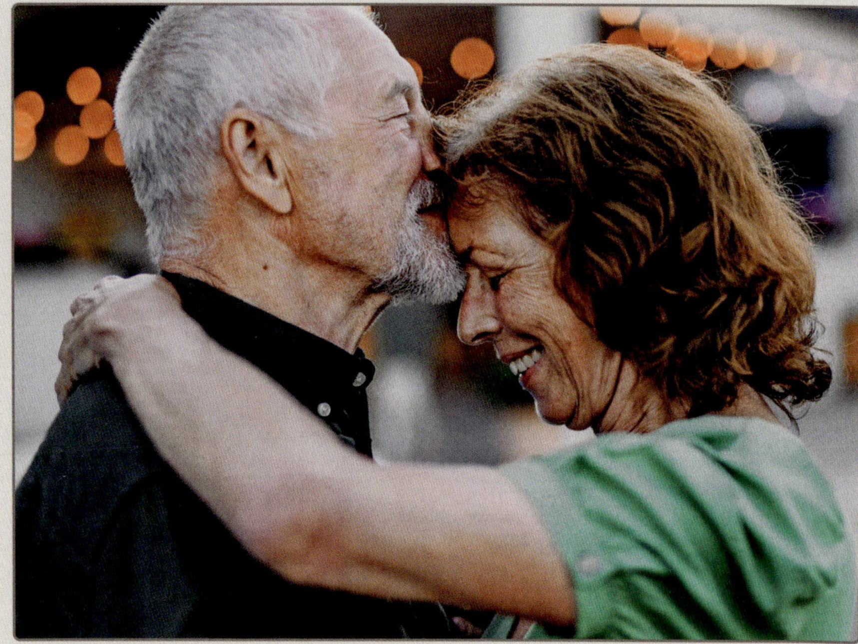

DHEA (Dehydroepiandrosteron) ist ein wichtiges »Jugendhormon«, das im Körper aus Cholesterin gebildet wird und mit dem Alter natürlicherweise abnimmt – schon ab dem 30. Lebensjahr sinkt es langsam, und ab 60 ist es oft nur noch bei 10–20 Prozent des Ausgangswerts. Ein niedriger DHEA-Spiegel wird mit Müdigkeit, schwacher Libido, Muskelabbau und schlechterer Immunabwehr in Verbindung gebracht. Doch es gibt natürliche Wege, um DHEA im Körper auf ein höheres Level zu bringen:

- **Stress reduzieren:** Chronischer Stress lässt den Cortisolspiegel steigen, was die Produktion von DHEA in den Nebennieren hemmt. Entspannung hilft! Ganz gleich ob mit Spaziergängen oder Meditation, Thai-Chi, Yoga oder Netflix.
- **Kraft- und Ausdauertraining:** Studien zeigen, dass moderates Training (z. B. Intervalltraining, Kraftsport) die DHEA-Produktion fördern kann.
- **Gesunder Schlaf:** Da DHEA vor allem nachts gebildet wird, wirkt sich ausreichender, erholsamer Schlaf positiv auf den Spiegel aus.

- **Ausgewogene Ernährung:** Eine Ernährung mit ausreichend gesunden Fetten (z.B. aus Nüssen, Avocado, Olivenöl) liefert die Bausteine für die Hormonproduktion.
- **Körpergewicht normalisieren:** Übergewicht kann den Hormonhaushalt durcheinanderbringen und den DHEA-Spiegel senken.
- **Alkoholkonsum begrenzen:** Übermäßiger Alkohol kann die DHEA-Synthese beeinträchtigen.

Wenn das nicht reicht, können Medikamente wie PDE-5-Hemmer (z.B. Viagra) helfen – aber bitte immer erst mit dem Arzt abklären. Es könnte tödlich enden, auch mitten in der Lust ...

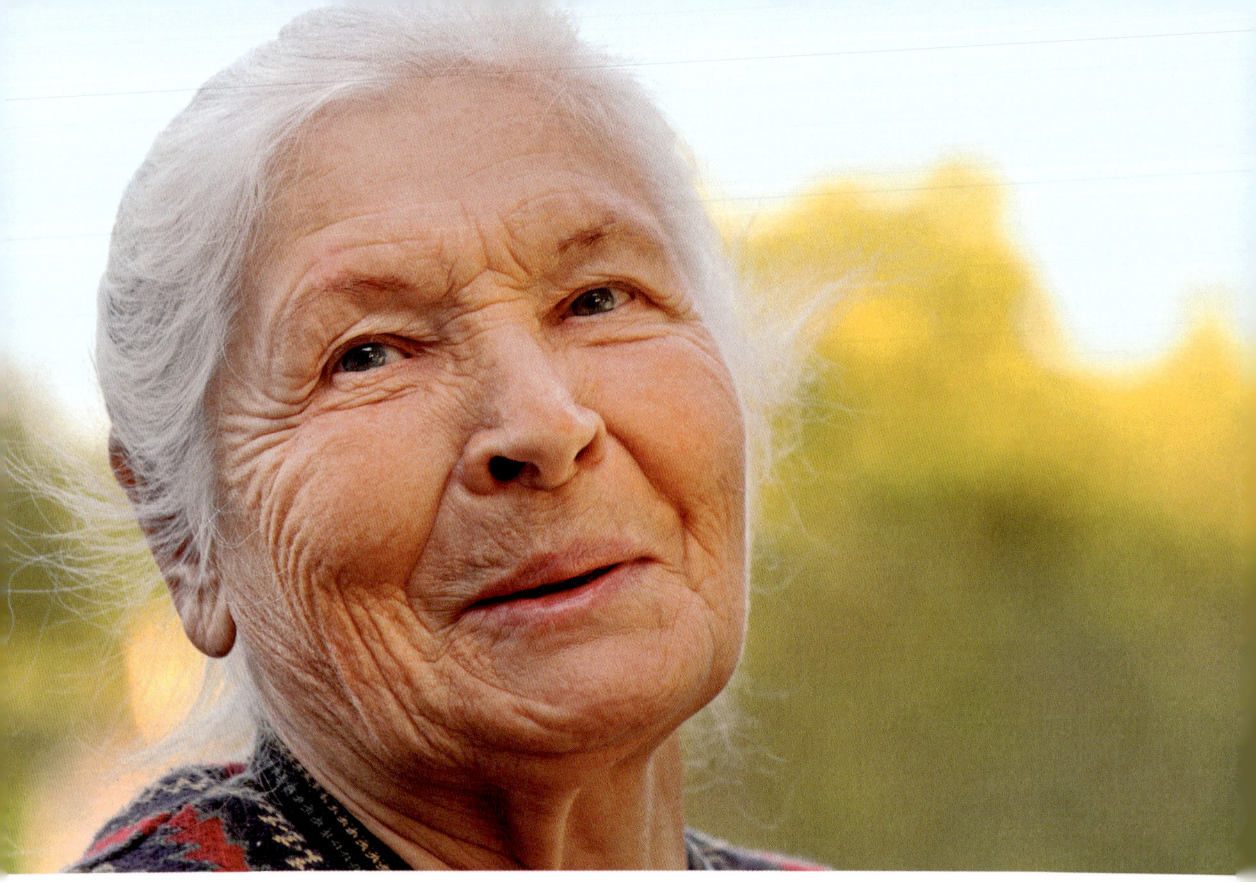

Schönheit

Mit 55 aussehen wie mit 27 – wer das möchte, braucht heute nichts weiter als einen begabten Schönheitschirurgen. Die Ergebnisse dieser Eingriffe geistern durch Tiktok, und ja: Es ist faszinierend. Aber es macht mich auch wehmütig. Ich erinnere mich gern an das Gesicht meiner Großmama: die vielen Lachfalten um die Augen, Zorn- und Angstfalten an Stirn und Mund. Die Pigmentflecken aus der Zeit, als es noch keine Sonnencreme gab. Die schönen, schütteren Haare. Als Junge mochte ich die Spuren ihres abenteuerlichen Lebens sehr. Ich hätte es schade gefunden, wenn ein Chirurg das Tagebuch ihres Lebens glatt gezogen hätte.

Dennoch verstehe ich den Wunsch, möglichst lange »jung aussehen« zu wollen. Haut und Haare sind sekundäre Geschlechtsmerkmale – so etwas wie **biologische Visitenkarten,** die seit Urzeiten anzeigen, wie gesund und fruchtbar wir sind.

Das gilt nicht nur in jungen Jahren. Auch im Alter sind Haut und Haare, Fingernägel und Fußnägel ein Spiegel unserer Gesundheit. Sie zeigen, ob wir gestresst sind, ob wir gut essen, ob wir unserer Gesundheit Alkohol und Nikotin zumuten, wie es unseren Organen geht und ob unser Organismus sich gut gegen Infektionen, Krebszellen, Bakterien oder Pilze behaupten kann. **Wer bis ins hohe Alter auf seine eigene Weise natürlich schön ist, der oder die ist mit hoher Wahrscheinlichkeit auch gesund.**

Alles, was schön macht.

- Ab 30 Jahren verlieren viele (nicht alle!) **10 bis 20 Prozent der Haardichte** pro Jahrzehnt.
- Bei jungen Menschen wächst ein **Fingernagel** etwa 3 mm pro Monat, bei älteren **nur noch 1 bis 1,5 mm pro Monat.**
- Die **Hautdicke nimmt im Alter um 6 bis 7 Prozent pro Dekade ab** – das ist der Grund für Falten und erhöhte Verletzlichkeit.

Haare? Tja …

»Ach, das ist im Alter ganz normal …« Wetten, das wollen Sie beim Hausarzt oder bei der Hautärztin nicht hören, wenn sich die Geheimratsecken von Woche zu Woche immer tiefer in Ihre Frisur fressen? Wenn das LED-Licht am Spiegel ungebremst durch Ihre Frisur bis auf die helle Kopfhaut leuchtet? Ja, klar: Ein bisschen Schwund ist immer. Aber »ganz normal« ist Haarverlust auch nicht. Gerade bei älteren Menschen können viele mögliche Ursachen dahinterstecken. Jede erfordert ein genaues Hinschauen.

Manchmal sind es normale Alterserscheinungen: ein Mehr von männlichen **Hormonen** (Androgene) kann schon bei jungen Männern genetisch empfindliche Haarfollikel schrumpfen lassen; ein Weniger an weiblichen Hormonen (Östrogene) kann bei Frauen nach den Wechseljahren die Frisur ausdünnen. Dazu kommen ein träger werdender **Stoffwechsel,** Schäden durch **Urlaubssonne, Färbemittel** oder **mechanische Belastungen** durch Fön und Glätteisen oder durch zu stramme Flechtfrisuren, scheuernde Baseballkappen oder Sturzhelme (Fachwort: Traktionsalopezie –

Haarausfall durch Zug- oder Drucktrauma). Mal steckt auch eine entzündliche Krankheit dahinter, mal ein Medikament, das die Haarwurzeln schwächt.

Ganz gleich, warum sich die Haare verabschieden: Für die Psyche ist das schlimm. Es ist, als würde jemand ungefragt die Proportionen des eigenen Gesichts verschieben, die Stirn einfach immer länger machen. Klar will man das nicht. Deshalb ist eine frühe Diagnose entscheidend. In vielen Fällen ist es möglich, den Haarausfall aufzuhalten oder zumindest zu verlangsamen. Und wenn nicht? Hat man, wenn man sich früh kümmert, trotzdem mehr Zeit, das eigene Styling neu zu erfinden. Für Staffel drei des eigenen Lebens, gewissermaßen.

Haarausfall ist ungerecht

Haarverlust und Ergrauen gehören zum Älterwerden – aber nicht alle Menschen sind gleich betroffen.

- Etwa **die Hälfte der Männer über 65** hat deutlich weniger Haare – die andere Hälfte nicht.
- Bei Frauen verliert etwa **ein Drittel** im Alter sichtbar Haare, **zwei Drittel** behalten ihre Frisur.
- Mit **50 Jahren** sind etwa **25 Prozent** der Menschen halb ergraut – **75 Prozent** eben noch nicht.
- Menschen asiatischer oder afrikanischer Herkunft **ergrauen im Schnitt zehn Jahre später** als Menschen mit kaukasischer Abstammung – und haben insgesamt **weniger graue Haare.**[62]

Testosteron frisst Frisur

Oft kommt der Schreckmoment mit einem Foto von oben: »Was? Da habe ich ein Loch in der Frisur?« **Androgenetische Alopezie,** einfacher erblich bedingter Haarausfall, noch einfacher AGA, trifft vor allem Männer. Zuerst weicht die Haarlinie an der Stirn zurück, dann öffnet sich am Hinterkopf eine lichte Stelle, die immer größer wird. Manchmal teilt sich – wie bei Bundeskanzler Friedrich

Merz – auf dem Oberkopf eine kleine Insel ab. Irgendwann geht diese Insel unter, dann bleibt nur noch ein Haarkranz stehen. Spätestens jetzt entscheiden sich viele Männer für den Bruce-Willis-Look: cool ohne Haare.

20 Prozent der Männer behalten ihre Jugendfrisur im Laufe ihres Lebens. Die anderen 80 Prozent leider nicht. Das Ganze hängt an zwei Faktoren: den Genen und den männlichen Hormonen, den Androgenen. Deshalb bekommen junge Männer manchmal schon in der Pubertät Geheimratsecken, Frauen ab der Menopause. Der Grund: Genetisch bedingt reagieren manche Haarfollikel empfindlich auf Androgene. Dann verkürzt sich die Wachstumsphase (Anagenphase) jedes einzelnen Haars, die normalerweise zwei bis sieben Jahre lang dauert. Die eigentlich nur wenige Monate andauernde Ruhephase (Telogenphase) der Haare wird länger. Der Grund für den Haarausfall ist, dass sich die Haarfolikel dabei immer mehr verkleinern, sodass sie immer dünnere, flaumigere und irgendwann gar keine Haare mehr produzieren. Von der Mauser zur Platte.

Was oft unterschätzt wird: **Haarausfall trifft auch 50 Prozent der Frauen.** Bei Frauen verläuft AGA anders: Die Haarlinie vorn bleibt oft, wie sie ist. Aber auf dem Oberkopf entsteht eine breiter und breiter werdende Schneise, die immer lichter wird. Das lässt sich eine Weile ausgleichen mit immer tiefer sitzendem Seitenscheitel – und dennoch: Viele Frauen leiden psychisch sehr stark, wenn die Haare ausgehen. Verunsicherung kann sich steigern zu Angst und bis hin zu Depression. Natürlich gibt es auch weibliche Stars mit Glatze. Aber die sind eher ziemlich jung und haben sich für den Rasierapparat entschieden. Freiwillig.

Was also tun? Zwei Möglichkeiten. **Erstens können Sie der Natur nachhelfen,** indem Sie Ihrem Körper die Bausteine liefern, die beim Haarwachstum helfen. Was Sie brauchen, kann individuell sehr verschieden sein. Erfahrungsgemäß helfen

- Vitamin D,
- Zink,
- Eisen und
- die Aminosäuren, die es zum Aufbau von Kreatin braucht – vor allem Cystein (steckt vor allem in tierischem Eiweiß und in Hülsenfrüchten).

Zweitens können Sie versuchen, Ihren Haarfolikeln auf die Sprünge zu helfen. Es gibt zum Beispiel Medikamente, die die Durchblutung der Kopfhaut anregen, sodass die Haarwurzeln besser mit Nährstoffen versorgt werden, und die außerdem die Wachstumsphase der Haare verlängern (z. B. »Minoxidil« – erhältlich für Männer und Frauen, die Dosierung ist unterschiedlich).

Ein anderes Medikament (»Finasterid«) hemmt ein Enzym namens 5-Alpha-Reduktase, das Testosteron in seine noch potentere Form Dihydrotestosteron umwandelt – den eigentlichen Übeltäter am Haarfollikel. Doch Vorsicht: 5-Alpha-Reduktase-Hemmer können sexuelle Funktionsstörungen und Depressionen auslösen, was gerade bei älteren Männern belastend sein kann, wenn sie ohnehin schon unter beiden Störungen leiden. Deshalb bitte sehr gut überlegen, ob sich dieses Risiko lohnt. Und im Zweifel für den Bruce-Willis-Look entscheiden. Oder Mütze kaufen.

»Huch, meine Augenbrauen sind weg!«

Plötzlich fallen die Augenbrauen aus? Der Haaransatz weicht weit zurück und hinterlässt blasse Haut mit einsamen Resthaaren? Das kann auf eine **frontale fibrosierende Alopezie** hinweisen – kurz FFA. Anders als in vielen Lehrbuch-Abbildungen wirkt es manchmal, als sei die gesamte Frisur nach hinten verrutscht, wie ein Hut bei Gegenwind.

Diese Form des Haarausfalls betrifft vor allem Frauen um die 60, gelegentlich aber auch Männer – dann oft schon deutlich früher. Sicher diagnostiziert wird FFA meist erst durch eine Kopfhautbiopsie. Unter dem Mikroskop zeigt sich ein typisches Bild: eine Entzündung rund um die Haarfollikel, begleitet von schichtweiser Vernarbung.

Behandeln lässt sich FFA nur eingeschränkt. Es gibt keine verlässlichen Studien, keine standardisierten Leitlinien – das meiste Wissen stammt aus Fallberichten. Manche Dermatologen versuchen es mit durchblutungsförderndem Minoxidil, entzündungshemmenden Kortisoncremes oder Vitamin-A-Präparaten. Die Ergebnisse sind uneinheitlich: Manchmal hilft etwas – manchmal auch nicht.

Wichtig ist vor allem eine präzise Diagnose. Sie eröffnet erstens die Möglichkeit, unterschiedliche Therapien zumindest zu testen, wenn man das möchte. Und sie macht zweitens deutlich: »Hilfe, meine Augenbrauen sind weg!«, ist nicht das,

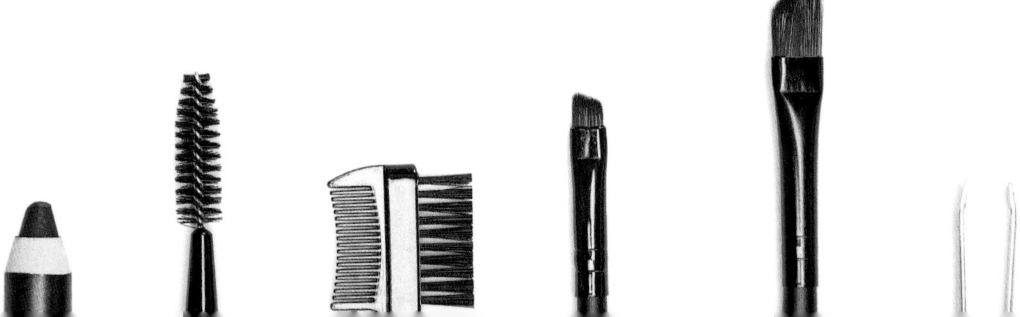

was man sich gewünscht hatte, es ist aber nicht gefährlich, und was nicht ist, lässt sich nachzeichnen. Natürlich altern und schöne Kosmetik sind kein Widerspruch.

Nebenwirkung Glatze? Muss doch nicht sein …

Jede Magie hat ihren Preis. Das gilt leider auch für Medikamente wie Blutverdünner, Medikamente gegen Schilddrüsenüberfunktion, Stimmungsstabilisatoren wie Lithium, manche Parkinson-Mittel, Interferone, manche Blutdrucksenker, Schmerzmittel – und viele mehr. Einige diese Mittel sind im Alter manchmal nicht zu vermeiden. Und kommen mit der oft überlesenen Nebenwirkung: Haarausfall.

Das Tückische: Ältere Menschen nehmen oft viele verschiedene Medikamente gleichzeitig, weil sie mehrere Krankheiten haben. Das kann die Haarwurzeln so durcheinanderbringen, dass sie ihre Arbeit einstellen. Deshalb: Wenn plötzlich die Haare ausgehen, bitte alle Präparate der letzten Monate checken. Wird der Verdacht auf ein bestimmtes Mittel bestätigt, das Medikament nach Möglichkeit absetzen oder umstellen. Und dann Geduld haben: Manchmal schalten die Haarwurzeln wieder zurück auf Normalbetrieb.

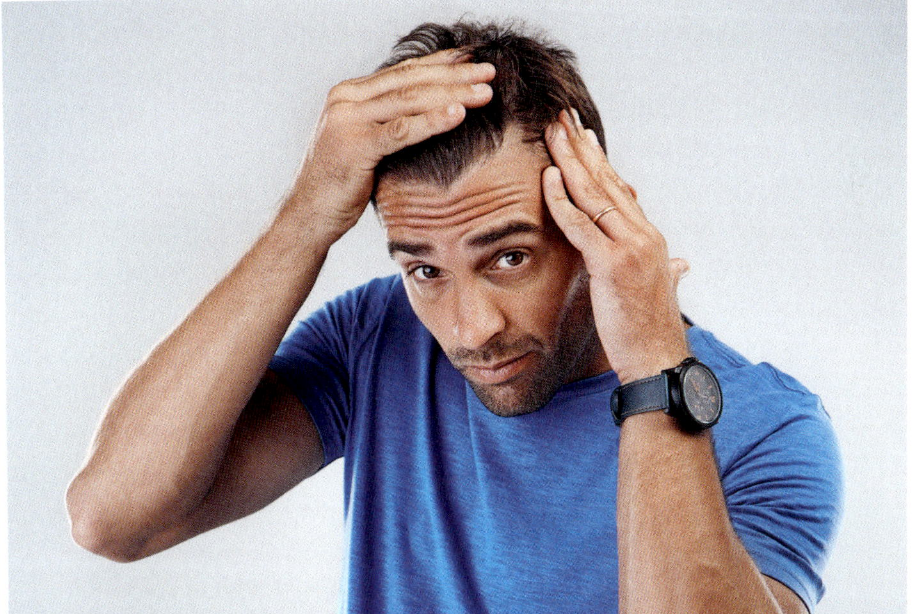

Finger- und Fußnägel: Oft zeigen sie, was im Körper nicht stimmt

Was haben Fingernägel mit der Leber zu tun? Oder mit der Lunge, mit Krebs? Wenn sich Fingernägel oder Fußnägel verfärben, ablösen oder plötzlich um die Ecke wachsen, ist das immer ein Zeichen, dass im Körper etwas nicht so läuft, wie es laufen sollte. **Veränderte Nägel geben also auf einfache und natürliche Weise Hinweise auf Erkrankungen, die man besser früh ärztlich abklären lässt.** Finger- und Fußnägel fallen in das Fach Dermatologie, also Hautarzt. Natürlich können Sie aber auch zuerst in Ihrer Praxis für Allgemeinmedizin nachfragen: beim Hausarzt.

Viele tun das nicht. Jüngere Menschen nicht, ältere erst recht nicht. Warum? Weil erkrankte Finger- und Fußnägel manchmal so furchtbar aussehen, dass man sich dafür schämt. Kennen Sie das Gefühl? Als Arzt kann ich Ihnen versichern: Was auch immer Sie quält – Ärzte haben so etwas mit Sicherheit schon gesehen, wahrscheinlich sogar schon in einer viel seltsameren Variante. Also, bitte: Trauen Sie sich. Je früher Sie gehen, desto früher können Sie gegensteuern.

Diese Störungen der Nägel können auf eine Krankheit hinweisen:

Uhrglas-Nägel (»Clubbing«): Wie der Name schon sagt, wölben sich Nägel bei dieser Störung nach oben wie runde Uhrgläser. Manchmal sind auch die Finger verdickt. Uhrglas-Nägel sind oft ein Zeichen von Sauerstoffmangel im Gewebe – also für Lungenerkrankungen. Manchmal zeigen Uhrglas-Nägel auch *Herzfehler* an, *Morbus Crohn, Colitis ulcerosa, Leberzirrhose, Speiseröhrenkarzinom und Nierenzellkarzinom* – manchmal steckt auch eine Mutation dahinter.

Lindsay-Nägel, auch »Halb-und-halb-Nägel« genannt, sieht man oft (aber nicht immer!) bei Menschen mit *chronischen Nierenerkrankungen.* Dabei ist der vordere Teil des Nagels (zur Fingerspitze hin) bräunlich, rötlich oder rosa gefärbt, während der hintere Teil (zur Nagelwurzel hin) weiß erscheint. Der weiße Teil am unteren Nagelende entsteht, weil die Nierenkrankheit zu Blutarmut führt. Der farbige Teil am oberen Ende entsteht durch vermehrte Ablagerungen von Hautfarbstoff (Melanin). Vermutlich liegt das an einem Hormon, das bei Menschen mit Nierenerkrankung vermehrt im Körper vorkommt. Die Nagelveränderung sagt nur, *dass* vermutlich eine Nierenerkrankung vorliegt, aber nichts über die Schwere dieser Erkrankung.

Terry-Nägel sind eine besondere Veränderung der Fingernägel, bei der fast der ganze Nagel milchig-weiß aussieht – nur ein schmaler, dunkler Streifen am oberen Rand bleibt erhalten. Zum ersten Mal wurde dieses Merkmal 1954 von einem Arzt namens Richard Terry beschrieben – deshalb heißen sie »Terry-Nägel«. Er sah diese Nagelveränderung besonders häufig bei Menschen mit *Leberzirrhose*, also einer schweren Leberschädigung. Später stellte man fest, dass Terry-Nägel auch bei anderen Erkrankungen vorkommen können, etwa *Herzschwäche (Herzinsuffizienz), Diabetes, Tuberkulose, Rheumatoide Arthritis, Systemische Sklerose (eine Bindegewebserkrankung), bestimmte Krebserkrankungen, bei Nierentransplantationen, Niereninsuffizienz* und bei *HIV*. Wenn Nägel weiß werden, kann das also ein Hinweis auf gravierende Erkrankungen sein – vor allem der Leber. Bitte ärztlich abklären lassen!

Muehrcke-Bänder sind helle Streifen, die quer über die Nagelplatte verlaufen. Diese Veränderung kann ein Hinweis sein auf einen ausgeprägten *Albumin*-Mangel, der wiederum verweist auf eine chronische *Nierenerkrankung*.

Neapolitanische Nägel: eine besondere Verfärbung, die bei etwa einem Fünftel der Menschen über 70 Jahren beobachtet wird. Sie hat ihren Namen von einer Eissorte mit drei aufeinandergestapelten Geschmacksrichtungen. Typischerweise fehlt der halbmondförmige, helle Bereich an der Nagelwurzel. Dafür zeigen sich drei horizontale Farbbänder: ein weißes Band am Nagelansatz, ein rosafarbenes Band in der Mitte und ein trübes oder undurchsichtiges Band an der Nagelspitze. Diese Nagelveränderung verweist auf keine Krankheit und ist *kein Grund zur Sorge*.

Nagelbettentzündung (Paronychia): eine Entzündung des Nagelwalls, also der Haut, die den Nagel umgibt. Sie entsteht meist durch *Bakterien oder Pilze* und führt zu Rötung, Schwellung und Schmerzen. Heilt meist vollständig mit richtiger Behandlung.

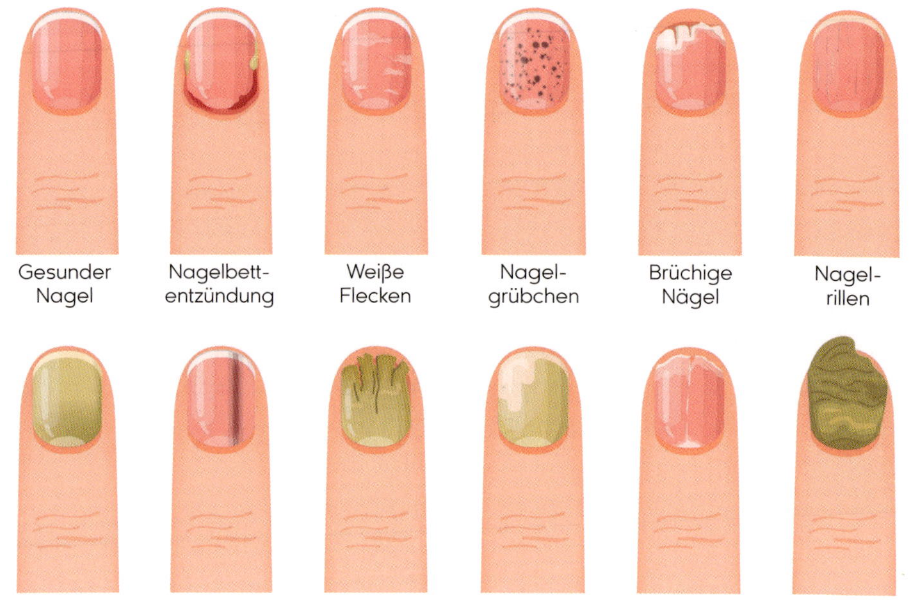

Weiße Flecke auf den Nägeln (Leukonychia): weiße Flecken oder Linien auf den Nägeln, oft durch kleine *Verletzungen der Nagelmatrix* verursacht. Sie sind meist harmlos und verschwinden beim Nachwachsen des Nagels, wenn keine dauerhafte Schädigung der Nagelmatrix vorliegt. Also keine Sorgen machen, bitte.

Nagelgrübchen: kleine Grübchen oder Vertiefungen auf der Nageloberfläche. Häufig bei Hautkrankheiten wie Psoriasis *(Schuppenflechte)*. Reversibel nur, wenn die zugrunde liegende Erkrankung kontrolliert wird; oft bleiben aber Grübchen bestehen. Schuppenflechte bitte beim Hautarzt behandeln lassen.

Brüchige Nägel: Nägel, die leicht splittern, einreißen oder sich abblättern. Ursachen sind oft häufiges Händewaschen, Chemikalien, *Nährstoffmangel (Vitamin B7/Biotin, Vitamin A und C, Eisen, Zink)*. Brüchige Nägel werden bei Ausgleich der Nährstoffmängel oft wieder stabil. Bitte ärztlich abklären lassen, weil nicht nur die Nägel Vitamine und Mineralstoffe lebenswichtig brauchen, sondern Ihr gesamter Körper.

Nagelrillen: Längsrillen sind meist harmlos und kommen mit dem Alter. Querrillen (!) auf den Nägeln können allerdings auf schwere *Infektionen*, Stoffwechselerkrankungen wie *Diabetes, Durchblutungsstörungen* oder *Mängel an Zink, Eiweiß und Vitaminen* hinweisen. Die Rillen können sich zurückbilden, wenn die zugrunde liegende Erkrankung oder der Mangel behandelt wird. Bitte ärztlich abklären lassen.

Gelb-Nagel-Syndrom: sehr seltenes Syndrom, bei dem Nägel dick, gelblich und langsamer wachsend sind. Oft begleitet von Atemwegserkrankungen oder *Lymphödemen* (Schwellungen durch Lymphstau). Die Nagelveränderung bleibt in der Regel bestehen, weil sie meist mit chronischen Erkrankungen verbunden ist.

Schwarze Streifen auf dem Nagel (Melanonychie): kann harmlos sein, aber auch ein Hinweis auf ein Melanom *(schwarzer Hautkrebs)*. Harmlose Formen bleiben, wenn Pigment dauerhaft gebildet wird; bei Krebsverdacht unbedingt Termin beim Hautarzt ausmachen. Der Nagel muss entfernt oder behandelt werden.

Nagelpilz (Onychomykose): *Pilzinfektion* der Nägel, die zu Verdickung, Verfärbung (gelb, braun) und Brüchigkeit führt. Häufig an den Fußnägeln. Die Infektion heilt bei erfolgreicher Therapie (bei schweren Fällen helfen Tabletten), aber Nagelveränderungen können Monate brauchen, bis sie auswachsen. Im Prinzip ist eine solche Infektion nicht gefährlich, bei immungeschwächten Menschen kann sie aber weitere Infektionen begünstigen und sollte deshalb nach Möglichkeit behandelt werden.

Nagelablösung (Onycholyse): Dahinter steht oft eine Infektion mit Pilzen *(Nagelpilz)* oder eine bakterielle Infektion *(Streptokokken)*. Grund kann aber auch eine *Schilddrüsenerkrankung* sein, ein *Ekzem* oder auch ein schwerer Gegenstand, der auf den Fuß gefallen ist (medizinisch: Trauma). Der Nagel wächst oft wieder nach, wenn die Infektion überstanden oder die Verletzung abgeheilt ist.

Splitternde Nägel (Onychoschisis): horizontales Aufsplittern oder Abblättern der Nagelplatte, bei dem sich der Nagel in Schichten ablöst. Oft durch mechanische *Belastung* oder *Feuchtigkeitsverlust* verursacht. Das Splittern kann sich bei besserer Pflege, Feuchtigkeit und Nährstoffversorgung wieder normalisieren. Gefährlich ist ein solcher Splitternagel nicht, aber sehr unangenehm und manchmal schmerzhaft – deshalb bitte behandeln.

Widderhorn-Nägel (Onychogryhosis): Diese Nagelkrankheit erschreckt Betroffene und ihre Angehörigen wohl am meisten: riesig, dick, braun, rillig und verkrümmt – durch Onychogryhosis veränderte Nägel sehen tatsächlich aus wie Widderhorn. Es gibt viele Gründe: Die Nagelmatrix kann durch chronischen *Druck*, durch *Verletzungen*, schlechte *Durchblutung*, durch Erkrankungen wie *Diabetes* oder auch bei *schlechter Fußpflege* gestört sein. Dadurch verändert der Nagel seine Substanz und seinen Wuchs radikal. Leider ist diese Nagelveränderung irreversibel, da die Nagelmatrix dauerhaft geschädigt ist. Eine chirurgische Behandlung ist aber möglich, um zumindest das kosmetische Bild zu verbessern. Gut zu wissen: Bei älteren Menschen ist diese Nagelkrankheit relativ verbreitet – sie trifft fast jeden fünften.[63]

Die Nägel sind ein Spiegel der Organgesundheit

Veränderungen an Finger- oder Fußnägeln sind im Alter häufig. Sie weisen oft auf ernst zu nehmende körperliche Probleme hin. Bitte ernst nehmen!

- **Brüchige, verfärbte oder verdickte Nägel** können ein Zeichen für Infektionen, Durchblutungsstörungen oder Stoffwechselerkrankungen sein.
- **Auch ein geschwächtes Immunsystem** zeigt sich manchmal zuerst an den Nägeln.
- **Früh abklären lassen:** Wer Veränderungen bemerkt, sollte eine medizinische Ursache ausschließen lassen – und sich nicht mit einem »Das ist nur kosmetisch« abspeisen lassen.
- **Nägel sind keine Nebensache** – sie gehören zur Gesundheitsvorsorge dazu. Von wegen »Es ist doch nur ein Fingernagel!«. Eben nicht!

Das Alter geht unter die Haut

Warum eigentlich wird Haut im Alter ein bisschen faltig? Runzlig? Weil die Haut ihr Baugerüst verliert: Kollagen und Elastin, zwei Strukturproteine, sorgen in jungen Jahren dafür, dass die Haut straff, elastisch und prall aussieht. Mit den Jahren aber nimmt die Produktion dieser Proteine ab, das Baugerüst bröckelt, gleichzeitig sinkt die Fähigkeit der Haut, Feuchtigkeit zu speichern, das Unterhautfettgewebe schmilzt dahin – und UV-Strahlung schädigt die Kollagenfasern zusätzlich. Schon beginnt die ehemals glatte Oberfläche zu knittern. Das ist ganz natürlich.

Und was kann man dagegen tun – auf natürliche Weise? Ziemlich viel! Wer regelmäßig Sonnenschutz verwendet, schützt sein Kollagen langfristig. Eine Ernährung reich an Antioxidantien, also mit Beeren, Nüssen, viel grünem Gemüse, hilft der Haut, sich zu erneuern. Dazu: gesunder Schlaf (vor allem Tiefschlaf!), ausreichend Flüssigkeit, moderater Sport und möglichst wenig Nikotin oder Alkohol – das alles hilft der Haut, frisch zu bleiben. Hautpflege mit feuchtigkeitsspendenden Inhaltsstoffen wie Hyaluronsäure oder pflanzlichen Ölen kann unterstützen. Wobei mir persönlich ein entspanntes und angenehmes Hautgefühl viel wichtiger ist als die Frage, ob ich dieses oder jenes Fältchen versuchen sollte auszubügeln. Warum? Ich liebe meine Lachfalten.

Was passiert, wenn Haut älter wird?

Unsere Haut verändert sich mit jedem Jahrzehnt – langsam, aber sichtbar. Was genau dabei passiert, lässt sich unter dem Mikroskop erkennen.

- **Als Twentysomethings** (20 bis 30 Jahre) ist unsere Haut (abgesehen von den Pickeln) frisch und schön: Dichte Collagenfasern (die weißen Linien) geben der Haut Stabilität. Elastin (die rosa Spiralen) sorgt dafür, dass die Haut sich dehnen und wieder zurückziehen kann, Hyaluronsäure (blaue Kugeln) hält Wasser in der Haut – deshalb ist sie glatt und straff. Die Fibroblasten (kleine Sternchen) sind die Zellen, die Collagen und Elastin herstellen.

- **In den Vierzigern** geht es los: Die Collagenfasern werden weniger dicht und unregelmäßiger, die Elastinfasern verlieren an Elastizität. Die Menge an Hyaluronsäure nimmt ab. Also wird die Haut trockener und erste Fältchen entstehen.
- **Spätestens mit 60 Jahren** sind die Elastinfäden in Ihrer Haut teilweise gerissen wie alte Gummibänder. Collagen baut sich ab (Atrophie), es wird also weniger stabilisierendes Gerüst nachgebaut. Die Haut wird dünner, weniger elastisch. Jetzt haben Sie sich Ihre Lachfältchen, die Denkerstirn und vielleicht auch eine kleine Zornesfurche erarbeitet. Ganz natürlich!

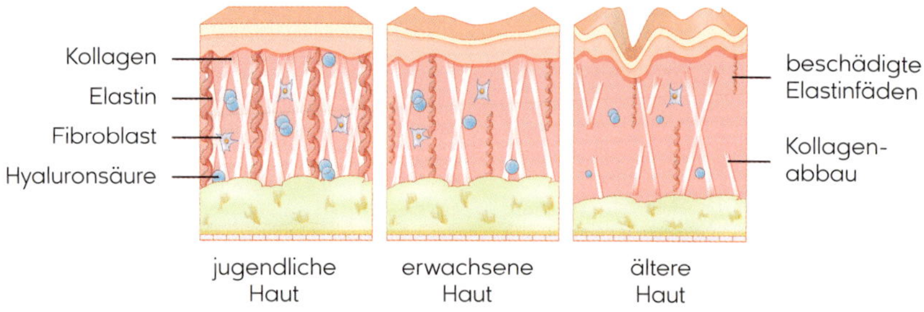

Ihre Haut kann sprechen

Die Haut spricht? Ja, tatsächlich! Sie hat einiges zu sagen: über Ihr Immunsystem, Ihr Herz-Kreislauf-System und sogar über Ihre geistige Verfassung. Was viele unterschätzen: Die Haut ist mehr als eine Hülle, sie ist ein ganzes Organ. Sogar das größte, das wir haben. Wenn sie sich entzündet – zum Beispiel durch Druckstellen vom langen Sitzen oder Liegen **(Dekubitus)** –, produziert der Körper sogenannte Zytokine. Das sind entzündungsfördernde Botenstoffe, die normalerweise genau das tun, was sie sollen: Sie bringen mehr Durchblutung, aktivieren Heilung, machen Wunden dicht. Aber: Im Alter läuft diese Reparaturarbeit manchmal aus dem Ruder. Die Entzündungen bleiben zu lange, schießen über ihr Ziel hinaus, und plötzlich steigt das Risiko für ganz andere Dinge: Arthritis, Diabetes, Demenz, Muskelschwund.

In meiner Praxis sehe ich das täglich: Über zwei Drittel der über 65-Jährigen haben **trockene Haut.** Bei den über 90-Jährigen sind es fast alle, das bestätigen viele Studien.[64] Trockene Haut neigt zu Juckreiz, kleinen Rissen, Ekzemen – alles Einfallstore für Entzündungen, die Zytokine anfeuern, und Zytokine machen den Organen das Leben schwer. Bitte eincremen!

Bei etwas kurviger gebauten Seniorinnen und Senioren kommt es in Hautfalten recht schnell zu Pilzinfektionen oder wunden Reizstellen, besonders in den heißen Wochen des Jahres. Das alles sind Alarmsignale, die man ernst nehmen sollte. Also, noch einmal: **Wer natürlich gut zu seiner Haut ist, tut seinem gesamten Körper einen Gefallen.** Umgekehrt merkt man der Haut oft zuerst an, wenn etwas nicht rundläuft. Man muss ihr nur zuhören.

Nein, das ist kein Krebs (noch nicht!)

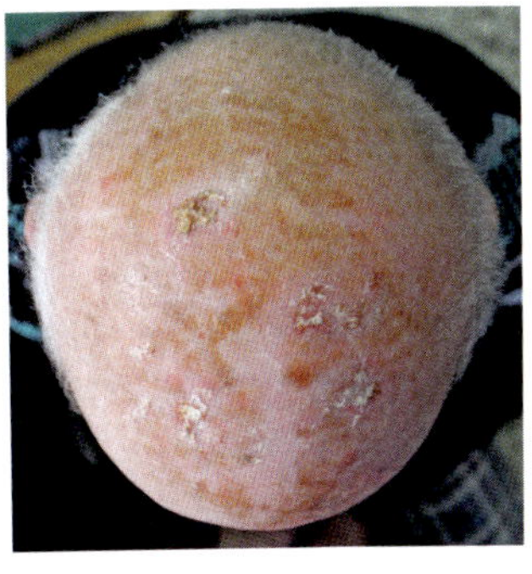

Gerade im Alter zeigt die Haut, was sie im Leben mitgemacht hat – und manchmal auch, was ärztlich angeschaut werden sollte. Um was genau geht es da?

Das wollte ein Forschungsteam der Berliner Charité wissen und hat in zehn Berliner Pflegeheimen 223 Bewohnerinnen und Bewohner untersucht.[65] Dabei kam raus: Rund **21 Prozent hatten aktinische Keratosen,** das sind raue, schuppige Stellen, die durch UV-Schäden entstehen. Sie können Vorstufen von Hautkrebs sein, sind aber kein Krebs.

Etwa 7 Prozent hatten den sogenannten *hellen Hautkrebs* – also **Basalzell- oder Plattenepithelkarzinome.** Das ist kein »böser Krebs«, also kein Melanom, aber trotzdem ernst zu nehmen. Und bitte behandeln. Interessant: Männer hatten häufiger diese UV-Schäden, Frauen hatten öfter weißen Hautkrebs. Und: Wer rauchte, hatte insgesamt ein höheres Krebsrisiko.

Das Problem: Viele Menschen lassen sich im Alter nicht mehr regelmäßig auf Hautkrebs untersuchen. Zu lästig, zu umständlich, vielleicht auch zu beängstigend? Schwer zu sagen. Deshalb ist es gerade in unserer alternden Gesellschaft wichtig, dass alle gut hinschauen: Freunde und Familie, Hausärztinnen und Pflegekräfte.

Haut-Check per App

Wer sich Sorgen um eine Hautveränderung macht, muss nicht gleich kilometerweit zur Praxis fahren oder monatelang auf einen Termin warten. Es geht auch einfacher.

- Unter online-hautarzt.net oder mit der App »AppDoc« können Sie Fotos Ihres Hautproblems hochladen und bekommen innerhalb weniger Stunden eine ärztliche Einschätzung (Kosten: ca 25 Euro).
- »AppDoc« wurde von der Landesärztekammer Baden-Württemberg geprüft und zugelassen – **hier schauen Fachärztinnen und Fachärzte, keine KI.**
- **Stiftung Warentest** hat diese App als einzige unter den getesteten Hautscreening-Apps empfohlen (es gibt noch zahlreiche weitere).[66]
- Besonders hilfreich für alle, die lange Wartezeiten vermeiden wollen – oder sich schwertun, sensible Stellen zu zeigen (Stichwort Geschlechtskrankheiten).

Von allen Sinnen

Erst hält man das Smartphone weiter weg. Dann noch weiter. Irgendwann ist der Arm nicht mehr lang genug. Im Drogeriemarkt setzt man sich unauffällig eine dieser Plastik-Lesebrillen auf und zack: verhaftet von Team Plusbrille. Dann fängt die Familie an zu nuscheln. Mit dem Fernseh-Lautsprecher stimmt etwas nicht, und die Vögel vorm Fenster haben ihre Melodien auch vergessen. Dann das Essen: Nichts schmeckt wie früher. »Die Welt ist nicht mehr, wie sie war«, ärgert man sich. Und hat damit ja auch nicht unrecht. Aber es ist eben auch die eigene Wahrnehmung der Welt, die sich verändert.

Augen, Ohren, Geruchs- und Geschmackssinn werden im Alter zu Dauerbaustellen. Ja, das nervt. Aber Gegensteuern ist möglich, oft sogar sehr einfach. Auch wenn sich die meisten geschmeidiger ins Team Plusbrille einfinden als ins Team Hörgerät, nach dem Motto: Eine Sehhilfe ist Mode, eine Hörhilfe ist »Behindertenbedarf«. Warum eigentlich? **Machen Sie es sich doch nicht unnötig schwer!**

Studien zeigen: Wenn Hören, Sehen, Riechen und Schmecken schwächer werden, kommt die geistige Fitness unter die Räder. Der Weg in die soziale Isolation – und in die Demenz – wird kürzer. Umso wichtiger ist es, die Sinne ernst zu nehmen. Besser sehen, besser hören, besser schmecken, besser fühlen heißt eben auch: besser leben. Und bevor wir über Hilfsmittel reden, schauen wir uns erst einmal an, was sich da überhaupt verändert. Sinn für Sinn.

Hören: wenn der Fernseher plötzlich spinnt

Eigentlich faszinierend: Außen am Kopf sitzen bei uns Menschen Knorpeltrichter, die Schallwellen einfangen und in den Gehörgang weiterleiten bis zum **Trommelfell** (im Bild grün). Dieses dünne Häutchen beginnt zu vibrieren, sobald Schallwellen es treffen. Diese Schwingungen werden dann mechanisch weitergegeben an drei winzige Knochen – **Hammer, Amboss und Steigbügel** (im Bild ebenfalls grün). Sie sind die kleinsten Knochen im Körper und sicher auch diejenigen mit den seltsamsten Namen. Sie übertragen die Schwingung auf die Hörschnecke im Innenohr, genannt **Cochlea.** Diese Cochlea ist mit Flüssigkeit gefüllt, die durch die Schallschwingungen in Bewegung gerät. Das wiederum reizt feine **Haarzellen,** die elektrische Signale erzeugen und diese über den **Hörnerv**

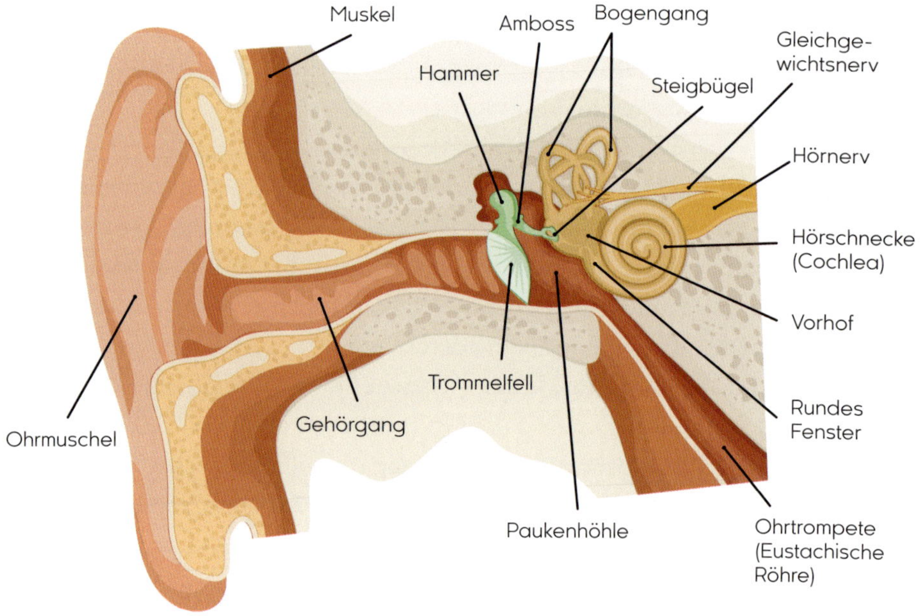

ans Gehirn weiterleiten. Das alles ist ziemlich komplex und deshalb auch ziemlich anfällig.

Mit den Jahren verlieren die Haarzellen in der Cochlea nach und nach ihre Empfindlichkeit. Besonders hohe Frequenzen sind zuerst betroffen – das ist der Grund, warum ältere Menschen Vogelgezwitscher schlechter hören und das hohe Piepsen mancher Elektrogeräte gar nicht. Die Elastizität des Trommelfells lässt nach, die winzigen Gelenke zwischen den Gehörknöchelchen werden schwergängig. **Das alles führt dazu, dass insgesamt weniger Schall in Nervensignale umgewandelt wird und außerdem weniger differenziert.**

Auch das **Richtungshören** wird schwieriger, weil beide Ohren weniger präzise und weniger synchron arbeiten. Wenn das Kind auf dem Spielplatz ruft und man sich in die falsche Richtung dreht, mag das witzig sein. Wenn man im Straßenverkehr nicht weiß, woher das Martinshorn kommt, kann es gefährlich werden. Schließlich spielt auch das Gehirn eine Rolle: Seine Fähigkeit, einzelne Stimmen aus einem Gewirr an Geräuschen herauszufiltern, nimmt ab. Weil Unterhaltungen in trubeliger Umgebung – Restaurant, Kaffeetisch, Weihnachtsmarkt – schwerer verständlich werden, ziehen sich manche lieber zurück. Was einsam macht. Und krank. Verrückt, weil von diesem Problem doch so viele betroffen sind!

Statistisch gesehen verdoppelt sich ab dem 20. Lebensjahr das Risiko für Hörverlust in jeder Lebensdekade. Mit 70 Jahren hören rund 30 Prozent der Männer und 20 Prozent der Frauen in Europa deutlich schlechter – definiert als ein Hörverlust von 30 Dezibel oder mehr. Mit 80 Jahren ist es bereits gut die Hälfte. Viele ältere Menschen können zwar den Klang der Sprache zwar noch laut genug hören, die Worte im Hirn aber nicht mehr richtig »auseinanderklamüsern«. Dieses Phänomen betrifft etwa jeden siebten der über 65-Jährigen.[67]

Für das Hirn heißt das: Es kommen weniger Gesprächsangebote an, weniger Informationen, weniger Wasserplätschern, weniger Espressogeblubber, weniger Vogelzwitschern. Das heißt: weniger Unterhaltungen, weniger Lebensfreude, mehr Gefühle der Einsamkeit. **Das ist der Grund, warum unbehandelter Hörverlust das Risiko *Depression* und sogar *Demenz* deutlich erhöht.**

Und das ist der Grund, warum Sie mal beim Akustiker vorbeischauen sollten. Ja, direkt beim Praktiker. Da bekommen Sie viel schneller einen Termin als beim Ohrenarzt, der kennt sich oft auch mit den Hörhilfen besser aus (die sich heute ganz schick über das Smartphone steuern und als Kopfhörer nutzen lassen …), und der hat bestimmt auch eine Lösung für den murmelnden Fernseher.

Sehen: Das Alter kann ins Auge gehen

Ja, man kann die Produktnamen im Supermarkt mit dem Smartphone fotografieren und sich die Bilder dann auf dem Bildschirm »groß ziehen«, um zu verstehen, ob dies nun die fettarme Milch ist oder Vanillesoße. Man kann sich aber auch eine Brille gönnen. Die meisten Menschen kommen nicht drum herum. Denn im Laufe der Jahre wird die Augenlinse weniger elastisch – sie kann sich nicht mehr so gut auf unterschiedliche Entfernungen einstellen. **Altersweitsichtigkeit beginnt meist ab Mitte 40 und betrifft irgendwann fast alle.** Auch das Farbsehen wird matter, Kontraste schwächer, und bei Dämmerung braucht es länger, bis sich die Augen umstellen. Was ist da los?

Das Auge ist ein kleines, präzises Wunderorgan. Ganz außen liegt die *Sklera*, das weiße Bindegewebe, das dem Auge seine Form gibt. Vorn geht sie in die glasklare Hornhaut über. Hier fällt das Licht ins Auge hinein. Wie viel Licht einfällt,

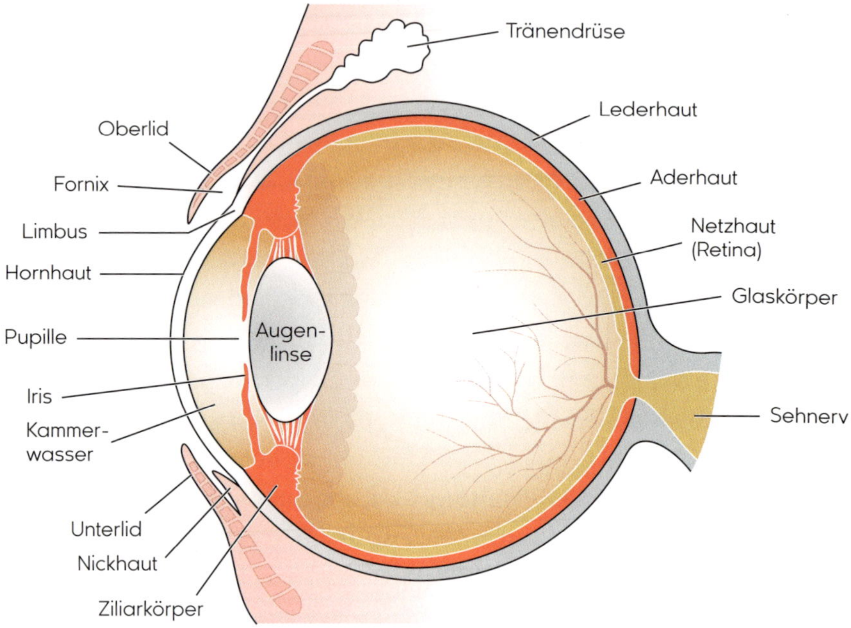

das reguliert die Pupille – wie eine Blende beim Fotoapparat. Umgeben ist sie von der farbigen *Iris*. Dahinter liegt die *Linse*, die das Licht bricht und den Baum, den wir vor uns stehen sehen, als Minibaum auf die Netzhaut projiziert – und zwar »scharf gestellt«, weil sie mithilfe von winzigen Muskelfasern ihre Form verändern kann. Auf der Netzhaut sitzen Millionen von lichtempfindlichen Zellen, die Licht in elektrische Impulse umwandeln. Diese Impulse werden dann weitergeschickt ins Gehirn.

Mit den Jahren wird das Auge ein bisschen lahm. Die Linse verliert an Elastizität und kann sich nicht mehr so gut »dicker machen«, um nahe Objekte scharf zu stellen. Später kann sich die Linse eintrüben – das ist der *Graue Star*. Man sieht wie durch Milchglas. Auch die Netzhaut altert: Linien erscheinen verzerrt, das Zentrum des Blickfelds verschwimmt. Gleichzeitig nimmt die Zahl der Nervenzellen in der Retina ab, die Durchblutung wird schwächer, und das Kammerwasser fließt schlechter ab – der Augeninnendruck steigt. So kann ein *Grüner Star* entstehen. Was bedeutet was genau?

- **Grauer Star (Katarakt):** Trübung der Linse, gut behandelbar durch Operation. Es wird eine künstliche Linse eingesetzt – und man kann wieder sehen.
- **Grüner Star (Glaukom):** zerstört langsam den Sehnerv, meist schmerzlos, aber irreversibel. Die Erkrankung kann mit Augentropfen, die den Innendruck des Auges senken, verlangsamt werden.
- **Makuladegeneration (AMD):** Vor allem die »feuchte Form« kann zur Erblindung führen, wenn sie unbehandelt bleibt. Denn hinter der Netzhaut können Gefäßwucherungen entstehen, die das Sehen stören.
- **Diabetische Retinopathie:** Diabetes schädigt Blutgefäße in der Netzhaut, das führt zu Blutungen und Narbenbildung und behindert das Sehen.
- **Netzhautablösungen:** eher selten, aber ein gefährlich medizinischer Notfall. Kommt vor allem bei starker Kurzsichtigkeit oder nach Operationen vor, außerdem bei Verletzungen, Entzündungen oder Tumoren. Eine Netzhautablösung sieht für Betroffene aus wie Lichtblitze oder viele herumschwirrende Mücken, es kann sich auch eine Art Schleier von der Seite ins Gesichtsfeld schieben, oder die Sehschärfe ist plötzlich stark gestört. Bei Verdacht auf Netzhautablösung sofort ins Krankenhaus fahren!

Wenn Hören *und* Sehen vergehen …

Wenn Sehen und Hören gleichzeitig nachlassen, spricht man von *dual sensory impairment*, kurz: DSI. Wer schlecht sieht *und* schlecht hört, ist doppelt abgeschnitten. Was das für den Alltag betroffener Menschen bedeutet, wurde jetzt von einem britisch-französischen Team europaweit genauer untersucht.[68] Fast 300 000 Menschen ab 15 Jahren, davon über 150 000 im Alter von 50 oder älter, wurden in 29 europäischen Ländern befragt. Dabei zeigte sich: Knapp 8 Prozent der Befragten über 50 berichten von gleichzeitig eingeschränktem Sehen und Hören. In der Altersgruppe 60+ waren es 9 Prozent der Männer und fast 11 Prozent der Frauen. Erschreckend: Wer mehr Geld hatte, war seltener betroffen. Fast 38 Prozent der Unterschiede ließen sich auf soziale und wirtschaftliche Faktoren zurückführen. **Wie gut jemand hört und sieht, hängt also nicht nur vom Alter ab – sondern davon, wie viel er oder sie verdient oder besitzt, wie er lebt und ob überhaupt jemand hinschaut.**

Warum das wichtig ist? Weil es darum geht, Demenz vorzubeugen. Denn wenn Sehen und Hören gleichzeitig schlechter werden, steigt das Risiko. Deutlich.

- In Dänemark zeigte eine Studie: Wer einen Hörverlust hatte, aber kein Hörgerät nutzte, hatte ein um 20 Prozent höheres Demenzrisiko. Mit Hörgerät war das Risiko nur leicht erhöht – um etwa 6 Prozent.[69]
- Eine französische Langzeitstudie mit über 7700 Menschen ab 65 fand: Wer schlecht sieht, hat ein bis zu doppelt so hohes Demenzrisiko.
- Besonders betroffen: Menschen mit schlechter Sicht und depressiven Symptomen – bei ihnen stieg das Risiko um rund 80 Prozent.[70]

Wenn also Sie selbst oder jemand in Ihrem Umfeld von doppelten Sinneseinschränkungen betroffen ist: Werden Sie aktiv, denn so verhindern Sie Demenz.

Schmecken und Riechen: Chemie plus Emotion

Ein schöner Geschmack kann trösten oder gute Laune machen, er kann Heimatgefühle oder den Horizont erweitern. Das alles fällt ein wenig flach, wenn der Geschmackssinn im Alter blasser wird. Warum das denn nun?

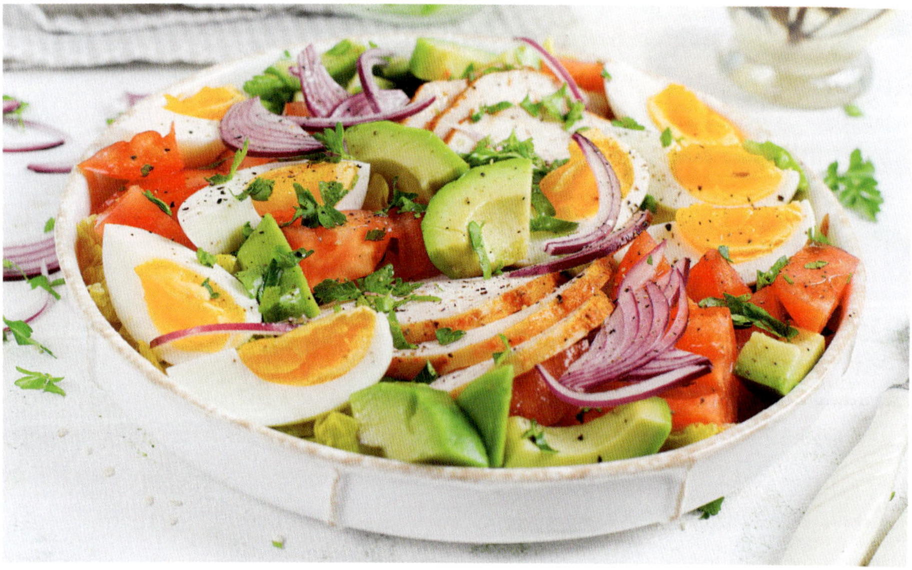

Kurzer Ausflug auf die Zunge: Hier sitzen Tausende von Geschmacksknospen – winzige Sensoren, die auf fünf Grundrichtungen spezialisiert sind: süß, salzig, sauer, bitter und umami (Fleischgeschmack). Sie reagieren auf Moleküle in der Nahrung und leiten ihre Eindrücke über Nervenbahnen ins Gehirn. Allerdings kommt ein großer Teil unserer Geschmackserlebnisse aus unserer Nase, die über Rachen und Nasenhöhle mit dem Mund verbunden ist. Deshalb schmeckt eine Karotte auch so fad, wenn die Nase verstopft ist.

Im Alter kann die Zahl der Geschmacksknospen kleiner werden – und auch die Zahl der Riechzellen nimmt ab. Vor allem verabschieden sich die Sensoren für feine Nuancen. Was bleibt, sind die Extreme: stark süß, sehr salzig. Deshalb essen ältere Menschen so gerne Kuchen. Dazu kommt: Die Schleimhäute werden trockener, die Speichelproduktion lässt nach, das macht den Transport der Geschmacksmoleküle zusätzlich schwerer. Wenn dann auch noch die Nase weniger gut arbeitet, schmeckt irgendwann jedes Essen fad, die Lust aufs Kochen verschwindet. Das ist ein Problem für die Gesundheit: Wer nur noch Vanillepudding und Apfelstreuselkuchen mag, dem fehlen eben viele Nährstoffe.

Es ist schwer zu unterscheiden, ob ein älterer Mensch unter einem »natürlichen« Rückgang der Geschmacksempfindung leidet oder ob eine ernst zu nehmende Krankheit dahintersteckt. Denn: Neurologische Störungen wie Parkinson oder Alzheimer gehen oft mit Geschmacksverlust einher. Auch Diabetes, Vitamin-B12-Mangel, Depressionen und bestimmte Medikamente wie Blutdrucksenker oder Chemotherapeutika führen dazu, »dass alles nach Pappe schmeckt« – wie es einer meiner Patienten einmal so anschaulich beschrieben hat. Wird das übersehen, droht ein Teufelskreis: weniger Geschmack – weniger Appetit – weniger Nährstoffe – noch mehr Schwäche. Deshalb lohnt es sich, Veränderungen ernst zu nehmen.

Fühlen: die Haut – ein Kommunikationsorgan

Ja, auch hier: Studien zeigen, dass die Fähigkeit, Berührungsreize zu spüren und zu unterscheiden, mit dem Alter nachlässt. Geschenkt. Spannender als der Abbau ist doch, was wichtig bleibt! Meine Erfahrung: Wenn Worte fehlen, kann ein Händedruck mehr sagen und tiefer wirken als ein Satz. All das hat etwas zu tun mit unserem Kuschelhormon: Oxytocin.

Oxytocin ist ein Hormon und Neurotransmitter, der im Hypothalamus gebildet und bei körperlicher Nähe ausgeschüttet wird – etwa beim Umarmen, Streicheln oder Händchenhalten. Es senkt den Stresspegel, fördert Vertrauen, Bindung und soziale Wärme. Deshalb nennt man es auch das »Kuschelhormon«. Auch wenn vielleicht weniger Nerven in der Haut aktiv sind: Die Bedeutung der Berührung als Zeichen von Nähe, Trost oder Verbundenheit bleibt bis ins hohe Alter erhalten. Also: Kuscheln nicht vergessen.

Auch Dinge können uns ein gutes Gefühl geben. Wenn wir mit den Händen etwas berühren oder barfuß über eine Wiese laufen, berührt all das auch uns. Wer regelmäßig barfuß geht, tanzt, Yoga macht oder in Garten, Werkstatt oder

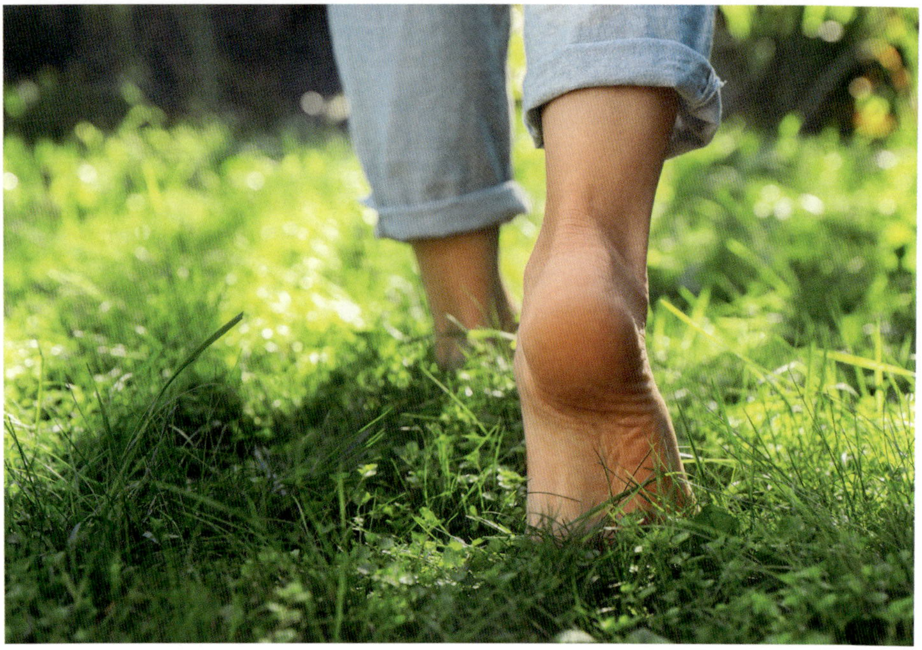

Küche bewusst hinfühlt, was er mit den Händen tut, hält eine Art innere Landkarte seines Körpers auf dem neuesten Stand. Und hält sich so auch geistig beweglich.

Wie wir altern, liegt (fast) nicht an den Genen. Es liegt am Leben.

Fast 500 000 Menschen, 45 000 Blutproben, 176 Risikofaktoren: Ein internationales Forschungsteam der Universitäten Oxford, Harvard, Amsterdam und Montpellier hat mit Daten der UK Biobank untersucht, was unser biologisches Altern beschleunigt – und was es bremst.[71] Die Ergebnisse sind brandaktuell (2025) und sehen überraschend anders aus als frühere Studienergebnisse. Spannend!

- Wenn es um unsere Gesundheit im Alter und unsere Lebenserwartung geht, liefern **unsere Gene** nur einen geringen zusätzlichen Erklärungsbeitrag über das hinaus, was wir über den Einfluss von Alter und Geschlecht schon wissen: **weniger als 2 Prozent!**
- Deutlich mehr tragen **Umweltfaktoren** bei – sie erklärten **17 Prozent** mehr Unterschiede in der Sterblichkeit, zusätzlich zu Alter und Geschlecht.
- Auch bei Alterskrankheiten wie COPD, Lebererkrankungen, Diabetes oder rheumatoider Arthritis hatten Umwelteinflüsse mehr Einfluss auf das Krankheitsrisiko als die Gene (konkret: bis zu 49 Prozent).
- Nur bei bestimmten Tumorerkrankungen wie Brustkrebs, Darmkrebs oder Prostatakrebs und bei Demenz zeigten die Gene einen stärkeren Einfluss auf das Krankheitsrisiko als die Umwelt (konkret: bis zu 26 Prozent).

Wie es uns im Alter geht, hängt also erheblich mehr vom eigenen Verhalten, von der Umwelt und der Soziallage ab als von unseren Genen.

23 Faktoren lassen sich beeinflussen. Theoretisch.

Um zu diesem Ergebnis zu kommen, hatte das Forschungsteam 176 Einflussgrößen getestet: von Schlafdauer über Einkommen, Kindheitsbedingungen, körperlicher Aktivität bis hin zu Wohnsituation und sozialer Einbindung. Aus diesen Daten filterte das Team schließlich 25 Faktoren heraus, die messbar mit vorzeitigem Tod, mit biologischer Alterung im Blut und mit häufigen Alterskrankheiten zusammenhängen. Jetzt kommt die Überraschung: 23 dieser Faktoren sind veränderbar, zumindest theoretisch.

Die Risikofaktoren: *Rauchen* stand wie erwartet ganz oben. Wer rauchte, hatte ein deutlich höheres Risiko, früher zu sterben – und zeigte zugleich ein beschleunigtes biologisches Altern im Blut. Aber das war nur einer von vielen Faktoren. Auffällig war der starke Einfluss sozialer Umstände. Menschen mit *niedrigem Einkommen*, benachteiligter *Wohnsituation*, *Arbeitslosigkeit* oder wenig *Bildung* hatten durchweg schlechtere Werte – sowohl beim Sterberisiko als auch bei den Alterungsmarkern. Auch der Lebensstil spielte eine Rolle: Wenig körperliche *Aktivität* und chronische *Müdigkeit* zeigten sich als beschleunigende Elemente im Alterungsprozess. Ebenso: wenn die Mutter während der Schwangerschaft rauchte. Dieser frühe Einfluss war auch Jahrzehnte später noch messbar.

Die Schutzfaktoren: Wer körperlich *aktiv* war – sei es im Beruf oder in der Freizeit –, in einer *Partnerschaft* lebte, *finanziell* abgesichert war und mindestens 15 Jahre *Bildung* hinter sich hatte, hatte ein messbar geringeres Risiko für früheren Tod und altersassoziierte Krankheiten.

Was politisch und auch individuell oft sehr unterschätzt wird: **Im Durchschnitt war jeder der 25 Faktoren mit 15 von 25 untersuchten Alterskrankheiten assoziiert.** Ein paar Beispiele aus der Studie:

- **Rauchen** war mit 21 der 25 untersuchten Krankheiten verbunden – darunter Lungenkrebs, COPD (chronisch obstruktive Lungenerkrankung), Leberkrebs, Herzkrankheiten, Diabetes und Demenz.
- **Armut** ist tendenziell verbunden mit schlechterer Ernährung und mehr Stress am Wohnort und im Job. Sie war mit 19 Alterskrankheiten assoziiert: Diabetes, Demenz, chronische Lebererkrankung – alles dabei.
- **Tägliche Erschöpfung** – also das Gefühl, oft oder dauerhaft müde zu sein – war mit 19 Erkrankungen assoziiert, unter anderem Rheuma, Demenz, Herzerkrankung.
- **Kindheitsspuren** wie Körpergewicht und Körpergröße mit zehn Jahren und ob die Mutter während der Schwangerschaft geraucht hat, begünstigen Osteoporose, Lebererkrankungen, COPD und Lungenkrebs.
- **Bewegung,** gemessen über Freizeitaktivität oder Fitnessstudiobesuche, hatte schützende Effekte, die sich vor allem positiv auswirkten auf Stoffwechsel, Organgesundheit und mentale Fitness im Alter.

- **Einsamkeit** war mit acht chronischen Erkrankungen assoziiert – darunter Demenz und Herzkrankheiten.

Nun wollen Sie natürlich wissen, welche der untersuchten Faktoren *nicht* veränderbar waren. Diese beiden: Ethnie und Körpergröße. Die meisten anderen Faktoren wie Arbeit und Einkommen, Bildung und Bewegung, Schlaf, Rauchverhalten und soziale Anbindung sind theoretisch beeinflussbar. Praktisch aber nicht immer vom einzelnen Menschen. Warum? Ob mein Lebensstil gesund ist oder nicht, hängt *auch* an **strukturellen Bedingungen: Schule, Arbeit, Wohnen, Einkommen.** Wie gesund und natürlich Menschen alt werden können, ist zu einem erheblichen Teil eben auch eine Frage der Politik.

Mein Plädoyer: vorsorgen, vorsorgen, vorsorgen!

Jetzt wird es ein bisschen ungemütlich, doch an diesen Zahlen kommen wir nicht vorbei: In Deutschland sterben jedes Jahr 124 000 Menschen wegen fehlender Gesundheitsprävention. Das sind im EU-Vergleich mehr als in Dänemark, Schweden, Norwegen und den Niederlanden. Es sind auch mehr als in Frankreich, Italien, Irland, Portugal und Spanien.[72] Dabei ist Deutschland die **drittgrößte Volkswirtschaft der Welt** in Bezug auf das Bruttoinlandsprodukt. Und wir haben ein Gesundheitssystem, von dem Menschen in den USA nur träumen können.

So konnten die gesetzlichen Krankenkassen im Jahr 2023 pro Versicherten 4126 Euro ausgeben – gemeint sind die Kosten für die Behandlung von Krankheiten. Für Prävention, so wie es das Sozialgesetzbuch verlangt, haben sie 8,49 Euro investiert. Pro Person. Pro Jahr! Also im Vergleich 2 Promille oder 0,2 Prozent.[73] Und wir wundern uns, dass Prävention nicht ankommt? Sie findet fast gar nicht statt! Ich finde, das ist, pardon, eine Sauerei.

Deshalb mein Plädoyer: vorsorgen. Nicht im Sinne von »Kampagnen fahren«, »mehr drüber reden« oder »jetzt auch mit künstlicher Intelligenz«. Schön und gut, das bringt vielleicht Schlagzeilen, verändert aber nichts. Es geht ums pragmatische Tun! Machen! Regelmäßige medizinische Untersuchungen. Regelmäßige Gymnastik. Regelmäßige Kochkurse. Auch Seelsorge – warum eigentlich nicht, in gut erreichbaren Präventionszentren, die das alles bündeln?

Krankheiten zu verhindern, ist immer günstiger, erfolgreicher und gesünder, als sie erst ausbrechen zu lassen und dann mit großem Aufwand zu behandeln. Das ist keine neue Idee: Im alten China, so wird erzählt, wurden Ärztinnen und Ärzte nur bezahlt, wenn ihre Patientinnen gesund blieben. Wurden sie krank, erhielten sie nichts. Heute würden wir diese Haltung »nachhaltig« nennen. Und genau dahin müssen wir wieder zurück – oder besser: Da müssen wir endlich hin. Vorsorge auf Augenhöhe muss ins Zentrum rücken. In der Politik. In der Arztpraxis. Und in den Alltag jedes Einzelnen. Zum Glück können Sie selbst ganz viel tun:

Krankheiten früh erkennen und behandeln

Wer geht schon gerne zum Arzt, wenn »nichts ist«? Tun Sie's trotzdem. Regelmäßige medizinische Check-ups helfen, Risikofaktoren in den Griff zu bekommen, mögliche Krankheiten früh zu entdecken und gleich das Richtige dagegen zu tun. So können Sie auch im hohen Alter selbstständig und wohlbefindlich leben. Und das wollen Sie doch! Hier die wichtigsten Check-ups ab etwa 50 Jahren:

Herz-Kreislauf-System

- **Blutdruckkontrolle:** mindestens einmal pro Jahr, bei Hochdruck auch häufiger.
- **Blutfette** (Cholesterin, LDL/HDL, Triglyzeride): alle ein bis drei Jahre.
- **Blutzucker** (Nüchtern-Glukose oder HbA1c): jährlich, zur Früherkennung von Typ-2-Diabetes.
- **EKG / Belastungs-EKG:** bei Risikofaktoren oder Symptomen.

Nerven und Psyche

- **Demenz-Screening** (z. B. Mini-Mental-Test): ab 65 Jahren bei Verdacht oder familiärer Vorbelastung.
- **Depressionsscreening:** bei Stimmungsschwankungen oder Antriebslosigkeit.
- **Schlafqualität:** Evaluation bei Ein- oder Durchschlafstörungen.
- **Knochendichtemessung** (DXA): ab 65 Jahren. Frauen mit Osteoporose-Risiko sollten noch früher nachmessen lassen.
- **Sturzrisiko-Beratung:** bei Mobilitätsproblemen.

Krebsvorsorge

- **Darmspiegelung** (Koloskopie): ab 50 (Männer) bzw. 55 (Frauen) alle zehn Jahre.
- **Hautkrebs-Screening:** alle zwei Jahre ab Alter 35
- **Prostatauntersuchung** (Männer): Tastuntersuchung ab 45 Jahren. Bei erhöhtem Risiko PSA-Wert im Blut bestimmen lassen. Prostatakrebs ist häufig und lässt sich gut behandeln.
- **Brustkrebs-Screening** (Frauen): Mammografie alle 2 Jahre ab 50.
- **Gebärmutterhalskrebs-Screening:** Pap-Test und HPV-Test je nach Alter und Befundlage.

Laborkontrollen

- **Mikronährstoff-Analyse** (umfassende Blutwerte): Ein oft unterschätzter, aber wichtiger Lifehack – gerade in Zeiten von Fastfood, bei Stress und unausgewogener Ernährung. Die Analyse hilft dabei, Mangelzustände frühzeitig zu erkennen und mögliche Ursachen für Immunschwäche, Erschöpfung oder gravierende Verdauungsprobleme wie Reizdarm zu finden und gezielt anzugehen.
- Auch **Stuhl- und Urinanalysen** sind sinnvoll.
- Bei unklaren Beschwerden oft hilfreich: Tests auf Intoleranzen, Allergien, Unverträglichkeiten (z. B. Laktose, Fruktose).
- ... allerdings werden viele dieser Leistungen nicht von den gesetzlichen Krankenkassen übernommen. Auch nicht die dringend notwendigen PCR-Analysen, um spezifische Viren oder Bakterieninfektionen zu unterscheiden. Z. B. bei Erkältungen, um Antibiotikagaben zu reduzieren.

Sinnesfunktionen

- **Augenuntersuchung:** alle ein bis zwei Jahre, bei Star-Erkrankungen oder Makuladegeneration auch häufiger.
- **Hörtest:** ab 60 alle zwei Jahre.

Zahn-, Mund- und Schluckgesundheit

- **Zahnärztliche Kontrolle:** zweimal pro Jahr.
- **Screening auf Schluckstörungen:** vor allem ab 70 und bei neurologischen Vorerkrankungen.

Impfstatus

- **Grippeimpfung:** jährlich.
- **Pneumokokken:** ab 60 (einmalig, ggf. Auffrischung nach 6 Jahren).
- **COVID-19:** in Absprache mit dem Hausarzt oder Ärztin des Vertrauens.
- **Tetanus/Diphtherie/Keuchhusten:** alle zehn Jahre.
- **Herpes Zoster:** ab 60. Schützt Studien zufolge auch gegen Demenz.

Gute Vorsorge – weniger Krebs

Was viele nicht wissen: Krebs ist auch eine Alterserscheinung. Warum? Ganz einfach: Im Laufe unseres Lebens teilen sich unsere Zellen, sie machen Fehler, reparieren sich – und manchmal eben auch nicht. Über Jahre und Jahrzehnte sammeln sich so kleine Schäden im Erbgut an. Gleichzeitig steigen die Entzündungswerte und das Immunsystem wird schwächer. Irgendwann reicht eine winzige Mutation, damit sich eine Zelle verselbstständigt und beschließt: Ich mach jetzt mein eigenes Ding. Sie stellt den Stoffwechsel um. Sie wächst und wächst und wächst, leider auf Kosten des übrigen Körpers. Sir Paul Nurse, Nobelpreisträger, beschreibt es so: »**Krebs ist nicht eine Krankheit, sondern viele.**«[74] Jede Krebsart ist ein Biotop mit unterschiedlichen Mutationen und unterschiedlichen Zelltypen. Deshalb ist Krebs so schwer zu behandeln.

Statistisch ist die Sache eindeutig: Über 60 Jahren liegt das Risiko, in den nächsten fünf Jahren an einer der zehn häufigsten Krebsarten zu erkranken, bei über 20 Prozent. Mehr als die Hälfte aller Neuerkrankungen betrifft Menschen über 65.[75] Bestimmte Krebsarten treten im Alter besonders häufig auf:

- **Prostatakrebs** wächst meist langsam, aber er ist der häufigste Krebs bei Männern über 70. Auch hier: regelmäßig zur Vorsorge gehen!
- **Brustkrebs:** Frauen über 65 machen mehr als 40 Prozent aller Brustkrebsdiagnosen aus. Vorsorgeuntersuchungen (Tasten, Mammografie, Ultraschall) sind also auch in höherem Alter sinnvoll. Hingehen!
- **Darmkrebs** ist eine der häufigsten Krebsarten bei Älteren, vor allem bei Männern ab 70. Bitte also regelmäßig zur Vorsorge gehen!

- **Lungenkrebs** zählt bei Frauen zur dritthäufigsten Krebsart – nach Brust- und Darmkrebs. Bei Männern liegt er sogar auf Platz zwei, direkt hinter dem Prostatakrebs. Das durchschnittliche Erkrankungsalter liegt bei 69 Jahren für Frauen und 70 Jahren für Männer.[76] Wer in einer armen Gegend mit schlechterer Luft lebt, hat ein erheblich höheres Risiko, an Lungenkrebs zu erkranken: Männer plus 82 Prozent, Frauen plus 88 Prozent.[77]
- **Bauchspeicheldrüsenkrebs (Pankreaskrebs)** könnte bis 2050 zur häufigsten Krebstodesursache werden. Mit dem Rauchen aufhören und abnehmen senkt das Risiko um die Hälfte (!). Pankreaskrebs merkt man selbst nicht unbedingt, Warnzeichen können aber sein: Bauch- und Rückenschmerzen, Gewichtsverlust, Blähungen, dunkler Urin, heller Stuhl, Gelbfärbung von Haut und Augen, neu auftretender Diabetes, Schwäche. Wird der Krebs im Frühstadium entdeckt, liegt die Fünfjahres-Überlebensrate bei rund 80 Prozent.[78] Im Zweifel: ärztlich abklären lassen!

Die Wahrscheinlichkeit für Krebs steigt mit dem Alter. Na und? Wer gut vorsorgt, regelmäßig zur Kontrolle geht und auf sich achtet, hat bis ins hohe Alter gute Karten.

Natürlich altern gibt's nicht als App. Aber ein paar Apps und Gadgets können ganz schön was!

Wer gesund alt werden will, braucht Bewegung, frisches Essen, heilsamen Schlaf und Gespräche, die guttun. Und manchmal auch eine App. Aber bitte Vorsicht: mit einem Coach/Hausarzt des Vertrauens abstimmen, was sinnvoll ist.

- **Schlafringe** wie »Oura« messen Puls, Körpertemperatur und wie lange wir schlafen. Bei der Einschlafzeit ziemlich präzise, bei Tiefschlaf werden manche Ringe ungenau. Aber: Wer nur noch auf seine Schlafwerte schaut (statt entspannt in sich reinzuhorchen), der schläft am Ende schlechter. Weil er schlafen *will.* Und damit fangen Schlafprobleme an.
- **Schnarch-Apps** wie SnoreLab: Großartig, wenn man den Verdacht hat, da stimmt was nicht. Ich nutze die App selbst. Sie hilft mir, die Schlafmaske richtig einzustellen, und liefert meinem Arzt solide Daten. Eine gute Ergänzung! Auch telemedizinisch. Aber die App ersetzt die schlafmedizinische Betreuung nicht, die gerade bei Apnoe überlebenswichtig ist.

- **Fitnessarmbänder** liefern Herzfrequenz, Erholung, Belastung. WHOOP zum Beispiel misst im Ruhezustand fast wie ein EKG – bei Bewegung wird die Messung allerdings ungenauer. Heißt in der Praxis: Wer Krafttraining an den Armbandkurven orientiert, trainiert möglicherweise am eigenen Körper vorbei.
- **Glukosesensoren:** Ursprünglich waren sie gedacht für Diabetiker. Jetzt sind sie auch bei Gesunden beliebt. Die Idee: besser essen durch permanente Messung des Blutzuckers. Klingt ja gut. Aber: Es gibt keinen universellen Idealwert! Bei jedem bewegt sich die Blutzuckerkurve anders, und nicht alles, was sich mal hoch und runter bewegt, ist pathologisch. Also: Ja, man kann sich das anschauen, ist ganz interessant, kann möglicherweise auch Diabetes früh entdecken. Aber wenn man gesund ist: den Blutzucker bitte nicht überinterpretieren oder gar zum Lebensinhalt machen!
- **Fasten-Apps** strukturieren das Intervallfasten. Für viele motivierend. Die Forschung sagt: kann helfen, besonders bei Insulinresistenz. Aber: bitte große Vorsicht bei Untergewicht, Schilddrüsenproblemen, Essstörung oder im hohen Alter – da unbedingt medizinisch abklären lassen! Die App fragt nicht nach der persönlichen Vorgeschichte, der Arzt schon.
- **Hirn-Apps** fürs tägliche Denk-Yoga: verbessern manchmal Reaktionszeit oder Arbeitsgedächtnis – aber nur im Spiel und leider nicht übertragbar auf den Alltag. Wer Spaß daran hat: gerne. Wunder passieren aber eher nicht.
- **Epigenetische Tests,** die das »biologische Alter« zeigen? Spannend. Sie messen, wie aktiv bestimmte Gene sind – und geben eine Art Zell-Zeitstempel. Aber: Was das nun praktisch heißt, bleibt oft unklar.
- **Supplement-Apps & Heimbluttests** versprechen individuelle Ernährungstipps. Aber: Viele Werte schwanken, Empfehlungen sind nicht immer evidenzbasiert. Und die Heimbluttests sind zum Teil recht ungenau. Wer hier allein unterwegs ist und sich auf seine Messdaten verlässt, greift möglicherweise zu den falschen oder zu einem Übermaß an Nahrungsergänzungsmitteln. Beides kann gefährlich werden. Wenn Sie sich mit Ihren Blutwerten im Detail auseinandersetzen wollen, dann am besten zusammen mit einer Ärztin oder einem Arzt, der sich auf dieses Thema spezialisiert hat (z. B. bei Sportärzten fragen).
- **Kältekammern, Höhentraining oder Infusionen mit Vitaminen und Wirkstoffen wie NAD+** stammen aus dem Leistungssport – und sollten unter vertrauensvoller kontinuierlicher ärztlicher Begleitung genutzt werden. Das alles greift tief in den Stoffwechsel ein. Das alles kann auch den Körper sehr belas-

ten. Und gerade wenn Substanzen direkt in die Vene gegeben werden, braucht es eine klare Indikation und sehr viel ärztliche Erfahrung. Ungefährlich ist das alles jedenfalls nicht.

Was mir wirklich am Herzen liegt, ist dies: **Gesund altern heißt nicht, dass man alles, was im Körper passiert, tracken muss. Es heißt zu verstehen, was wirklich wichtig ist. Und wem man vertrauen kann.** Blind der neuesten App? Dem erfolgreichsten Influencer? Oder doch der Hausärztin, die einen seit zwanzig Jahren kennt?

Ja, ich weiß, es ist nicht einfach. Wir leben in einer Zeit, in der viele Menschen mit zu viel Stress, zu wenig Bewegung, suboptimaler Ernährung, mit Übergewicht und einem überforderten Immunsystem zu kämpfen haben – und deshalb »schlecht altern«. Vor diesem Hintergrund können Ideen aus der Longevity-Szene, Apps und Co. hilfreich sein – präventiv oder therapeutisch. Aber: Kein Mensch sollte sich allein durch diesen Angebotsdschungel kämpfen. Wer ernsthaft etwas für seine Gesundheit tun will, braucht jemanden an der Seite, der mitdenkt. Eine Co-Pilotin oder einen Co-Piloten vom Fach. Wirklich vom Fach, aus der Medizin, nicht nur mit irgendeinem Wochenend-Zertifikat.

Denn: Bei aller digitaler Selbstvermessung lauert die Gefahr, das Maß zu verlieren. Mein Eindruck ist, dass gerade in Zeiten von Dr. Google und Dr. KI-Bot, von Biohacking-Podcasts und Gesundheits-Influencern die Zahl derer wächst, die entweder ständig zum Arzt rennen (aus Angst) – oder gar nicht mehr hingehen (weil sie meinen, schon alles zu wissen). Beides ist problematisch. Orientierung ist gefragt! Ein Zurück zu einer vernünftigen, einer menschlichen Medizin. Denn wir alle tragen Verantwortung – für unsere eigene Gesundheit, aber auch für die Gesundheit unserer Kinder.

Der Arzt als Lebensbegleiter

Wenn es ein unterschätztes Heilmittel gibt, das nichts kostet und viel bewirkt, dann ist es: **Kontinuität.** Gerade bei älteren Menschen zeigt sich, was eine kontinuierliche ärztliche Betreuung leisten kann. Das muss nicht immer hauptsächlich der Hausarzt sein, bei manch einer Patientin ist es auch die Frauenärztin, bei manch einem Patienten der Kardiologe.

Im Idealfall werden der Mensch vor und der Mensch hinter dem Arztschreibtisch gemeinsam älter. Man kennt einander. Vertraut sich.

»Wie geht's zu Hause?«

»Ja, muss ja.«

»Melden Sie sich, wenn was ist.«

Es macht einen Unterschied, ob die Ärztin oder der Arzt mit einem fröhlichen »Hallo, Herr Schmidt, schön Sie zu sehen!« um die Ecke kommt oder ob er sich hinter seinem Rechner verschanzt und keine Ahnung hat, ob Herr Schmidt nun »das Knie« oder »der Blutdruck« ist. Es macht einen Unterschied für den Heilungserfolg.

Ja, tatsächlich. Das hat ein Forschungsteam der Universität Lyon bewiesen. Das Team analysierte Studien (von 1964 bis 2004) zum Thema Arzt-Patienten-Beziehung.[79] Ihre Frage: Gibt es den *Doktoreffekt*? Also: Macht nicht nur der Hustensaft den Patienten gesund, sondern auch der gute Draht zu seinem Arzt?

Die Antwort ist ganz klar: ja! **Ärztinnen und Ärzte, die empathisch sind, also mitfühlen können, die gut zuhören, Dinge verständlich erklären, ermutigen und helfen, wirken selbst wie ein Medikament.** Patienten vertrauen ihnen mehr, sie verstehen ihre Krankheit besser, nehmen Medikamente regelmäßiger ein und sind motiviert, besser auf ihre Gesundheit zu achten. Daraus folgt: Die medizinische Ausbildung sollte zwischenmenschliche Fähigkeiten also genauso ernst nehmen wie Laborwerte oder Diagnosekriterien.

Bitte genau das im Hinterkopf behalten, wenn wieder die Rede ist von künstlicher Intelligenz, die die Medizin revolutionieren wird. Klar, hat sie schon längst, und das ist gut so. Aber: Ohne natürliche Empathie in der Arztpraxis hilft das den Menschen nicht, die natürlich und gesund alt werden möchten. Das beweisen noch mehr Daten:

- Wer als über 65-Jähriger nach einem Unfall mit nachfolgendem Klinikaufenthalt zeitnah bei der *eigenen* Hausärztin war, hatte eine **15 Prozent bessere Chance, wieder auf die Beine zu kommen.** Weniger Todesfälle, weniger Einzüge ins Pflegeheim – bei über 93 000 Patientinnen und Patienten in Kanada untersucht.[80]
- Eine weitere kanadische Studie zeigt: Je kontinuierlicher die hausärztliche Begleitung durch die *immer gleiche Person*, **desto seltener landeten ältere Menschen in der Notaufnahme oder im Krankenhaus.**[81]

Und dann gibt es noch etwas, das mir aufgefallen ist: In einer qualitativen Studie haben Männer zwischen 55 und 95 Jahren beschrieben, dass sie nicht einfach versorgt werden wollen. Nicht nur »den Arzt machen lassen« wollen. Sie wollen ein respektvolles Gespräch auf Augenhöhe, bei dem gemeinsam entschieden wird. Als Team!

Das funktioniert natürlich nur, wenn der Arzt oder die Ärztin verständlich redet und alles tut, damit Vertrauen wachsen kann.[82] Und wenn da eben keine KI sitzt, sondern ein Mensch. Mensch! Warum ist das so schwer zu verstehen ... Ich sage: Menschen brauchen Ärztinnen und Ärzte, die sie auf ihrem Weg begleiten. Langfristig. Menschen brauchen Ärztinnen und Ärzte, sie nicht jedes Mal bei null anfangen, sondern neue, altersbedingte Baustellen gleich richtig einordnen.

Es geht darum, Ältere als Menschen zu sehen, die zur Behandlung kommen. Und nicht als Krankheit, die man bekämpfen muss.

Ich weiß, es ist heute nicht immer leicht, überhaupt eine Arztpraxis zu finden, einen zeitnahen Termin zu bekommen – und dann auch noch genug Minuten, um wirklich miteinander sprechen zu können. Dabei sollte man wissen: Dass die Terminvergabe so schwierig ist und die Sprechstunde oft auf eine Art »Zwei-Minuten-Medizin« zusammenschrumpft, liegt nicht (jedenfalls nicht nur) daran, dass die Ärztinnen und Ärzte nicht wollen. Es ist ein politisches und strukturelles Problem.

Versuchen Sie trotzdem, frühzeitig ein gutes Verhältnis zu ein oder zwei Ärztinnen bzw. Ärzten aufzubauen. Denn ob Ihr Kardiologe Sie nach Feierabend zu Hause anruft und sagt: »Ich habe mir Ihre Werte angesehen – fahren Sie besser gleich in die Notaufnahme«, oder ob dieser Anruf eben nicht kommt, kann über Tod oder Leben entscheiden.

Und das wollen wir doch alle: gut und wohlbefindlich leben – in jedem Alter.

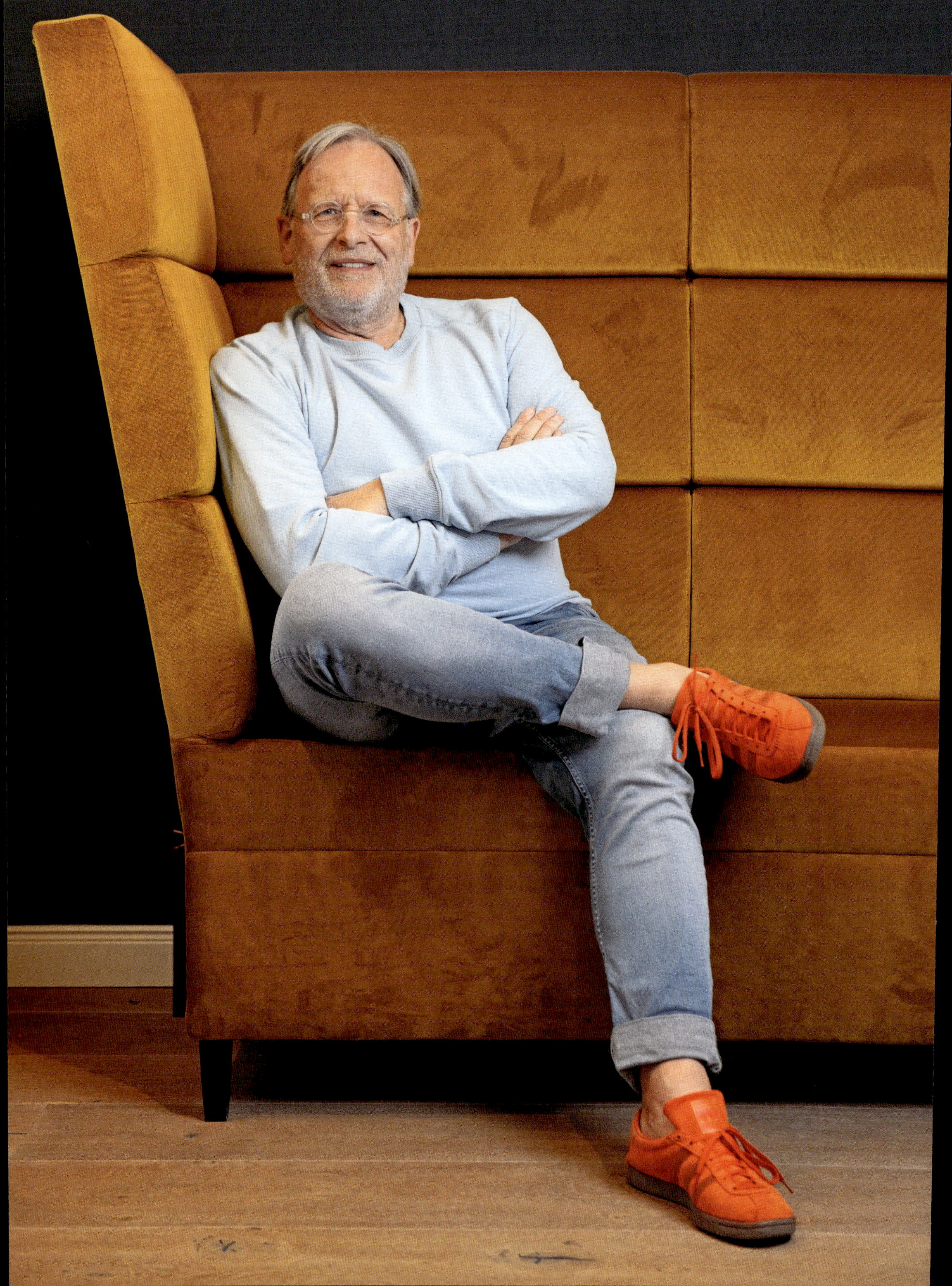

TEIL III

Gesund? Natürlich! Die Formel für ein fittes Alter

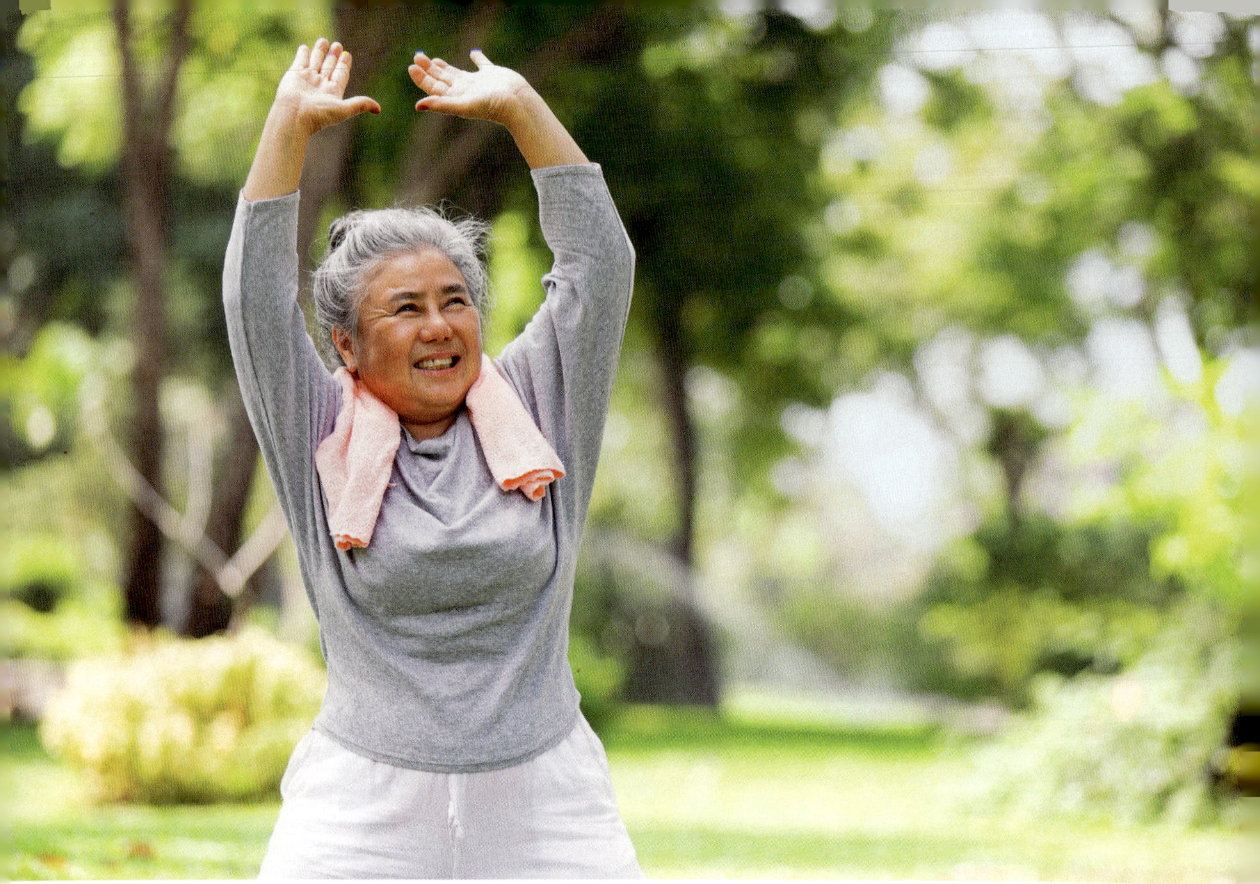

Turne bis zur Urne! Bewegung ist der erste Schlüssel zur Langlebigkeit

Geben wir unseren Zellen nicht die Möglichkeit, jeden Tag jede Menge Energie zu verbrennen, ist in unserem Blutkreislauf zu viel Zucker unterwegs. Passiert das über Jahre oder Jahrzehnte, dann begünstigt das typische Alterskrankheiten wie Diabetes, aber auch Demenz.

Dazu kommt: Muskeln sind dafür gemacht, aktiv zu sein. Nutzen wir sie nicht, dann verabschieden sie sich schnell. Es reichen nur wenige Tage Inaktivität – etwa durch Bettruhe bei Krankheit oder zu viel Netflix –, und wir haben sichtbar weniger Bizeps und Beinmuskeln. Und dann? Geht es weiter bergab: Der Grundumsatz sinkt. Denn weniger Muskelmasse heißt, dass der Körper kontinuierlich weniger Kalorien verbrennt. Das wiederum begünstigt Übergewicht, Diabetes und das metabolische Syndrom: die gefährliche Kombination aus Bauchfett, Bluthochdruck, erhöhtem Blutzucker und gestörten Blutfettwerten. Glauben Sie mir:

Diese vier Störungen wollen Sie nicht haben, weil sie das Risiko hochtreiben für Herzinfarkt und Schlaganfall.

Und es geht noch weiter: Wenn Ihre Muskeln zu wenig zu tun haben, steigen entzündliche Marker wie Interleukin-6 und C-reaktives Protein und es kommt zu einer unterschwelligen, chronischen Entzündung, die Sie im Alltag kaum bemerkten. Diese Entzündungen fördern den weiteren Muskelabbau (Sarkopenie), begünstigen Insulinresistenz und damit auch Typ-2-Diabetes, und manchmal haben Sie dann auch einen dicken Fuß, eine geschwollene Wange oder ein rotes Ohr. Plötzlich Entzündung! Bitte in die Praxis gehen und abklären!

Besonders wichtig: Wenn Sie krank sind, wirken Muskeln wie ein Schutzschild. Denn sie speichern die Aminosäuren, die der Körper im Ernstfall benötigt: bei Infektionen oder Verletzungen. Ihr Fettgewebe hat zwar viel Energie auf Lager, aber kein Material für Ihr Immunsystem. Im Gegenteil: Es treibt noch selbst aktiv die Entzündungswerte hoch. Das alles mag für Sie logisch und lapidar klingen, es ist aber noch gar nicht so lang bekannt. Die American Heart Association erkennt Bewegungsmangel tatsächlich erst seit 1992 als einen Hauptrisikofaktor für Herzkrankheiten an.[83]

So. Eigentlich wollte ich Ihnen in diesen einleitenden Zeilen Lust machen auf Bewegung. Dazu komme ich gleich, versprochen. Hier ein kleiner Vorgeschmack:

Fit statt fragil!

Älter werden wir alle, aber wie wir älter werden, das haben wir mit Bewegung ziemlich gut selbst in der Hand.

- Bewegung ist **Balsam für die Seele!** Sie bringt gute Laune, besseren Schlaf und weniger Grübeln.
- Körperliche Aktivität **hält das Herz bei Laune** und hält uns typische Alterskrankheiten wie Diabetes, Demenz und Krebs vom Leib.
- Wer sich regelmäßig bewegt, **denkt klarer und vergisst weniger.**
- **Knochen und Muskeln** bleiben biologisch jünger, und das Gewicht bleibt im Rahmen.
- Wer aktiv bleibt, steht viel fester im Leben und **kann mehr wagen.**
- Wer sich bewegt, **fühlt sich viel lebendiger!** Jeden Tag!

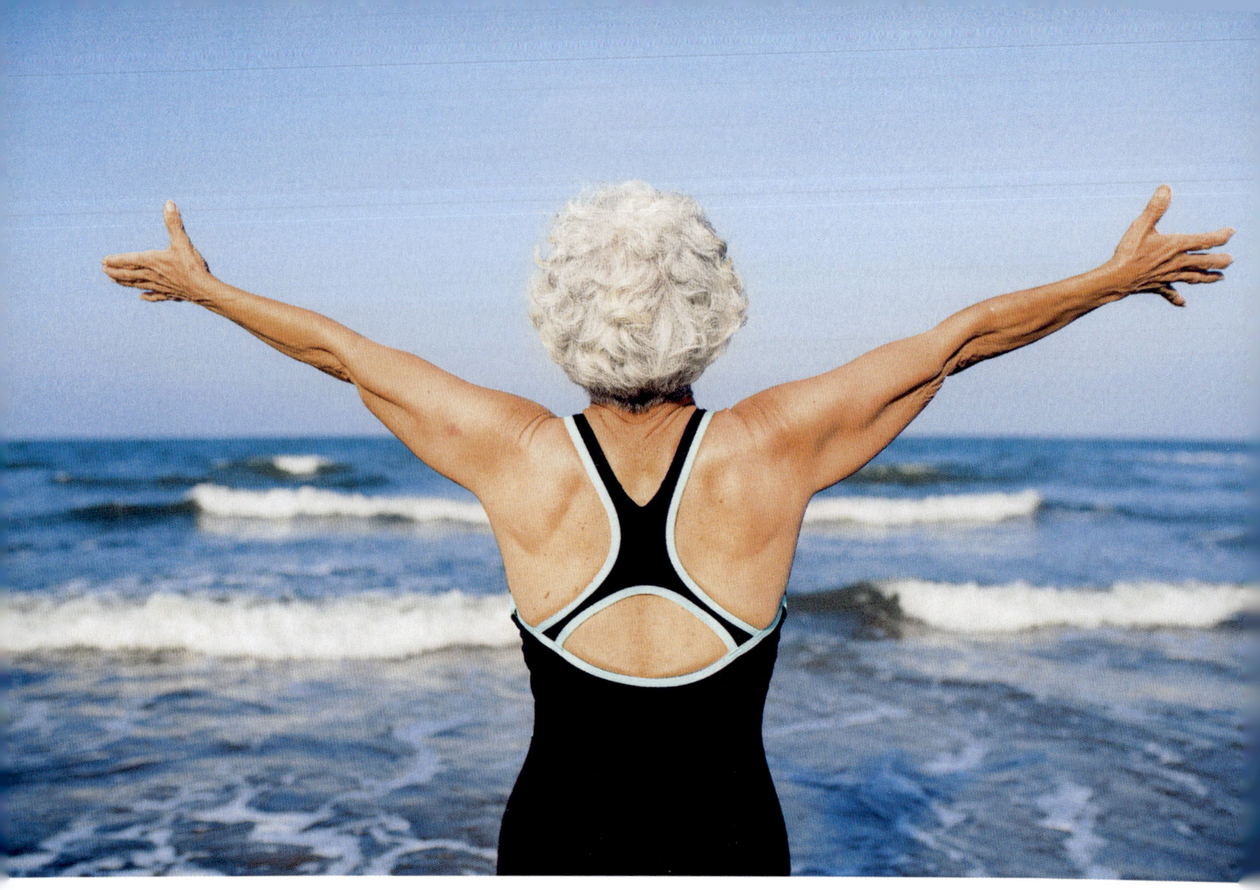

Schwimmen: Wasser macht Glücksgefühle!

Wir kommen aus dem Wasser. Jede Form von Leben hat dort begonnen – und auch im Mutterleib schwimmen wir, bevor wir geboren werden. Wir sind Wasserwesen! Ich spüre das, wenn ich im Meer schwimme. Nach ein paar Minuten löst sich mein Denken auf, ich werde eins mit dem Wasser. Vielleicht deshalb war es mir wichtig, dass auch meine Kinder früh ins Wasser kamen. Mit drei Monaten waren sie schon im Schwimmbad, paddelten fröhlich mit ihren Schwimmhilfen durchs Becken und juchzten vor Freude.

Ich selbst habe früh gelernt, kaltes Wasser zu lieben. Mein Vater hat mir gezeigt, wie man unter Wasser die Augen offen hält, wie man ein paar Züge schafft, bevor man wirklich schwimmen kann. Später hat er mich regelmäßig mitgenommen – mit zitternden Knien stand ich am Beckenrand, bin dann lieber gleich über die Rutsche ins eiskalte Wasser geflutscht. Dann, plötzlich: Glücksgefühle. Das hat sich eingebrannt.

Mein Vater wollte, dass ich in den Schwimmverein gehe: Blau-Weiß Bochum, Leistungssport, Medaillen gewinnen, dieses Ziel hatte er für mich vorgesehen. Ich habe mich gewehrt gegen das monotone Bahnenziehen in dem eiskalten Wasser. Brrr! Das war nicht mein Ding. Ich bin kein Vereinsschwimmer geworden. Aber ein begeisterter Schwimmer bin ich geblieben, bis heute. Ich fühle mich dann eins mit dem Wasser. Die Zeit bleibt stehen. Immer wieder, besonders im Meer.

Jung bleiben? Ab ins Wasser!

Regelmäßiges Schwimmen trainiert Herz und Hirn, hebt die Stimmung und kann sogar altersbedingten Beschwerden vorbeugen. Also nichts wie rein ins Wasser!

- **Herzgesundheit:** Schon acht Wochen Schwimmtraining verbessern nachweislich die Funktion großer und kleiner Blutgefäße und senken das Risiko für Herz-Kreislauf-Erkrankungen bei Menschen über 55 Jahren.[84]
- **Hirngesundheit:** Ältere Schwimmer schneiden bei Aufgaben zu Aufmerksamkeit, Arbeitsgedächtnis und geistiger Flexibilität deutlich besser ab als Gleichaltrige, die sich nicht regelmäßig bewegen.[85]
- **Gewicht und Stoffwechsel:** Schwimmen senkt den Blutdruck, verbessert die Insulinsensitivität und hilft so beim langfristigen Gewichtsmanagement.
- **Depression und Stimmung:** Regelmäßiges Schwimmtraining nimmt Ärger und Müdigkeit, und es bringt mehr Energie und Lebensfreude.
- **Rückenschmerzen:** Das gelenkschonende Training im Wasser stabilisiert die Rückenmuskulatur und den Rumpf, lindert Schmerzen und verbessert die Haltung. Dies gilt für Menschen jeden Alters.

Schwimmen hält das Hirn fit

Haben ältere Menschen, die regelmäßig schwimmen, tatsächlich Vorteile für ihre geistige Fitness? Oder planschen sie einfach nur nett durchs Wasser? Das wollte ein Forschungsteam um Amira Abou-Dest an der französischen Universität von Poitiers genauer wissen.[86] Das Team rekrutierte drei Gruppen: Menschen von 65 bis 80 Jahren, die keinen Sport treiben, als zweite Gruppe ebenso ältere Menschen, die regelmäßig schwimmen, und als Vergleichsgruppe junge Erwachsene (16 bis 30 Jahre). Alle mussten ran an Denksportaufgaben: Reaktionszeit, Merkfähigkeit, Flexibilität, das ganze Programm. Ergebnis: Die Schwimmer-Senioren schnitten zwar nicht besser ab als die jungen Leute, aber deutlich besser als ihre gleichaltrigen Couch-Kollegen. Und, Überraschung, ziemlich unabhängig davon, wie gut sie in Form waren. **Die bessere geistige Leistung kam von der Bewegung selbst.** Das bedeutet: Regelmäßiges Schwimmen hält nicht nur den Körper, sondern auch das Gehirn fit und die Seele gesund. Also ab ins Wasser!

Und keiner springt ab

Mit Schwimmen bleiben Herz und Kreislauf lange fit, das ist klar. Aber: Ist so ein Schwimmprogramm im Alltag überhaupt machbar? Das wollten Prof. Markos Klonizakis und sein Kollege Alexandros Mitropoulos von der britischen Universität Sheffield genauer wissen.[87] Sie suchten sich 40 ältere Erwachsene, schickten eine Hälfte zwei Monate lang zwei bis drei Mal wöchentlich ins Schwimmbad und die andere aufs Sofa. Und dann wurde gemessen, was sich im Körper getan hat.

Im Fokus stand die sogenannte *Flow-Mediated Dilation*, kurz FMD. Das ist eine Methode, um zu prüfen, wie gut die Blutgefäße reagieren. Können sie sich leicht weiten, wenn mehr Blut durch sie durchströmen soll? Oder bleiben sie starr und können sich nicht auf den höheren Durchfluss einstellen? Je flexibler die Blutgefäße sind, desto gesünder das Gefäßsystem. Und hier zeigte sich ein klarer Unterschied: Die Schwimmergruppe verbesserte ihren FMD-Wert im Schnitt um 9,8 Prozent – das ist fast doppelt so viel wie bei der Kontrollgruppe mit 4,6 Prozent. Auch bei den kleineren Blutgefäßen, der sogenannten Mikrozirkulation, schnitt die Schwimmgruppe besser ab. Und jetzt kommt der Teil, der mindestens genauso wichtig ist wie die Laborwerte: Es hat funktioniert! Also nicht nur im Labor, sondern in der Schwimmhalle. Die Leute sind gekommen, sie sind regelmäßig geschwommen, und sie sind drangeblieben. 92,6 Prozent bei zwei Terminen pro Woche und 88,4 Prozent bei drei Terminen. Niemand ist ausgestiegen! Heißt übersetzt: **Schwimmen ist nicht nur gut für die Gefäßgesundheit, sondern im Alltag oft auch machbar.** Selbst für Menschen, die schon ein paar Jahrzehnte hinter sich haben. Also nichts wie los!

Schwimm-Hacks für den Alltag

Eigentlich wollen Sie viel mehr schwimmen, aber irgendwie klappt es nie? So wird das Hallenbad trotz allem zu Ihrem zweiten Wohnzimmer.

1 **Schwimmtasche vorpacken**
Die größte Hürde ist der Weg ins Bad. Wenn Sie die Schwimmtasche abends schon fertig packen und an die Tür stellen, ist dieser erste Schritt quasi gemacht – und der innere Schweinehund hat ein Argument weniger.

2 **Finden Sie ein passendes Zeitfenster (statt *die perfekte Zeit*)**
Warten auf »wenn ich mehr Zeit habe« ist wie hoffen auf das perfekte Sonntagswetter, also aussichtslos. Also planen Sie feste Schwimmzeiten ein, auch wenn es nur 30 Minuten sind.

3 **Schwimmen ist ein Mini-Urlaub**
Bewegung im Wasser kann mehr als Muskeln trainieren: Die Gedanken sortieren sich neu, die Schwere des Lebens fällt ein wenig ab. Ein paar Minuten kein Smartphone, keine Mails, nur Wasser. Eine Mikrodosis Urlaub!

4 **Zusammen ist es noch erfrischender**
Man muss ja nicht gleich als fünfköpfiges Slowmotion-Brustschwimm-Geschwader das halbe Becken blockieren. Dennoch: Zusammen macht Bewegung mehr Freude! Warum also nicht zum Schwimmen verabreden? Dann bleibt man auch eher dran.

5 **Eine Belohnung danach**
Nach dem Schwimmen ab in die Sauna. Kalte Brause, kaltes Becken oder kalte Luft oder alles … dann warm einwickeln und ab auf die Liege. Aaaah!

6 **Oder: erst schwimmen, dann Sauna**
Eine Strecke schwimmen – 10, 20 oder 30 Minuten, ganz nach Gefühl. Dafür muss man kein Profi sein und auch nicht schnell. Hauptsache: mit Genuss durchs Wasser gleiten, wie ein Fisch. Das macht fit – und hinterher fühlt man sich wie neugeboren. Wow.

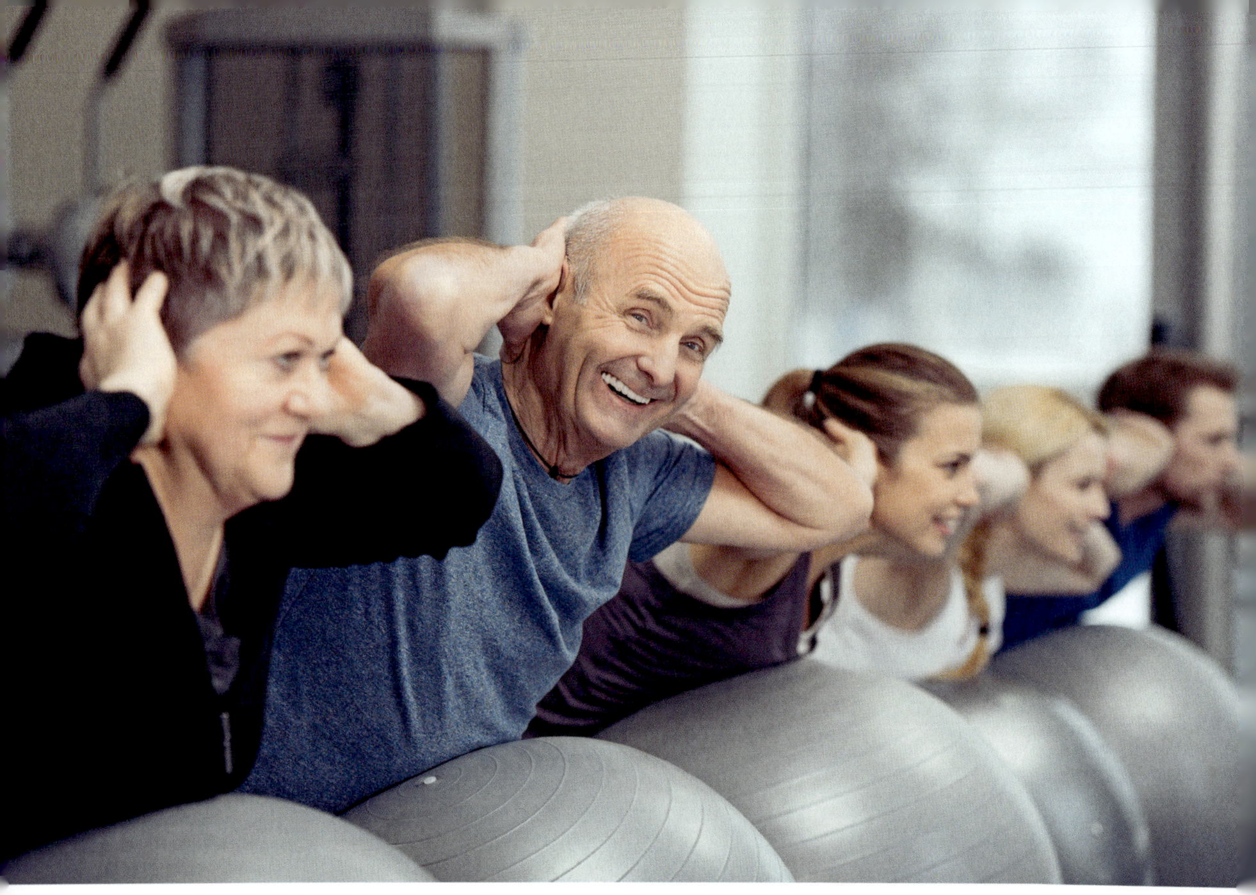

Kraft und Kardiotraining halten fit bis 100

Turnen, Rennen, Werfen, Springen – ich habe fast jede Sportart ausprobiert. Schon mit vier Jahren war ich im Turnverein, später kam Zehnkampf, Fußball sowieso von morgens bis abends mit den Brüdern. Später dann Tennis, Handball, Basketball, Segeln. Und irgendwann standen wir als Jugendliche dann auch an den ersten Kraftgeräten. Riesige Gewichte waren das an stählernen Gestellen. Wir wussten nicht viel über Dosierung oder Regeneration, wir hoben einfach das hoch, was da war, und versuchten uns dabei zu übertrumpfen. Die Idee war Muskelaufbau fürs Kugelstoßen, Speerwerfen, für alles, was Kraft braucht. Das Ergebnis? Ein kleiner Riss in meiner Bauchmuskulatur. Übertraining! Zum Glück weiß man es heute besser. Was amtlich ist: **Krafttraining macht fit bis 100!** Aber eben gezielt und regelmäßig und nicht mit der Brechstange. Auch gemütliches Spazieren, Staubsaugen, Handwerken, Rasenmähen, Blumen und Kräuter pflanzen machen einen riesigen Unterschied auf dem Weg in ein natürlich gesundes Alter. Schon wenig macht viel aus!

Kraft oder Kardio? Beides!

Wer natürlich altern und lange fit bleiben will, sollte sich nicht für *eine* Bewegungsform entscheiden – denn Kraft, Ausdauer und kurze Power-Momente wirken gemeinsam am besten.

- **Spazierengehen im Grünen senkt Stresshormone und stärkt das Immunsystem.** Vor allem Waldspaziergänge wirken sich positiv auf Blutdruck, Stimmung und Schlaf aus.
- **Krafttraining schützt im Alter vor Muskelschwund, Stürzen und Gebrechlichkeit**, verbessert Gleichgewicht und Knochendichte erheblich und kann sogar das Sterberisiko senken.
- **Regelmäßiges Joggen kann das biologische Alter senken** – Läuferinnen und Läufer im mittleren Alter zeigen bessere Werte bei Herz-Kreislauf-Fitness, Blutzucker und Zellalterung.
- **High-Intensity Training (HIT)** bedeutet kurze, sehr anstrengende Bewegungseinheiten mit Pausen. Es kann in jedem Alter die Insulinsensitivität und geistige Leistungsfähigkeit verbessern.

Mal schnell zum Bus rennen – das hält lange fit!

Weniger sitzen, mehr aufstehen und bewegen – wie stark beeinflusst das unsere Lebenserwartung? Unabhängig von »Sport«? Das wollte ein internationales Forschungsteam rund um den norwegischen Sportmediziner Ulf Ekelund wissen.[88] Und zwar nicht einfach nur per Fragebogen (bei dem man immer schummeln kann), sondern ganz genau. Dazu haben sie sich Daten von über 36 000 Menschen angesehen, Durchschnittsalter 63 Jahre. Die Menschen hatten Bewegungsmesser getragen – also Geräte, die genau aufzeichnen, wie viel und wie intensiv man sich über den Tag verteilt bewegt. Diese Daten wurden dann über mehrere Jahre mit den Sterberegistern abgeglichen.

Das Ergebnis ist wenig überraschend: **je mehr Bewegung, desto niedriger das Risiko, früh zu sterben.** Ob jemand nur langsam geht, etwas schneller spaziert oder Sport treibt – alles zählt. Hauptsache: nicht sitzen. Oder nicht so viel. Was dann aber doch überraschend war: wie viel Bewegung insgesamt ausmacht. Das aktivste Viertel hatte ein um 73 Prozent reduziertes Sterberisiko!

Mein Merkspruch dazu:

Sitzen, sich nicht bewegen
ist das neue Rauchen. Wer so lebt,
der lebt kürzer.

Ein besonderes Augenmerk lag auf der sogenannten »moderate-to-vigorous physical activity«, kurz: MVPA. Gemeint ist Bewegung, bei der der Puls hochfährt: zum Bus rennen, die Treppe mit fünf Getränkelitern im Rucksack hochstapfen, das steile Stück Wiese mit dem Rasenmäher bearbeiten. Schon 5 Minuten MVPA pro Tag zeigten einen signifikanten Effekt. Ab 24 Minuten pro Tag war der Effekt maximal: Das Sterberisiko lag dann um rund 60 Prozent niedriger. Und das auch dann, wenn man den Rest des Tages im Büro oder auf dem Sofa verbringt! Für alle, die nicht regelmäßig Sport in einem Verein oder Fitnessstudio treiben, aber im Alltag trotzdem regelmäßig ins Schwitzen kommen, sind das gute Nachrichten.

Aber: Wir müssen kurz noch die andere Seite der Medaille anschauen: das Sitzen. Wer mehr als 9,5 Stunden pro Tag sitzt, ohne längere Unterbrechungen, hat ein deutlich erhöhtes Sterberisiko. Bei 10 Stunden: plus 48 Prozent Risiko im Verhältnis zur Vergleichsgruppe. Bei 12 Stunden: fast drei Mal so viel Risiko. Und nein, das hat nichts mit Rauchen oder schlechter Ernährung zu tun – das wurde herausgerechnet. Was heißt das jetzt für den Alltag? Man muss kein Fitnessstudio-Abo abschließen. Nur mal öfter aufstehen, Dinge die Treppe rauf oder runter tragen, zackig mit dem Hund gehen oder mit Kopfhörern, nur 24 Minuten lang. Das hält fit bis ins hohe Alter!

Es müssen nicht immer 10 000 Schritte sein

Die Sache mit den Schritten ist so schlicht, dass man sie fast nicht glauben mag. Fit bis 100 – einfach nur mit Gehen? Ja, genau! Das beweist eine große internationale Metastudie mit über 47 000 Erwachsenen.[89] Teilnehmerdaten aus 15 Studien wurden in Gruppen eingeteilt – je nachdem, wie viele Schritte sie pro Tag zurücklegten. Und dann über Jahre verfolgt, wer länger lebte. Überraschendes Ergebnis: Schon ein Plus von ein paar Tausend Schritten am Tag senkt das Sterberisiko drastisch. Und zwar abhängig davon, ob jemand über 60 Jahre alt ist oder jünger als 60.

- Für Menschen **unter 60** lag der Durchschnitt im unteren Viertel bei etwa **5000 Schritten pro Tag**. Wer sich von dort auf **8000 bis 10 000 Schritte** steigerte, hatte ein um **39 bis 53 Prozent geringeres Risiko,** vorzeitig zu sterben. Nicht durch Sport – durch Alltag mit Bewegung.
- Bei den **über 60-Jährigen** reichte schon der Sprung von **3000 auf 6000 bis 8000 Schritte täglich,** um das Risiko ebenfalls um **etwa 40 bis 50 Prozent** zu senken.

Gut zu wissen: Die Kurve flacht dann ab. Noch mehr Schritte bringen dann zwar noch ein bisschen, aber nicht viel. Der große Gewinn liegt im Anfang. Interessant ist auch: Wer zügig unterwegs ist, ist meist fitter. Aber selbst das gemächliche Gehen hat seine Wirkung. Entscheidend ist einfach die Summe.

Fitness-Hacks für den Alltag

Dringend fit werden, aber der Alltag ist schon so voll? Mit diesen Hacks lässt sich Kardio und Kraft trainieren – ganz ohne Gym:

1 **Treppen statt Aufzug (der Klassiker!)**
Treppen im Power-Walk-Tempo nehmen und sich bei jedem Schritt bewusst über die Ferse abdrücken. So trainieren Sie Beine und Herz gleichzeitig. Ein Mini-HIIT im Alltag!

2 Wartezeiten = Trainingszeiten

Zähneputzen? Kniebeugen. Auf den Wasserkocher warten? Wadenheben. Netflix-Intro? Plank! Kleine Kraft-Einheiten zwischendurch addieren sich, und so lässt sich die Muskulatur nebenbei trainieren.

3 Kardio am Telefon

Beim Telefonieren kann man durchaus herumlaufen. Am besten draußen! Das sind wertvolle Minuten Ausdauertraining ohne Extra-Aufwand, und auf bessere Ideen kommt man auch noch dabei.

4 Um die Ecke parken

Ein Rucksack mit Laptop, Wasserflasche und Snacks macht den Weg zum Auto zum Mini-Krafttraining. Umso besser, wenn der Wagen nicht direkt vor dem Haus steht, sondern ein paar Minuten weiter weg!

5 Kleiner Aufwand, großer Effekt: Mikro-Workouts

Nur fünf Minuten! Zum Beispiel: 40 Sekunden Kniebeugen, 20 Sekunden Pause – fünf Runden. Oder mixen: Plank, Crunches, Hampelmänner, Ausfallschritte oder den Oberkörper mit erhobenen Armen nach links und rechts drehen. Zwei- bis dreimal am Tag – nach dem Aufstehen, zwischen zwei Meetings, nach Feierabend. Bringt den Körper aus dem Sitzmodus und den Kreislauf in Schwung!

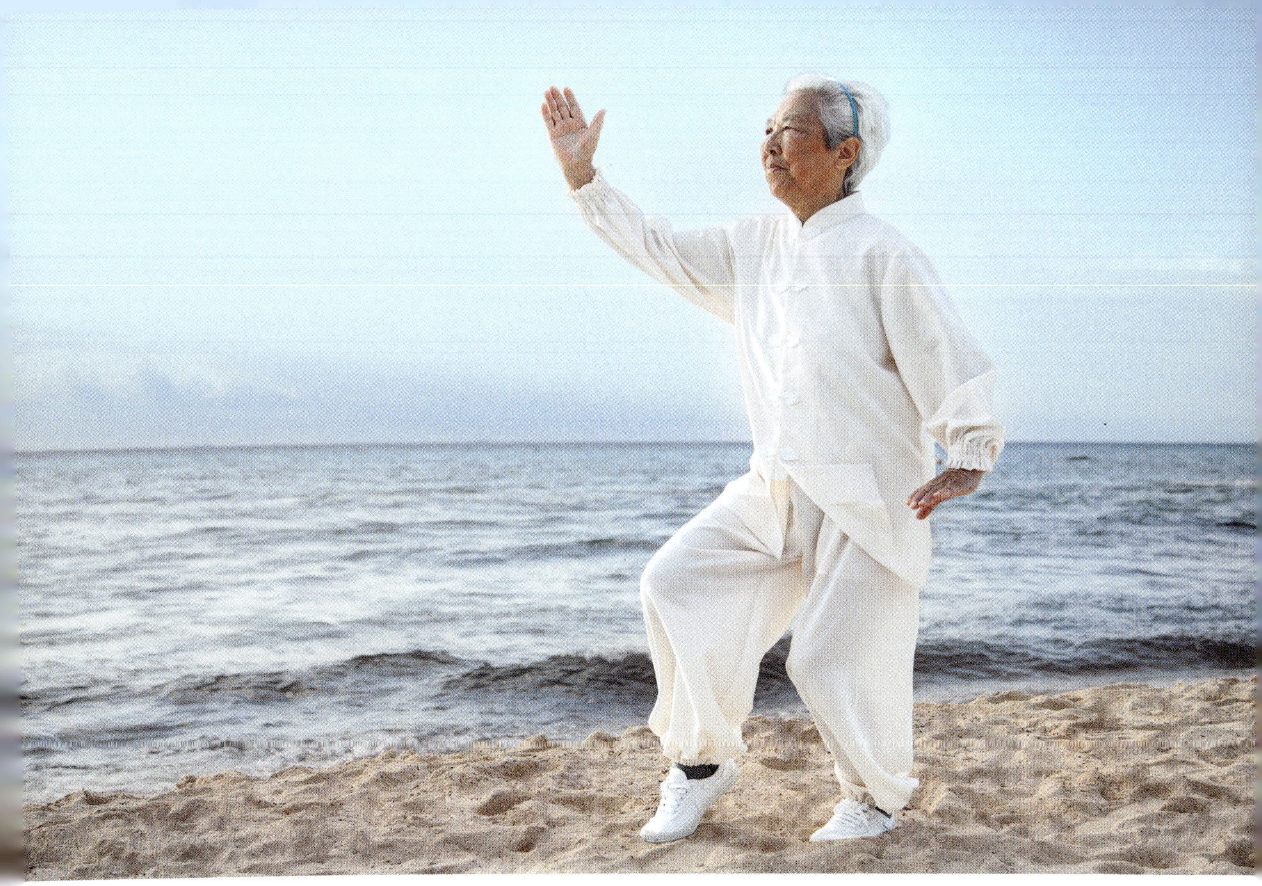

Tai Chi: Training kann auch langsam sein

Frühmorgens auf einem Platz in Shanghai: Ein Dutzend alte Menschen bewegt sich in Zeitlupe. Arme heben sich, drehen sich, sinken wieder. Der Atem fließt. Schon vom Zuschauen wird man ganz andächtig! Ich habe diese Szenen oft in China gesehen, auch später in San Francisco oder New York. Alte Menschen, viele über achtzig, vielleicht über neunzig. Manche wirken fragil, kaum belastbar. Doch sobald die erste Bewegung beginnt, verändert sich alles. Sie stehen ruhig, zentriert, jeder ist ganz bei sich. Jeder Schritt, jede Drehung wirkt geschmeidig, konzentriert, würdevoll. Danach gehen selbst die ältesten aufrecht und stabil wieder los, jeder in seinen Alltag. Auch wenn vielleicht manches nachgelassen hat – Gedächtnis, Reflexe, Kraft –, die Struktur dieser langsamen, über Jahrzehnte geübten Formen hat sich tief eingeschrieben. Mit ihnen bleibt auch ein Stück Selbstwirksamkeit. Als junger Arzt habe ich oft gedacht: Davon bräuchten wir mehr in unseren Kliniken. Etwas, das Atmung, Körpergefühl und innere Ordnung verbindet. Tai

Chi ist genau das: eine Kunst, die den Körper schützt, weil sie ihn ernst nimmt. Ganz gleich, wie alt er ist.

Damals war das kaum vermittelbar. Tai Chi und auch Yoga galten in hiesigen Kliniken als »fernöstlich«, als fremd, damit wollte man nichts zu tun haben. Ja, so war es damals! Heute weiß man: Es hilft bei Gleichgewichtsstörungen, senkt den Blutdruck, verbessert die Konzentration. Aber was mir am stärksten in Erinnerung bleibt, ist das Leise, das Unaufgeregte dieses Zeitlupensports. Diese Menschen haben sich damit nicht auf Biegen und Brechen »fit gemacht«. Sie sind einfach in Bewegung geblieben. In Beziehung zu sich selbst und zueinander.

Sanfte Bewegung, starke Wirkung

Tai Chi sieht vielleicht langsam aus – aber seine Effekte auf Körper, Geist und Seele sind beeindruckend. Die jahrhundertealte chinesische Bewegungskunst stärkt nicht nur Muskeln, sondern auch Gemeinschaftsgefühl und Lebensfreude.

- **Herz-Kreislauf: stabil im Rhythmus**
  Tai Chi kann den Blutdruck senken, den Ruhepuls verbessern und die allgemeine Herz-Kreislauf-Gesundheit stärken.
- **Gelenke: beweglich bleiben bis ins hohe Alter**
  Die sanften, kreisenden Bewegungen fördern Flexibilität, reduzieren Schmerzen bei Arthrose, sie erhalten die Mobilität und senken das Sturzrisiko um 43 Prozent.[90]
- **Gehirn: fit im Kopf durch fließende Bewegung**
  Studien zeigen, dass Tai Chi den altersbedingten Abbau von Hirnnetzwerken verlangsamt und die geistige Flexibilität stärkt.
- **Gemeinschaft: miteinander statt allein**
  Regelmäßige Tai-Chi-Gruppen fördern soziale Kontakte, stärken das Zugehörigkeitsgefühl und verbessern das psychische Wohlbefinden.
- **Naturerlebnis: Achtsamkeit unter freiem Himmel**
  Tai Chi im Freien verbindet Bewegung mit Naturerleben – das senkt Stress, fördert Achtsamkeit und macht das Training zu einem ganzheitlichen Erlebnis.

Ein Jungbrunnen für das Gehirn

Tai Chi verbessert das Gleichgewicht, Konzentration und sogar das Gedächtnis. Aber wie genau? Das war lange ein Rätsel. Wissenschaftlerinnen und Wissenschaftler der Universität Illinois haben direkt im Gehirn nachgemessen:[91] mithilfe von EEG-Messungen, die die elektrischen Hirnaktivitäten aufzeichnen. Dazu haben sie drei Gruppen miteinander verglichen: junge Erwachsene (quasi das Gehirn in Bestform), ältere Erwachsene, die kein Tai Chi machen, und ältere Erwachsene, die regelmäßig Tai Chi praktizieren. Das Ziel war herauszufinden, wie gut die verschiedenen Bereiche im Gehirn miteinander vernetzt sind – also ob dort reger Austausch herrscht oder ob die Nervenleitungen langsam schwächeln.

Und tatsächlich: Mit dem Älterwerden lässt die »Verbindungsqualität« der Nervenleitungen im Gehirn ein wenig nach. Die Netzwerke, die normalerweise Informationen austauschen, werden schwächer. Doch bei den älteren Tai-Chi-Praktizierenden sah das anders aus. Ihre Gehirne zeigten deutlich **stärkere Verbindungen,** sowohl innerhalb einzelner Hirnnetzwerke als auch zwischen verschiedenen Bereichen. Warum ist das so?

Die Forschenden vermuten, dass diese Effekte damit zu tun haben, dass Tai Chi gleichzeitig den Körper bewegt *und* die Aufmerksamkeit schult. Man konzentriert sich auf die Bewegungen, atmet bewusst, bleibt im Moment – das aktiviert sowohl die äußeren Bewegungsnetzwerke als auch die inneren Aufmerksamkeits- und Kontrollzentren des Gehirns. Und das scheint dem Gehirn zu helfen, seine Balance zu halten – ganz im Sinne der uralten Philosophie, die hinter Tai Chi steckt. Jetzt ist es also amtlich: Tai Chi ist eine Meditation in Bewegung, die das Gehirn messbar jung hält.

Tai Chi trotz Herzschwäche? Ja, gerade dann!

Wenn das Herz im hohen Alter ein bisschen schwächelt, ist das oft mit Angst verbunden. Welche Anstrengung darf ich mir noch zutrauen? Darf ich mir überhaupt noch so etwas wie Sport erlauben? Für Tai Chi gilt: ja, unbedingt! Gerade bei älteren Menschen mit chronischer Herzschwäche ist »Schattenboxen« wirksam gegen Kurzatmigkeit, depressive Stimmung und eingeschränkte Lebensqualität. Das zeigt eine Metaanalyse von sechs klinischen Studien,[92] in denen Tai Chi gezielt bei Menschen mit chronischer Herzinsuffizienz eingesetzt wurde. Insgesamt nahmen 229 Patientinnen und Patienten teil, im Schnitt 68 Jahre alt, mit eher mäßiger bis schlechter Herzleistung. Was konnte Tai Chi verbessern?

- **Bewegungskapazität:** Wer Tai Chi machte, konnte sich anschließend messbar besser körperlich belasten als die Kontrollgruppe. Das ist kein Rieseneffekt, aber einer, der zählt – besonders, wenn Treppensteigen schon Herausforderung ist.
- **Lebensqualität:** Ein mittlerer bis großer Effekt ergab sich beim Faktor Lebensqualität. Die Teilnehmenden fühlten sich signifikant fitter, stabiler, lebensfroher.
- **Stimmung:** Auch depressive Symptome gingen signifikant zurück – ohne Medikamente, allein durch Bewegung und Präsenz.
- **Laborwerte:** Sogar ein Lwaborwert (der sogenannte BNP-Wert), der bei Herzinsuffizienz häufig erhöht ist, sank in der Tai-Chi-Gruppe messbar.

Das alles sind physiologisch wie psychologisch bedeutsame Effekte. Und das heißt: Tai Chi ist sicher. Wer über »Herztraining« bis ins hohe Alter spricht, darf heute ruhig auch Tai Chi meinen. Nein: sollte!

Tai Chi für den Alltag

Sie können die Prinzipien des Tai Chi ein wenig in den Alltag einbauen – auch wenn ich mich schwertue, dann noch vom klassischen Tai Chi zu sprechen. In kleine »Hacks« möchte ich diese uralte und umfassende Kunst der Bewegung auch nicht verhackstücken. Dennoch hier einige ganz persönliche Ideen, die ich selbst seit Jahrzehnten praktiziere

1. **Atme wie ein Tai-Chi-Meister**
   Atme bewusst tief in den Bauch – langsam, durch die Nase ein, durch den Mund aus. Warum nicht einfach so? Zu Hause? Oder im Büro?

2. **Steh wie ein Baum**
   Wenn du irgendwo stehst – an der Bushaltestelle oder beim Kochen –, verlagere das Gewicht gleichmäßig auf beide Beine, lockere die Knie, richte die Wirbelsäule auf. Voilà: Tai-Chi-Grundhaltung!

3 Bewege dich in Zeitlupe

Mach zwischendurch eine Bewegung extralangsam – zum Beispiel beim Heben einer Tasse oder beim Aufstehen. Du trainierst dabei Gleichgewicht, Achtsamkeit und Körperspannung. Und du spürst auf einmal ganz bewusst deine verschiedenen Körperteile!

4 Nutze Übergänge als Übung

Stehst du vom Sofa auf? Wechselst du den Raum? Geh für einen Moment achtsam: Ferse zuerst, gerade Haltung, kein Stress. Jeder Übergang wird zur Mini-Tai-Chi-Einheit. Das macht Lust auf mehr! Versuch es einfach mal.

5 Finde dein inneres Wetter

Tai Chi heißt in sich hineinspüren. Frag dich kurz am Tag: Wie ist mein inneres Wetter? Stürmisch? Windstill? Gar nicht so einfach! Schon allein diese Frage fördert Selbstwahrnehmung.

6 Kraule dein Ohr

Das Ohr ist mit dem Vagusnerv verbunden. Dieser kann für Entspannung sorgen. Wenn du also starken Stress hast, einfach beide Ohrläppchen eine Minute lang reiben. Die Ohren dürfen dabei gerne rot werden (du hast ja nichts verbrochen …). Wetten, du entspannst?

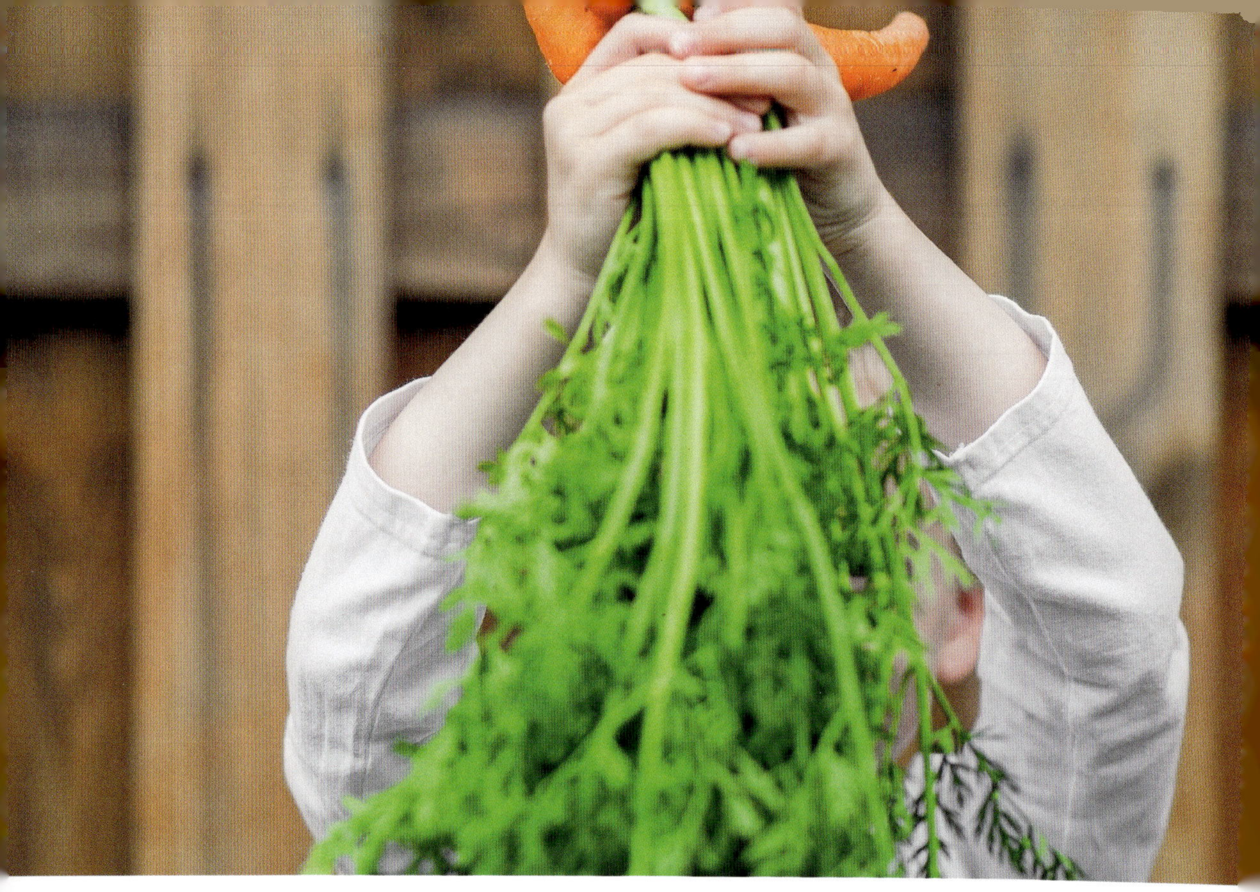

Genuss muss!
Gesund und lecker essen und trinken – der zweite Schlüssel zur Langlebigkeit

Essen ist kompliziert geworden: Paleo oder Keto? Biobauer oder Discounter? Vegetarisch essen oder einfach alles? Schwierig, schwierig! Man will es richtig machen, ein gutes Gefühl haben, aber auch keinen Extrastress am Tisch. Ich meine: Ja, es ist wichtig, dass wir über gesunde Ernährung diskutieren, über eine vernünftige Lebensmittelproduktion, über Ernährungskonzepte, auch über die steigenden Preise. Aber gesunde Ernährung im Alter muss sich doch im Alltag bewähren. Sie muss praktisch sein und vor allem: lecker.

Für mich selbst halte ich es gern einfach. Möglichst frisch, möglichst aus der Region, möglichst selbst gekocht. Wenn ich selbst koche, habe ich die volle Kontrolle über das, was auf den Teller kommt – und der muss bei mir immer bunt sein! Gemüse in vielen Farben ist ein guter Orientierungspunkt und macht sogar die Essensplanung einfacher, denn am besten denkt man gleich vom Gemüse her: »Heute gibt's Brokkoli« ist eine bessere Ansage als »Heute gibt's Bratwurst mit irgendwas dazu«. Wenn die Hälfte des Tellers mit Gemüse gefüllt ist, ist schon vieles erledigt: Ballaststoffe, Vitamine, Kohlenhydrate, alles drin. Und das Auge freut sich auch.

Zum Kochen nehme ich Olivenöl – also gute, ungesättigte Fette. Auch beim Kauf von Produkten wie Hummus achte ich darauf, dass diese mit Olivenöl zubereitet wurden. Auf den Teller gehört dann auch noch eine Eiweißquelle. Das kann ein Stück Fisch oder Rührei sein, auch Quark, Feta, Kichererbsen-, Linsen- oder Erbsenprodukte oder Tofu. Letzterer hat ein super Aminosäurenprofil, mit einer kleinen Einschränkung – dazu gleich mehr. Wichtig ist: Der Körper braucht Proteine, gerade im Alter. Für die Muskeln, fürs Immunsystem, für die Zellreparatur. Und er bekommt es besser, wenn wir ihm regelmäßig kleine Portionen geben statt einmal sonntags einen Riesenbraten.

Gesund kochen ist viel zu teuer, meinen Sie? Nein, nein. Ganz im Gegenteil! Großmamas Gemüseklassiker Kartoffeln, Karotten und Zwiebeln sind sehr preiswert, der Kilopreis liegt im Supermarkt oft zwischen ein und zwei Euro. Fertiggerichte, Snacks, Süßigkeiten sind meistens teurer und immer ungesund. Manche Fleischsorten und auch Schokolade kosten mehr als zehn Mal mehr als die Gemüseklassiker! Sie haben außerdem eine ganz miserable Klimabilanz. Weniger davon zu kaufen, ist gesund für Sie, gut für Ihr Portemonnaie – und für den Planeten.

Was sich im Alter ändert – und worauf Sie achten können

Mit den Jahren stellt der Körper seinen Bedarf ein wenig um, und auch die Verdauung ändert sich. Was ist da los?

- **Der Energieverbrauch sinkt:** Weniger Bewegung und schrumpfende Muskelmasse sorgen dafür, dass man nicht mehr so viele Kalorien braucht.
- **Der Eiweißbedarf steigt:** Damit die Muskeln erhalten bleiben, braucht der Körper mehr hochwertiges Protein. Am besten nicht nur sonntags, sondern an jedem Tag.

- **Calcium und Vitamin D werden wichtiger:** Sie sind das Fundament für stabile Knochen und schützen vor Brüchen. Vor allem wichtig, wenn Sie unter Osteoporose leiden. **Vitamin B12 wird schlechter aufgenommen:** Die Reserven halten lange, doch irgendwann wird's eng. Im Zweifel ärztlich abklären lassen mit einem Bluttest.
- **Das Durstgefühl lässt nach:** Sie spüren weniger Durst, obwohl der Flüssigkeitsbedarf gleich bleibt. **Der Darm wird langsamer:** Die Passagezeit verlängert sich – Verstopfung ist ein häufiges Thema.
- **Auch das Gehirn lechzt nach Glückshormonen und Gute-Laune-Wirkstoffen.** Sie stecken in Vollkorn, Nüssen, Mandeln, Kürbiskernen, Kichererbsen, Linsen, Soja, Quinoa, Spinat, grünen Salaten und in Kakao. Darin finden sich die Aminosäuren Tryptophan und Phenylalanin – Vorstufen für **Serotonin** (Glückshormon), **Dopamin** (für Antrieb und Ausgeglichenheit) und **Noradrenalin** (wirkt euphorisierend).
- **Unterschätzen sollte man das nicht:** Ein Mangel an Gute-Laune-Essen kann die Stimmung so sehr verschlechtern, dass sogar Beziehungen daran zerbrechen. Gereiztheit, Unbeherrschtheit und Streit haben oft mit niedrigen Blutzuckerwerten zu tun. Die Lösung ist aber nicht viel Süßes, Weißmehl oder Alkohol – all das senkt den Blutzucker noch weiter und raubt dem Körper die Glücksstoffe.
- **Besser: Weniger Haushaltszucker** (zur Hälfte Glukose), der die Bauchspeicheldrüse belastet. Stattdessen Galaktose oder Tagatose. Beide schmecken süß, liefern Energie fürs Gehirn, lösen aber keine starke Insulinausschüttung aus. Tagatose wirkt zusätzlich präbiotisch, unterstützt die Darmflora, ist kalorienärmer und zahnfreundlich. Galaktose kann Konzentration und Gedächtnis fördern. Auch Honig ist eine gute Wahl: Er liefert nicht nur Energie, sondern wirkt zugleich antibakteriell, antiviral und antimykotisch.

Mein Motto: Jugendlichkeit und gute Laune kennen keinen Kalender.

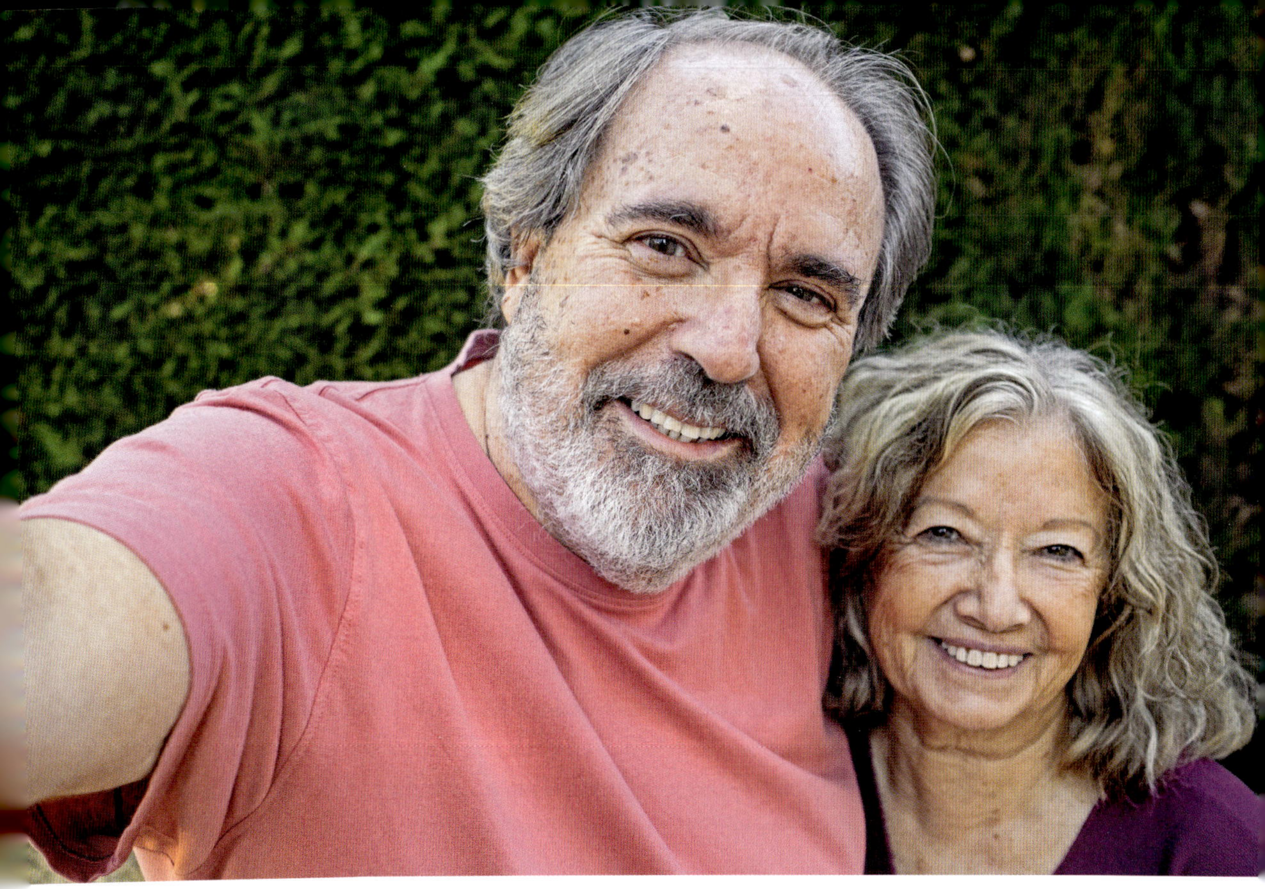

Von wegen »dick« – was sich wirklich verändert

Im Alter verändert sich der Körper. Ich sehe das jeden Tag als Arzt – und ehrlich gesagt auch in meinem eigenen Spiegel. Die Muskelmasse wird weniger, das Fett verteilt sich neu, das Bindegewebe lässt nach, die Haltung sackt etwas zusammen. Man muss den Gürtel ein bisschen weiterstellen, und der Po sitzt auch nicht mehr da, wo er mal war. Dabei wiegt man vielleicht noch genauso viel wie mit fünfzig, sieht aber trotzdem »fülliger« aus.

Viele Menschen nehmen im Alter aber tatsächlich zu. Wenn die Knie wehtun oder die Hüfte oder die Füße, dann joggt man eben nicht mehr so fleißig. Oder: Wer eine Essstörung hat wie das (eigentlich zu wenig bekannte) Night-Eating-Syndrom (man reißt sich den ganzen Tag zusammen und geistert dann in der Nacht zum Kühlschrank), der wird über die Jahre kontinuierlich immer und immer schwerer. Irgendwann entgleist dann der Stoffwechsel, und Spaziergänge und Treppenlaufen sind mit 130 Kilo Gewicht auch nicht mehr wirklich eine Freude.

Wer sich selbst cool findet, wird weniger rund

Die weltweite Adipositas-Rate bei älteren Menschen steigt – das hat gerade eine große Meta-Analyse mit rund 46 Millionen Personen gezeigt. Ein Viertel der über 60-Jährigen hat einen BMI über 30. In Südamerika sind es sogar über 40 Prozent, in Europa rund 33.[93] Das eigentliche Problem bei diesen hohen BMI-Werten ist das sinkende Wohlbefinden der Menschen, die davon betroffen sind. Mit dem zusätzlichen Fett steigt nämlich das Krankheitsrisiko – etwa für Typ-2-Diabetes, Herz-Kreislauf-Erkrankungen, Gelenkprobleme, Asthma oder Depressionen.

Deshalb ist es so wichtig, mehr Karotten und weniger Kekse in den Einkaufswagen zu packen. Und – darüber müssen wir viel mehr sprechen – das eigene Älterwerden positiv zu sehen. Eine Langzeitstudie der Universität Yale zeigt: Ältere Menschen mit einer positiven Einstellung zum Älterwerden haben ein um 27 Prozent geringeres Risiko, adipös zu werden. Warum? Vermutlich, weil sie sich mehr zutrauen, sich besser um sich kümmern, sich bewegen, gesund essen, an sich glauben. Das eigene Alter lieben, vielleicht sogar cool finden, das hält gesund![94]

Warum der BMI aktuell neu berechnet wird

Der Body-Mass-Index – kurz BMI – ist eine einfache Rechenformel: Gewicht in Kilogramm geteilt durch Größe in Metern zum Quadrat. Bei 70 Kilo und 1,70 Meter ergibt das zum Beispiel einen BMI von 24. Klingt vernünftig. Ist aber oft zu grob. Warum?

- **Der BMI unterscheidet nicht zwischen Muskeln und Fett.** Muskelgewebe ist pro Kubikzentimeter schwerer als Fett, wirkt sich aber deutlich günstiger auf die Gesundheit aus. Deshalb ist es wenig sinnvoll, nur die »Masse« eines Menschen zu messen.
- **Der BMI begünstigt Fehldiagnosen.** Ein sportlicher älterer Mann mit kräftigem Oberkörper kann in derselben Kategorie landen wie jemand mit gesundheitlich bedenklichem Körperfettanteil. Eine zierliche Frau kann als »untergewichtig« eingestuft werden, obwohl sie sich wohlfühlt und gesund ist.
- **Deshalb empfehlen Fachleute seit Februar 2024: Der BMI soll nur noch als grober Hinweis gelten – nicht als Maßstab für Diagnosen.**[95]

Was braucht der Körper überhaupt?

Genau wie alles, was auf unserer schönen Erde lebt, lebt auch der Mensch jeden Tag von Licht, Luft und Nährstoffen. Mit den Jahren verändert sich, was genau wir in welcher Menge brauchen. Es lohnt sich, hier ein wenig genauer hinzuschauen. Denn mit der passenden Ernährung lässt sich das Wohlbefinden erheblich steigern – und das bei minimalem Aufwand und ohne Extrapillen.

Was vielen nicht so klar ist: Als Menschen brauchen wir zwei Arten von Nahrung. Einerseits Energie und das grobe Baumaterial (die Makronährstoffe), andererseits winzige Moleküle von Chrom über Vitamine bis Zink, die die unzähligen, extrem komplexen Abläufe in unserem Körper überhaupt erst möglich machen (die Mikronährstoffe). Ich meine: Wenn man diese Hintergründe kennt, dann fällt das Einkaufen und Kochen von guten und gesunden Sachen viel leichter. Es ist alles auch gar nicht so kompliziert, versprochen …

Makro und Mikro – ohne geht es nicht

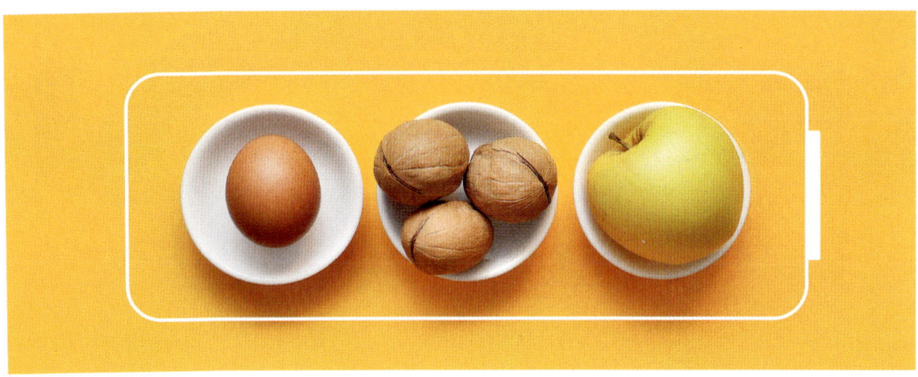

Makronährstoffe sind die »großen Brocken« der Ernährung. Sie versorgen uns mit Energie und Substanz. Also mit Brennstoff und Bausteinen. Dazu gehören:

- **Kohlenhydrate,** die in Gemüse, Obst und Brot stecken. Sie sind eine wichtige Energiequelle und liefern Ballaststoffe. (Auch Zucker gehört in diese Kategorie – ist aber kein notwendiges und erst recht kein gesundes Lebensmittel, dazu später mehr.)

- **Fette** liefern besonders viel Energie und sind wichtig für den Aufbau der Zellen, Hormone und das Gehirn. Gesund und notwendig sind vor allem »ungesättigte Fette« wie Omega-3-Fettsäuren. Ungesättigte Fettsäuren heißen so, weil ihnen an manchen Stellen im Molekül Wasserstoffatome fehlen.
- **Eiweiße,** also Proteine, bestehen aus Aminosäuren. Sie werden für den Aufbau von Muskeln, für den Aufbau von Immunzellen und für viele Stoffwechselvorgänge gebraucht. Aminosäuren steuern auch unsere Stimmung, sie sind nämlich Bestandteil unserer Glückshormone (Serotonin, Dopamin) und unseres Schlafhormons (Melatonin).

Mikronährstoffe liefern keine Energie. Wir können sie uns eher vorstellen wie winzige Werkzeuge, die Enzyme aktivieren und jede Menge Stoffwechselprozesse in Gang halten. Die braucht unser Körper nur in kleinsten Mengen – aber ohne sie läuft gar nichts. Zu den wichtigsten zählen:

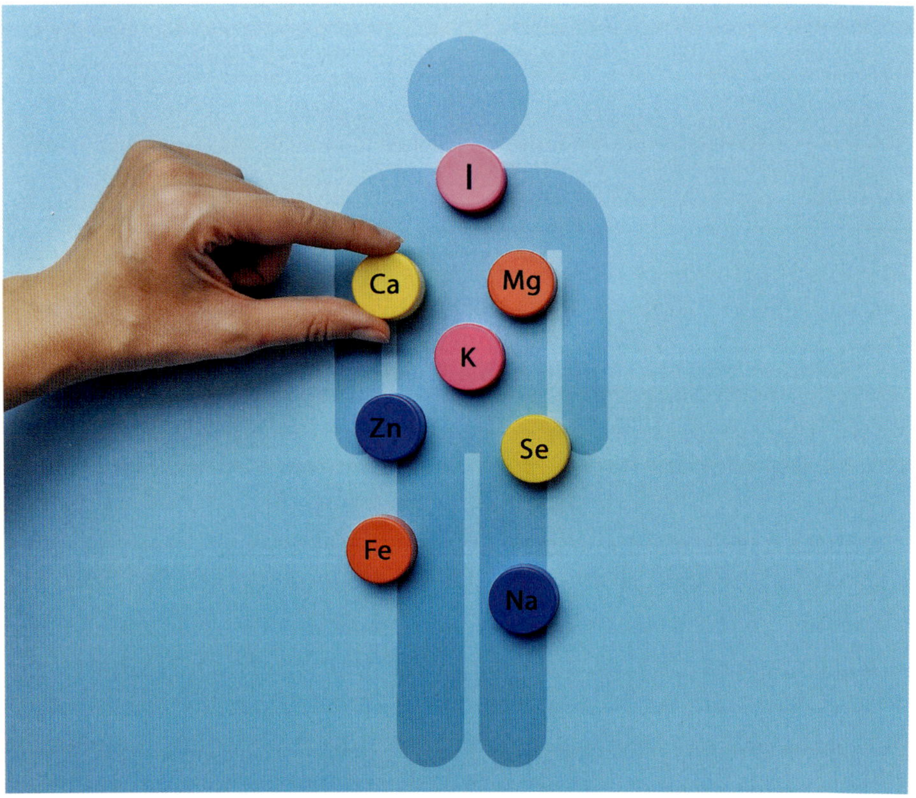

- **Vitamine,** zum Beispiel Vitamin D für starke Knochen, Vitamin B12 für die Nerven oder Vitamin C für das Immunsystem.
- **Mineralstoffe und Spurenelemente,** wie Eisen für die Blutbildung, Calcium für Knochen und Zähne, Zink für die Abwehrkräfte oder Magnesium für Muskeln und Nerven.

Im Alter verändert sich der Bedarf an Makro- und Mikronährstoffen. Wir brauchen tendenziell viel weniger Brennstoffe aus Kohlenhydraten und Fett (weil wir uns körperlich tendenziell nicht mehr so hart verausgaben), dafür aber mehr Baumaterial aus Eiweiß (damit wir keine Muskeln verlieren und das Immunsystem fit bleibt). Und bei einigen Mikronährstoffen müssen wir nachhelfen, weil der Körper mit der Produktion nicht mehr nachkommt.

Was dem Körper im Alter fehlt

Mit den Jahren verändert sich der Nährstoffhaushalt in unserem Körper. Viele Mängel bleiben lange unbemerkt – haben aber Folgen für Kraft, Gedächtnis und das Immunsystem. Im Zweifelsfall bitte in der Arztpraxis nachmessen lassen:

- **Vitamin D:** Die Haut produziert mit dem Alter weniger Vitamin D aus Sonnenlicht. Das erhöht das Risiko für Osteoporose, Muskelschwäche und damit auch für Stürze.
- **Vitamin B12:** Im Alter produziert der Magen weniger Magensäure – dadurch wird B12 aus tierischen Lebensmitteln schlechter aufgenommen. Die Folge können Blutarmut, Nervenschäden oder Gedächtnisprobleme sein.
- **Selen, Zink, Vitamin E:** Diese Mikronährstoffe schützen unsere Zellen vor oxidativem Stress. Ein Mangel schwächt das Immunsystem und fördert stille Entzündungen.
- **Eiweiß:** Der Bedarf steigt im Alter. Ohne genug hochwertige Proteine – vor allem mit Leucin – verliert der Körper Muskelmasse und damit Kraft und Mobilität. Außerdem leiden das Immunsystem und die Wundheilung.
- **Omega-3-Fettsäuren:** für Herz, Gehirn und Entzündungsregulation wichtig – werden aber oft zu wenig gegessen.

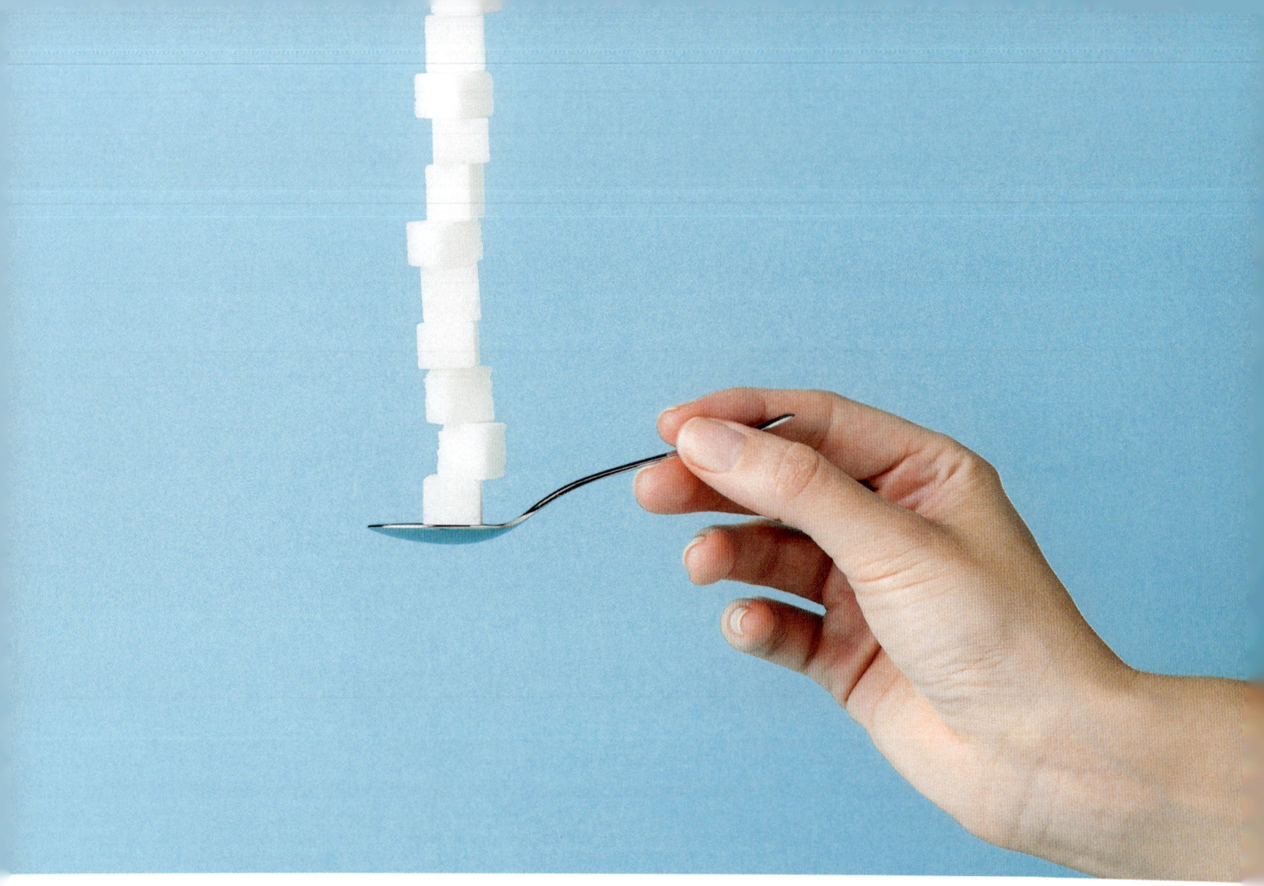

Kohlenhydrate: Die Evolution lief ohne Gummibärchen

Viele ältere Menschen lieben Kuchen, Desserts oder Süßkram – nicht nur wegen des Geschmacks, sondern auch, weil »süß« oft mit Wohlgefühl verknüpft ist. Das kann der Stimmung guttun, keine Frage. Aus medizinischer Sicht aber braucht weder das Gehirn noch der Körper zugesetzten Industriezucker. Nada! Nie! Warum essen wir trotzdem so viel Zucker?

Bitte anschnallen, wir reisen 50 000 Jahre zurück: keine Supermärkte, keine Tiefkühlregale, keine Schoko-Croissants. Menschengruppen streifen durch Steppen und Wälder, suchen nach essbaren Wurzeln und Blättern, Beeren und Samen. Ganz selten und mit viel Glück finden sie einen Bienenstock mit Honig. Früchte gibt es wohl, aber im Vergleich zu unseren Supermarkt-Äpfeln und -Trauben winzig und sauer. Kurz gesagt: Die Entwicklung des Menschen verlief ohne Gummibärchen.

Zucker? Och nö!

Ich verrate Ihnen noch etwas: Um das Jahr 1800 hat jeder Mensch in Europa im Schnitt gerade mal 500 Gramm Zucker gegessen. Pro Jahr! Mehr war gar nicht verfügbar. Erst dann kam die Zuckerindustrie in Schwung. Erst dann kamen die Kuchen, die Bonbons, die Nachspeisen. Und die Zahlen kletterten. Um 1900 futterten wir hierzulande schon 14 Kilo Zucker pro Person und Jahr. Um das Jahr 2000 dann über 35 Kilo! Inzwischen ist der Schnitt auf 30 Kilo gesunken – aber das ist immer noch absurd viel.

Die Deutsche Gesellschaft für Ernährung empfiehlt: Höchstens zehn Prozent der täglichen Energie soll aus Zucker kommen. Das wären ungefähr 50 Gramm am Tag. Um das zu erreichen, müsste jeder von uns seinen Konsum um mindestens ein Viertel senken. Das wären dann immer noch 18 Kilo Zucker pro Jahr. Ein Berg von **6000 Stück Würfelzucker!** Sechzehn am Tag. Jeden Tag. Für jeden. Warum?

Unser Körper braucht das alles überhaupt nicht. Kein Mensch hat einen Zuckermangel. Was wir brauchen, ist Energie aus Lebensmitteln, die auch sonst noch was können: Obst. Gemüse. Nüsse. Beeren. Punkt. Der Zucker macht uns krank – das ist bekannt. Doch die Hersteller und Supermärkte interessiert das alles nicht. Da steht der Zucker in jeder Regalreihe, gut versteckt in Frühstücksflocken, Fertigsaucen, Pizzaböden, Softdrinks, ganz schlimm verzuckert sind viele Produkte für Kinder. Was da hilft? Gezielte Ignoranz! Und Aufklärung, besonders der Kinder!

Warum »No Carb« im Alter nicht unbedingt eine super Idee ist

Ganz ohne Kohlenhydrate durchs Leben? Klar, kann man machen. Der Körper kommt theoretisch ohne aus. Wenn keine »Carbs« gegessen werden, verbrennt er eben Fett und Eiweiß. Das klappt – aber es ist ein bisschen so, als würde man, wenn die Heizung kaputt ist, die Möbel verfeuern. Eiweiß ist nämlich in erster Linie dazu da, Muskeln zu erhalten, Enzyme zu bauen, das Immunsystem fit zu halten. Wenn der Körper es stattdessen verbrennt, ist das schlicht und ergreifend: teuer.

Hochwertiges Eiweiß – wie aus Fleisch, Fisch oder Milchprodukten – kostet zehnmal so viel wie Gemüse. Mindestens. Und Eiweiß ist nicht nur an der Supermarktkasse teuer, sondern auch fürs Klima. Käse oder Bio-Rindfleisch mag noch so hochwertig und gesund sein – das alles hat keine gute Klimabilanz. Für die Produktion von einem Kilo Rindfleisch werden 15000 Liter Wasser verbraucht!

Komplexe Kohlenhydrate wie Haferflocken, Bohnen, Linsen, Erbsen oder Kartoffeln liefern Energie, halten den Blutzucker stabil, tun dem Darm gut – und kommen meistens aus der Region. Gut! Oft ist es auch viel leichter, ältere Menschen mit ihrer guten, alten Hausmannskost zu versorgen statt mit hochmodernen No-Carb-Gerichten, die sie nicht kennen, die ihnen nicht schmecken und mit denen sie im Zweifelsfall noch mehr Gewicht verlieren.

Ja, klar: Die sogenannte ketogene Ernährung mit nur einem Minimum an Kohlenhydraten, bei der der Körper gezielt in einen Fettstoffwechsel umschaltet und sogenannte Ketonkörper produziert, *kann* medizinisch sinnvoll sein: bei Epilepsie, bestimmten neurologischen Erkrankungen oder auch zur Gewichtsreduktion. Aber für den Alltag der meisten Menschen ist sie aufwendig, einseitig – und selten nötig. Also, bitte: weniger Das-darf-man-nicht-essen-Kämpfe, mehr einfach und gut.

Anti-Zucker-Hacks für den Alltag

Industriezucker braucht kein Mensch. Mit ein bisschen Know-how entkommen Sie der Zuckerfalle ohne Stress.

1 Ignorieren Sie den Süßkram

Bunte Verpackung? Süßer Name? Freundliches Maskottchen? Höflich lächeln und weitergehen. Ihr Stoffwechsel dankt (und Ihr Portemonnaie auch).

2 Starten Sie süß-frei in den Tag

Frühstücksflocken mit 30 Prozent Zucker? Muss nicht sein. Stattdessen Quark, Joghurt oder körniger Frischkäste, dazu Beeren, Nüsse und Haferflocken – das alles hält länger satt, und es hält auch Ihre Mundwinkel länger in der Smiley-Position. Wenn Süße gewünscht, dann mit etwas Honig, Erythrit, Galaktose oder Tagatose.

3 Tricksen Sie Ihre Lust auf Süßes aus

Sie haben irre Lust auf kaltes Vanilleeis? Dann erst mal kaltes Wasser trinken. Vielleicht zielte die Lust Ihres Körpers ja mehr auf »kalt« als auf Zucker. Oder: Kaffee trinken. Vielleicht wollten Hirn und Kreislauf einen Kick, aber nicht zwingend durch Zucker? Dann spazieren gehen. Und wenn's dann doch etwas Süßes sein muss: Beeren sind immer prima und auch noch gesund. Und dunkle Schokolade auch.

4 Lesen Sie, was hinten draufsteht – nicht, was vorne versprochen wird

»Weniger süß« heißt oft »anders süß«. Achten Sie auf Begriffe wie Glukosesirup, Fruktose oder Maltodextrin – das alles ist Zucker! Nur ein bisschen vornehmer eingekleidet.

5 Essen Sie Kohlenhydrate – aber die guten

Komplexe Kohlenhydrate aus Kartoffeln, Hülsenfrüchten (mein Favorit: Hummus!) oder Haferflocken liefern Energie, halten lange satt und schicken Ihren Blutzuckerspiegel nicht ins Riesenrad.

Fette in der richtigen Balance

Wie viel Fett braucht man eigentlich? Meine Antwort: kommt ganz darauf an, welches. Wichtig sind dabei vor allem die sogenannten mehrfach ungesättigten Fettsäuren – allen voran Omega-3 und Omega-6. Diese essenziellen Fettsäuren kann der Körper nicht selbst herstellen, sie müssen also über die Ernährung aufgenommen werden. Ja: »müssen«. Fettsäuren sind lebenswichtig

- **für die Zellmembranen:** Fettsäuren sind ein wesentlicher Bestandteil jeder Zellmembran (die »Wand« der Zelle) und sorgen für Stabilität und Flexibilität.
- **für die Entzündungsregulation:** Die Omega-3-Fettsäuren EPA und DHA wirken entzündungshemmend, schützen die Blutgefäße und senken das Risiko für Herzinfarkt, Schlaganfall, Makuladegeneration und möglicherweise auch Demenz. Wer nach einem Herzinfarkt regelmäßig Omega-3 zu sich nimmt – in ausreichender Menge –, hat eine höhere Überlebensrate.
- **für Gehirn und Nervensystem:** Besonders die DHA-Fettsäure ist superwichtig. Sie ist Hauptbestandteil unserer Nervenzellen und spielt eine wichtige Rolle für das Denken, Erinnern und Reagieren. Bei Menschen mit beginnender Demenz oder leichten depressiven Symptomen konnten Forscher in mehreren Studien Verbesserungen beobachten – vor allem, wenn die Omega-3-Werte vorher im Keller waren.
- **für die Hormonproduktion:** Aus bestimmten Fettsäuren stellt der Körper Gewebshormone her – etwa Prostaglandine. Die helfen dabei, Entzündungen zu regulieren, den Blutdruck zu steuern oder die Blutgerinnung im Gleichgewicht zu halten. Damit dieses fein abgestimmte System funktioniert, braucht der Körper die passenden Fettsäuren als Baustoffe, und zwar in der richtigen Menge und Zusammensetzung.
- **als Energiequelle und -speicher:** Fett ist der konzentrierteste Energielieferant, den wir haben. Der Körper lagert es gut ein und kann im Notfall lange davon zehren.
- **für die Aufnahme fettlöslicher Vitamine:** Ohne Fett kann der Körper die Vitamine A, D, E und K nicht aufnehmen. Und ohne diese Vitamine fehlt es an Knochengesundheit, Sehkraft oder Zellschutz.

Gönnen Sie Ihrem Herzen Omega-3!

Auch Omega-6-Fettsäuren wie Linolsäure braucht der Körper, etwa zum Schutz der Haut, für das Immunsystem und die Wundheilung. Die Sache hat nur einen Haken: Unser Körper braucht etwa fünfmal so viel Omega-6 wie Omega-3. Wir geben ihm im Alltag aber zumeist zehnmal so viel Omega-6. Das kann entzündungsfördernd wirken. Deshalb ist es so wichtig, die richtigen Fette auszuwählen. Konkret:

Bitte mehr Omega-3! Omega-3 steckt vor allem in fettem Seefisch – wie Lachs, Hering, Makrele oder Sardine. Pflanzliche Quellen wie Leinsamen, Chiasamen oder Walnüsse liefern die Vorstufe ALA, die der Körper in EPA und DHA umwandelt – allerdings nur in geringem Umfang. Wer keinen Fisch mag, kann auf gut dosierte Kapseln mit Fischöl oder Mikroalgenöl ausweichen.

Runter mit Omega-6: bitte sparsam sein mit Sonnenblumenöl (oft katastrophale Balance zwischen Omega-3 und -6!) und tierischen Fetten; lieber Olivenöl oder Leinöl nehmen.

Runter mit gesättigten Fettsäuren: Kokosöl zum Beispiel liefert kaum mehrfach ungesättigte Fettsäuren wie Omega-3 oder Omega-6. Kokosöl besteht zu etwa 90 Prozent aus gesättigten Fettsäuren, vor allem Laurinsäure. Das ist mehr als in Butter oder Schmalz. Ein hoher Konsum gesättigter Fette kann das LDL-Cholesterin (»schlechtes« Cholesterin) im Blut hochtreiben, und das ist mit einem erhöhten Risiko für Herz-Kreislauf-Erkrankungen verbunden. Also aufpassen.

Weg mit den Transfetten: »Gehärtete Fette« in Fertigprodukten und mehrfach verwendete Frittierfette sind für die Herzgesundheit richtig schlecht. Beim ständigen Erhitzen entstehen Transfette: Sie verändern die Struktur von Zellmembranen, fördern Entzündungen und bringen das Gleichgewicht der Blutfette durcheinander: Sie senken das gute HDL-Cholesterin und erhöhen das schädliche LDL, was das Risiko für Herzinfarkt und Schlaganfall nachweislich steigen lässt. Am besten: Finger weg!

Achtung, schlechte Fette!

Einige Lebensmittel liefern Fette, die der Körper schlecht verwerten kann – vor allem, wenn sie industriell verarbeitet wurden oder lange lagern. Aber ganz ohne Currywurst? Schwierig! Ja, das darf ganz selten schon mal sein. Doch Fakt ist: Wenn Sie weniger davon essen, tun Sie Ihrem Herzen, Ihren Gefäßen und Ihrem Stoffwechsel etwas Gutes.

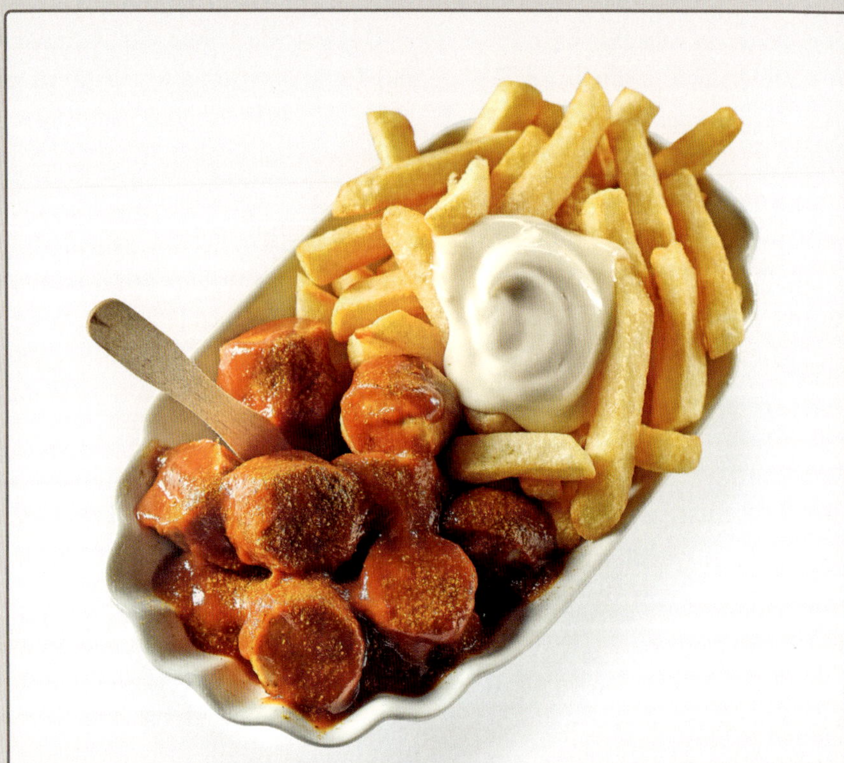

- **Pommes** werden gerne in billigem, mehrfach erhitztem Fett frittiert. Leider nicht gesund, weil sie unter anderem Transfette enthalten, die entstehen, wenn Fette industriell gehärtet werden.
- **Currywurst, Salami & Co.:** Fettreiche Wurstsorten enthalten viele gesättigte Fettsäuren – dazu oft Nitritpökelsalz, das den Körper zusätzlich belastet.

- **Fast-Food-Burger:** Fettiges Fleisch, Frittieröl, billiger Käse und Margarine im Brötchen – in Summe sind Billigburger oft eher eine Fettladung als eine Mahlzeit. Und sie sind nicht einmal mehr billig …
- **Chips und Snacks:** Industriell gehärtete Fette sorgen für knusprigen Geschmack – aber nicht für gesunde Gefäße.
- **Tütensuppen und Fertigsaucen:** Hier halten gehärtete Fette die Konsistenz stabil – für den Körper sind sie eher schwer zu verarbeiten. Außerdem sind meist Geschmacksverstärker und jede Menge Zucker drin.
- **Backwaren aus dem Supermarkt:** Berliner, Donuts und Waffeln kommen oft mit Transfetten daher und noch mehr Zucker.
- **Eiscreme:** Oft stecken Palm- oder Kokosfett drin – und in manchen Fällen sogar noch Transfette für die cremige Konsistenz.

Schlechte Fette in stark verarbeiteten Lebensmitteln enthalten und erhöhen nachweislich das Risiko für Herz-Kreislauf-Erkrankungen, Schlaganfall und Diabetes. Wer bis 100 fit bleiben will, meidet sie am besten vollständig. Und genießt lieber die guten Fette!

Viele Pflanzen produzieren Fette – und was für welche!

Pflanzliche Fette können ziemlich viel – wenn man weiß, worauf man achten sollte. **Avocados** zum Beispiel. Sie liefern viele ungesättigte Fettsäuren, genauer gesagt: Omega-9. Studien zeigen, dass sich damit das LDL – also das eher ungünstige Cholesterin – senken lässt, während das HDL, das »gute«, steigt. Das mag Ihr Herz, das mögen Ihre Gefäße, und ich als Arzt mag es auch, wenn ich bei Ihnen im hohen Alter elastische Gefäße sehe.

Noch ein Klassiker: **Olivenöl.** Aber bitte das native! Da stecken viele gute Dinge drin: Ölsäure, Antioxidantien wie Vitamin E und Polyphenole. Die schützen die Zellen vor oxidativem Stress. Wer sich mediterran ernährt, also regelmäßig gutes Olivenöl verwendet, hat laut Studien im Alter ein geringeres Risiko für Herzinfarkt oder Schlaganfall. Gute Nachricht, oder? Wichtig: Kaltgepresste Öle für kalte Speisen verwenden, zum Backen und Braten gibt es Extra-Olivenöle (»raffinierte« Öle).

Leinöl enthält Alpha-Linolensäure, die im Körper entzündungshemmend wirkt. Besonders wichtig für Gehirn, Gelenke und Gefäße. Aber: bitte nicht erhitzen! Leinöl ist empfindlich. Also lieber kalt verwenden – auf dem Salat oder morgens in den Joghurt gerührt. Immer im Kühlschrank aufbewahren und schnell verbrauchen. Leinöl wird leider schnell ranzig.

Rapsöl enthält ein sehr gutes Verhältnis von Omega-3 zu Omega-6 – was nicht viele Öle schaffen – und dazu noch Vitamin E. Man kann es auch zum Braten verwenden, solange die Pfanne nicht glüht. Kurz: ein unkompliziertes Öl für jeden Tag. Verwenden Sie bitte Rapsöl in zertifizierter Bio-Qualität.

Mein Rat? Gönnen Sie sich pflanzliche Fette mit einem hohen Anteil ungesättigter Fettsäuren. Am besten bio, möglichst wenig verarbeitet. Dann freut sich das Herz, das Hirn – und das ganze Leben. Und wenn Sie mit Übergewicht zu kämpfen haben, dann nehmen Sie eben ein bisschen weniger.

Warum »Grasmilch« eine gute Wahl ist

Kühe in konventioneller Haltung bekommen zumeist Mais, Soja und Getreide zu fressen. Das vertragen sie nicht gut, und das wirkt sich außerdem negativ auf die Qualität der Milch aus. Besser geht es Kühen, die Gras, Heu und Klee zu fressen

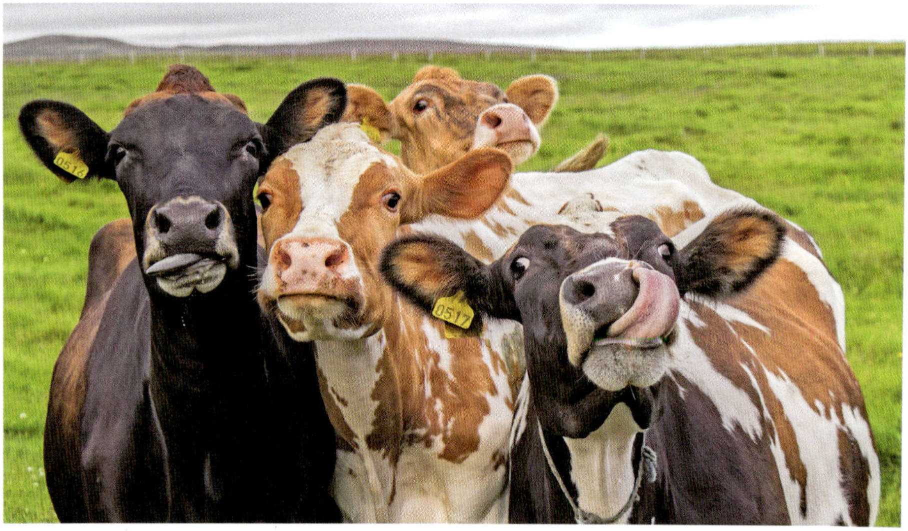

bekommen. Sie vertragen diese Fütterung besser und nehmen außerdem mehr Omega-3 auf – und das verändert die Zusammensetzung der Milch positiv.

Milch von grasgefütterten Kühen enthält tatsächlich ein günstigeres Verhältnis von Omega-Fettsäuren und kann damit aktiv zur Gesundheit beitragen. In Bio-Milch liegt das Verhältnis von Omega-6 zu Omega-3 oft bei 2:1 oder sogar 1:1 – bei konventioneller Milch ist es häufig über 6:1.[96] Ein niedrigeres Omega-6/Omega-3-Verhältnis kann Entzündungen reduzieren und schützt Herz und Kreislauf. Das heißt also für Sie: Wenn chronische Entzündungen und Gefäßerkrankungen zunehmen, kann der tägliche Griff zur »Grasmilch« ein kleiner, aber sinnvoller Beitrag zur eigenen Vorsorge sein, und zum Tierwohl hat man dann auch noch ein wenig beitragen.

Gesunde-Fette-Hacks für den Alltag

»Low Fat« war ein Missverständnis. Die Zellen brauchen Fettsäuren, ihre »Wände« sind daraus gebaut! Es kommt allerdings darauf an, welche Fette Sie wählen. So genießen Sie gesunde Fettsäuren und lassen die schlechten links liegen:

1 **Olivenöl aufs Brot! Nicht in die Bratpfanne!**
Gutes, kaltgepresstes Olivenöl ist reich an supergesunden Inhaltsstoffen – vor allem, wenn Sie es kalt genießen! Bitte nicht das kaltgepresste, native Olivenöl in die Pfanne gießen und erhitzen, es schmeckt schnell bitter und bildet auch noch schädliche Verbindungen. Zum Braten lieber raffinierte Olivenöle nehmen oder Rapsöl.

2 **Fisch oder Pflanze? Hauptsache Omega-3!**
Gönnen Sie sich zweimal pro Woche Lachs, Hering oder Makrele. Kein Fisch-Fan? Dann helfen Algenöl-Kapseln. Es ist nämlich letztendlich gar nicht der Fisch, der das wertvolle Öl bildet – es sind die **Mikroalgen** im Meer, die der Fisch frisst. Hauptsache: mehr Omega-3, weniger Entzündung!

3 **Ölwechsel in der Küche: Raus mit Sonnenblumenöl, rein mit Rapsöl**
Sonnenblumenöl enthält sehr viel Omega-6, aber kaum Omega-3 – das kann

Entzündungen fördern. Rapsöl dagegen hat ein ausgewogeneres Verhältnis und ist damit gesünder für Herz und Gefäße.

4 Grasmilch!

Wenn Milch, Käse und Co., dann am besten von Kühen, die mit Gras oder Heu gefüttert werden. Nur mit dieser für Kühe natürlichen Ernährung entsteht ein ausgewogenes Verhältnis von Omega-3- und Omega-6-Fettsäuren in der Milch. Gut für Ihr Herz und Ihre Gefäße – gleichzeitig unterstützt diese Fütterung **das Tierwohl,** da sie artgerechter ist als Maissilage oder Sojaschrot.

5 Transfett? Nein danke!

In Fertigpizza, Fertigwaffeln und Frittiertem von der Bude stecken oft gehärtete Fette – sogenannte Transfette –, die das schlechte LDL-Cholesterin erhöhen, das gute HDL senken und so das Risiko für Herzinfarkt und Schlaganfall nachweislich steigern. Bitte das Kleingedruckte lesen: Moderne Margarinen sind zwar oft transfettreduziert, enthalten aber dennoch hochverarbeitete, gehärtete Fette, Emulgatoren und Zusatzstoffe. Auch »vegane Butter« ist schick verpackte Pflanzenmargarine – also bitte ebenfalls kritisch prüfen. Man kann auch mit Pflanzenölen backen, es muss nicht immer die gehärtete Variante sein.

Aminosäuren: Ohne Eiweiß läuft gar nichts

Unser Körper ist eine Dauerbaustelle: Zellen werden erneuert, Enzyme hergestellt, Muskeln repariert, Immunzellen gebildet. Und das Material dafür? Kommt aus Eiweiß. Gerade im Alter ist das entscheidend. Denn je älter wir werden, desto schwerer fällt es dem Körper, Muskelmasse zu erhalten oder neu aufzubauen. Die Muskeln bauen sich also nach und nach ab, es kommt zu Kraftverlust, wackeligen Beinen, Stürzen. Damit es nicht so weit kommt, braucht der Körper regelmäßig Eiweiß. Und zwar in guter Qualität – und möglichst über den Tag verteilt.

Eiweiß besteht aus Aminosäuren – *zwanzig* braucht der Mensch insgesamt. **Neun davon sind unentbehrlich (essenziell): Histidin, Isoleucin, Leucin, Lysin, Methionin, Phenylalanin, Threonin, Tryptophan und Valin.** Diese Aminosäuren müssen über die Ernährung kommen, weil der Körper sie nicht selbst bauen kann. Die übrigen elf – darunter Alanin, Arginin, Asparagin, Cystein, Glutamin, Glycin, Prolin, Serin, Tyrosin – kann der Körper aus anderen Stoffen selbst bilden, wenn genug Material da ist. Wie viel ist genug? Das hat die WHO vor ein paar Jahren genau festgelegt:[97]

Wesentliche Aminosäuren pro Tag/pro kg Körpergewicht:
Histidin: 10 mg
Isoleucin: 20 mg
Leucin: 39 mg
Lysin: 30 mg
Methionin (zusammen mit Cystein): 15 mg
Phenylalanin (zusammen mit Tyrosin): 25 mg
Threonin: 15 mg
Tryptophan: 4 mg
Valin: 26 mg

Schwachstelle Muskelaufbau

Für den Muskelaufbau braucht der Körper bestimmte Eiweißbausteine besonders dringend. Dazu gehören die verzweigtkettigen Aminosäuren – Leucin, Isoleucin und Valin. **Leucin** ist dabei die wichtigste: Es gibt in der Muskelzelle den Startschuss für den Aufbau neuer Eiweißstrukturen. Man könnte sagen: Es schaltet den Reparaturmodus ein.

Doch gerade im Alter kann es passieren, dass diese Aminosäuren zu knapp werden – etwa weil der Appetit nachlässt oder die Ernährung zu einseitig ist. Dann zeigt der Körper schnell Gegenreaktionen: Die Muskeln bauen ab, das Immunsystem wird anfälliger, Wundheilung dauert länger. Auch das **Glutamin,** das in den Muskeln gespeichert ist und Immunzellen unterstützt, wird bei Eiweißmangel knapp – ein möglicher Grund, warum ältere Menschen bei Infekten oft länger brauchen, um wieder auf die Beine zu kommen.

Die gute Nachricht: Der Körper reagiert auch im Alter noch auf Eiweißzufuhr – nur etwas gemächlicher. Eine größere Portion hochwertiges Protein kann den Muskelaufbau anstoßen, besonders wenn Bewegung dazukommt. Gut geeignet sind zum Beispiel Milchprodukte, Fisch oder Eier. Alles tierisch, fragen Sie? Muss das sein? Geht nicht auch vegan? Wie sieht es denn aus mit pflanzlichen Eiweißquellen?

Das Aminosäureprofil ist entscheidend

Viele essen ausreichend Eiweiß – zumindest, wenn man auf die Grammzahl schaut. **Ein Gramm Eiweiß pro Kilo Körpergewicht essen, das gilt als solide.** Aber: Das allein reicht nicht. Denn der Körper braucht nicht nur genug Proteine, sondern auch die richtigen Bausteine, um daraus funktionierende Eiweiße zu bauen. Wie bei einem IKEA-Regal: ***Wenn eine Schraube fehlt, nützt auch das zehnte Brett nichts.***

Und genau da liegt das Problem: Die Qualität eines Lebensmittels hängt vom Aminosäureprofil ab. Jede Eiweißquelle bringt andere Aminosäuren mit – und manche davon sind essenziell, also lebensnotwendig. Der Körper kann sie nicht selbst herstellen, er ist darauf angewiesen, dass sie vollständig über die Nahrung kommen. Fehlt auch nur eine in der nötigen Menge, wird das gesamte Eiweiß schlechter verwertet. Pflanzliches Eiweiß hat hier oft Lücken.

- Getreide enthält wenig Lysin, das aber für Muskelaufbau und -reparatur wichtig ist.
- Hülsenfrüchte sind schwach bei Methionin, das das Immunsystem braucht.
- Tryptophan – Vorläufer von Serotonin, unserem »Stimmungsmacher« – ist in Hülsenfrüchten und Reis eher knapp.
- Isoleucin, Valin und Leucin, zentral für Muskelneubildung, sind bei pflanzlicher Kost ebenfalls meist unterrepräsentiert.

Warum Sie den »limitierenden Faktor« kennen sollten

Wichtig zu wissen: Damit der Körper Eiweißbausteine sinnvoll nutzen kann, braucht er *alle* nötigen Aminosäuren – und zwar in ausreichender Menge. Fehlt eine, stockt der gesamte Prozess. Dann werden Muskeln eben nicht mehr richtig aufgebaut, dann kann das Immunsystem nicht mehr richtig arbeiten. Und der Stoffwechsel auch nicht.

Die Aminosäure, die dabei den Engpass bildet, nennt man die **»limitierende«.** Bei rein pflanzlicher Ernährung ist das oft das **Lysin.** Gerade Getreide enthält davon wenig, und beim Backen verschwindet dann noch mehr. Warum interessiert sich nun ausgerechnet die WHO ausgerechnet für Lysin? Weil es um die Gesundheit ganzer Nationen geht. In Indien zum Beispiel ist die Versorgung mit Lysin nicht ausreichend – die Diabetes-Raten sind hoch.

Deshalb hat die WHO eine Empfehlung herausgegeben, wie viel Milligramm jeder dieser essenziellen Aminosäuren pro Kilogramm Körpergewicht täglich gebraucht werden. Besonders **entscheidend** sind **Leucin, Lysin, Methionin/Cystein und Tryptophan** – weil sie am häufigsten fehlen. Wenn man diese WHO-Vorgaben nun mit echten Lebensmitteln vergleicht, zeigt sich folgendes Bild:

- **Tierische Eiweißquellen** – also Ei, Milchprodukte, Fleisch, Fisch – enthalten alle essenziellen Aminosäuren im richtigen Verhältnis. Sie sind für den Körper besonders gut verfügbar, werden schnell aufgenommen und effizient für Zellaufbau, Hormonproduktion und Immunfunktionen verwendet. Die sogenannte »biologische Wertigkeit« ist hoch. Vor allem bei Leucin – dem Muskel-Booster schlechthin – schneiden tierische Produkte besser ab.

- **Pflanzliches Eiweiß** dagegen hat fast nie ein vollständiges Profil. Eine Ausnahme ist **Soja:** Im Vergleich zu anderen Pflanzen kommt Soja dem WHO-Ideal ziemlich nah. Vor allem bei Lysin, Methionin und Leucin ist es besser aufgestellt als Weizen, Reis oder Kartoffeln.

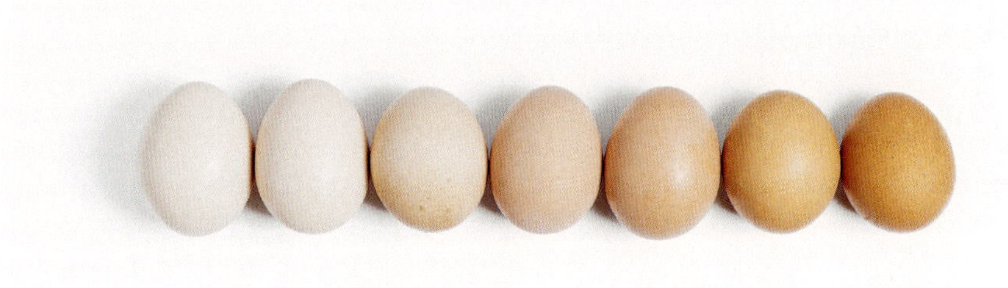

Mit Rührei wird alles einfacher

Die logische Idee: »Dann ess ich halt mehr!« Oder: »Ich kombiniere einfach Hülsenfrüchte mit Getreide!« – liest man oft. Leider funktioniert das nicht so einfach. Denn es geht nicht nur um Kombination, sondern um konkrete Mengen.

Beispiel Tofu: Die WHO empfiehlt 15 Milligramm pro Kilogramm Körpergewicht. Für eine 70-Kilo-Person also 1050 Milligramm pro Tag. Tofu liefert etwa 11 Gramm Eiweiß pro 100 Gramm – davon machen Methionin und Cystein zusammen etwa 25 Milligramm pro Gramm Eiweiß aus. Um auf die nötige Tagesmenge zu kommen, braucht es also rund 400 Gramm Tofu. Pro Tag! Ohne Öl, ohne Sauce, ohne Reis dazu. Das ist im Alltag nicht realistisch. Erst recht nicht im Alter, wenn Appetit, Kaukraft oder Verdauung eingeschränkt sind.

Oder Dinkelmehl: In 100 Gramm Dinkelmehl stecken rund 350 Milligramm Lysin. Der Tagesbedarf liegt aber bei etwa 30 Milligramm pro Kilogramm Körpergewicht. Wer 70 Kilo wiegt, bräuchte also gut 2100 Milligramm Lysin – das entspricht gut 600 Gramm Mehl. Sie merken: So viel Brot sollte man wirklich nicht essen, wenn man gesund alt werden möchte. Es ist also gar nicht so einfach, da im Gleichgewicht zu bleiben.

Verstehen Sie mich bitte richtig: Das heißt nicht, dass pflanzliche oder vegane Ernährung grundsätzlich schlecht ist. Aber sie muss sehr bewusst zusammengestellt sein. Gerade im Alter – wenn die Muskelmasse abnimmt, die Insulinsensitivität sinkt und Wundheilung länger dauert – ist es schwer, alle Eiweißlücken pflanzlich auszugleichen. In der Praxis gelingt das nur wenigen. Eine streng vegane Ernährung ist für sehr alte Menschen deshalb oft zu proteinarm – mit gravierenden Folgen:

- weniger Muskelkraft
- schlechtere Wundheilung
- brüchige Nägel
- ständiges Frieren
- mehr Infekte
- langsamere Entzündungsheilung

Und wenn Sie nicht so viel Fleisch essen wollen? Oder Ihnen die Zubereitung zu aufwendig ist, das Kauen zu mühsam, die Kosten zu hoch? **Die einfachste Methode, wenn Sie mich fragen: Rührei.**

Es ist leicht verdaulich, hat ein ideales Aminosäureprofil, ist schnell gemacht – und hat schon viele meiner älteren Patientinnen und Patienten buchstäblich wieder auf die Beine gebracht.

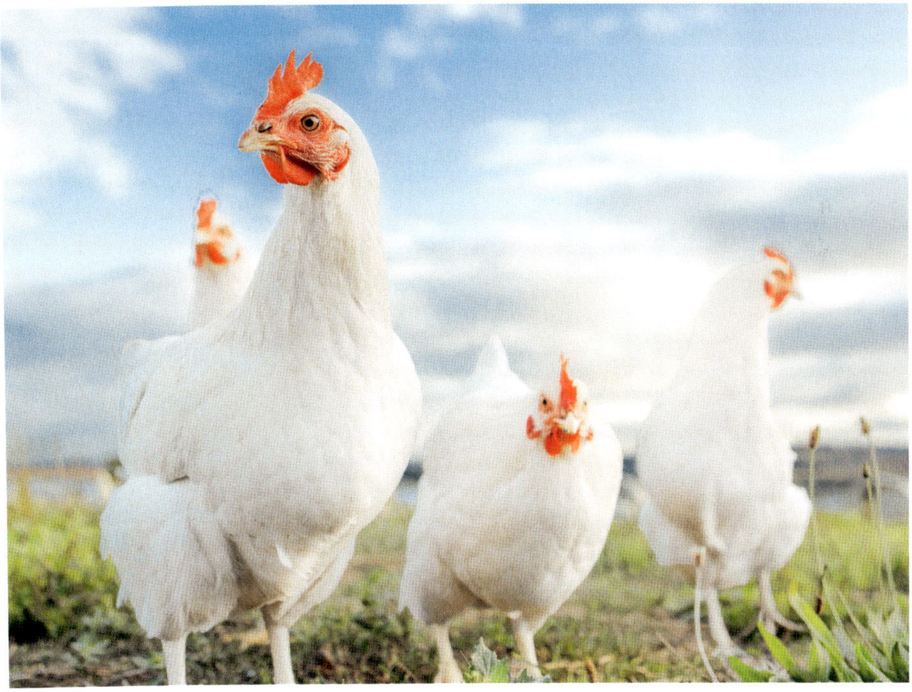

Mehr-Protein-Hacks für den Alltag

Eiweiß ist der Baustoff für Muskeln, Immunzellen und Lebensenergie – und je älter wir werden, desto dringender brauchen wir ihn. Diese fünf alltagstauglichen Hacks helfen Ihnen, Ihre Eiweißversorgung klug und köstlich zu sichern.

1 Ihre Faustregel: 1 Gramm Eiweiß pro Kilo Körpergewicht – täglich!

Wer 70 Kilo wiegt, braucht etwa 70 Gramm Eiweiß am Tag. Das entspricht z. B. einem Becher Joghurt, zwei Eiern, einer Portion Fisch und einer Handvoll Nüsse – verteilt auf drei Mahlzeiten.

2 Rührei rettet den Tag

Eier liefern alle essenziellen Aminosäuren, insbesondere das muskelaktive Leucin. Sie sind leicht verdaulich, schnell zubereitet und eine ideale Proteinquelle – besonders für Menschen mit wenig Appetit oder Kauproblemen.

3 Tierisch geht auch ohne Steak

Milchprodukte (Parmesankäse!), Fisch oder Eier enthalten hochwertiges Eiweiß mit allen Bausteinen, die Ihr Körper braucht – für Muskelerhalt, bessere Wundheilung und ein stabiles Immunsystem. Ideal für die Alltagsküche: Skyr, Quark, Hüttenkäse oder auch »Limburger« bzw. »Handkäs« (wer aus Hessen kommt oder den Geruch ertragen kann).

4 Pflanzlich? Dann bitte kombiniert und geplant

Pflanzliche Eiweißquellen wie Tofu, Bohnen oder Hafer brauchen Partner: Getreide plus Hülsenfrüchte, Soja plus Vollkorn – nur dann stimmt das Aminosäureprofil. Ohne gute Kombination bleibt das Potenzial auf der Strecke.

5 Drei Portionen sind besser als eine

Statt abends den Eiweiß-Berg zu servieren: lieber morgens, mittags und abends je eine Portion. So kann der Körper die Aminosäuren optimal nutzen – für Muskeln, Gehirn und Zellaufbau.

Fastenzeiten und Flüssigkeiten: was wir sonst noch wissen sollten

Unser Stoffwechsel stammt aus einer Zeit, in der Essen rar war und Bewegung überlebenswichtig.[98] Heute leben wir in einer Dauerverfügbarkeit – und überfordern damit die Systeme in unserem Körper, die eigentlich auf regelmäßige Pausen eingestellt sind. Wer ständig isst, belastet also seinen Stoffwechsel. Auf Dauer entstehen so Probleme wie Bluthochdruck, Übergewicht oder Diabetes. Das ahnt der Körper oft früher als der Kopf. Kein Wunder, dass viele Menschen dem Übermaß intuitiv etwas entgegensetzen: Fastenzeit, mal kein Süßkram, mal ein paar Stunden oder sogar Tage gar nichts essen. Laut einer aktuellen DAK-Umfrage hat gut die Hälfte der Deutschen schon einmal über mehrere Wochen bewusst auf bestimmte Genussmittel oder Produkte verzichtet. Zwei Drittel finden Fasten sinnvoll.

Fasten räumt die Zellen auf

Wichtig: Beim Fasten geht es nicht ums Abnehmen (gleichwohl kann das ein schöner Nebeneffekt sein). Es geht um Erneuerung! Denn wer eine Zeit lang nichts isst, aktiviert Prozesse, die sonst im Alltag oft brachliegen. Eine Art körpereigenes Aufräumprogramm startet: Zellen zerlegen fehlerhafte Bestandteile und recyceln sie zu Energie. Das nennt man Autophagie – ein Reparaturmechanismus, der durch Essenspausen angestoßen wird.

Gleichzeitig hat Fasten auch eine emotionale Komponente. Viele Menschen nutzen es, um sich neu zu sortieren, klarer zu spüren, was ihnen guttut. Wer fastet, tut es oft nicht nur für den Körper, sondern auch für das eigene Gleichgewicht. Wichtig ist: nicht einfach loslegen. Wer fasten möchte, sollte wissen, was er tut – und sich im Zweifel beraten lassen. Vor allem im hohen Alter oder bei gravierenden gesundheitlichen Herausforderungen kann der Arzt bei Ihren Fastenplänen sagen: »Lieber nicht!« Deshalb:

- **Vorher zum Doc:** Wer regelmäßig Medikamente nimmt oder chronische Erkrankungen hat, sollte das Fasten nicht einfach auf eigene Faust starten. Ein kurzer Check beim Hausarzt oder der Hausärztin kann helfen, Risiken zu vermeiden. Auch unterwegs gilt: Wenn der Körper protestiert, lieber pausieren. Fasten soll entlasten, nicht stressen.

- **Die passende Methode wählen:** Es gibt viele Wege, dem Stoffwechsel eine Pause zu gönnen. Manche verzichten tageweise auf feste Nahrung, andere setzen auf Intervallfasten – also längere Essenspausen im Tagesablauf. Auch Safttage oder leichte Brühen können sinnvoll sein. Wichtig ist: Die Methode muss zum Alltag passen. Und zum Alter.
- **Langsam starten:** Wer noch nie gefastet hat, muss nicht gleich zur Radikalkur greifen. Besser ist es, mit kurzen Fastenfenstern zu beginnen – zum Beispiel 14 oder 16 Stunden ohne Nahrung. So hat der Körper Gelegenheit, sich an die neue Situation zu gewöhnen. Und Sie merken schnell, ob Ihnen Fasten guttut. Oder doch nicht.
- **Den Darm nicht vergessen:** Beim Fasten schaltet der Körper um, und der Darm bekommt endlich eine Pause. Die lässt sich mit einfachen Mitteln sinnvoll unterstützen – zum Beispiel mit Heilerde und Flohsamenschalen. Beides wirkt sanft, regulierend und hilft beim »Aufräumen«. Wer's ausprobieren will: morgens ein Glas lauwarmes Wasser mit einem Teelöffel Heilerde, später ein zweites Glas mit Flohsamenschalen. Den Tag über dann leichte Kost mit vielen Ballaststoffen – Gemüse, Haferschleim, Suppen.
- **Leberwickel – alt, aber gut:** Unsere Leber arbeitet beim Fasten auf Hochtouren. Ein feuchtwarmer Wickel unter dem rechten Rippenbogen kann sie unterstützen. Dafür ein Tuch in warmem Wasser tränken, eine Wärmflasche dazu, zudecken und 20 Minuten entspannen. Tut der Leber gut – und oft auch dem Kopf.
- **Trinken nicht vergessen:** Auch wenn beim Fasten vieles wegfällt – Flüssigkeit gehört unbedingt dazu. Wasser, ungesüßte Kräutertees (ohne Pflanzenmilch!) oder klare Gemüsebrühen helfen, den Kreislauf stabil zu halten. Und sie dämpfen das Hungergefühl. Zwei bis drei Liter am Tag sind ein guter Richtwert.
- **Körperliche Belastung reduzieren:** Spaziergänge, leichte Bewegung, Yoga – ja. Hartes Training – nein. Wer fastet, braucht Kraftreserven für die innere Arbeit.

Wichtig: nach dem Fasten nicht gleich zurück in alte Muster fallen. Zucker, Fett und schwer Verdauliches erst mal meiden. Starten Sie lieber langsam, mit leichter, frischer Kost: Wie wär's mit Gemüse, Suppen, vielleicht etwas Fisch?

Ich persönlich empfinde eine Fastenphase, am liebsten das ayurvedische Panschakarma, immer wie eine wohltuende Musterunterbrechung: Raus aus den alten Routinen, sich öffnen für neue Erfahrungen. Wer diesen Moment nutzt, kann sich langfristig umstellen auf das, was ihm guttut.

Intervallfasten: im Alter nicht unbedingt empfehlenswert

Intervallfasten – also zum Beispiel zwölf Stunden Essenspause über Nacht – kann helfen, Reparaturprozesse im Körper zu aktivieren (das wussten übrigens schon die alten indischen Ayurveden). Die sogenannte Autophagie räumt defekte Zellbestandteile auf, reduziert Entzündungsbotenstoffe wie TNF-α und IL-6 und entlastet den Stoffwechsel. Auch das Insulin reagiert sensibler, der Blutzucker sinkt, und das LDL-Cholesterin geht runter. Besonders bei übergewichtigen Menschen zeigt sich oft eine deutliche Verbesserung der Stoffwechselwerte. Bei mir hilft's: Ich fühle mich großartig danach.

Was ich spannend finde: Es gibt Hinweise, dass Intervallfasten das Nervensystem schützt – durch weniger oxidativen Stress, bessere Bildung neuer Nervenzellen

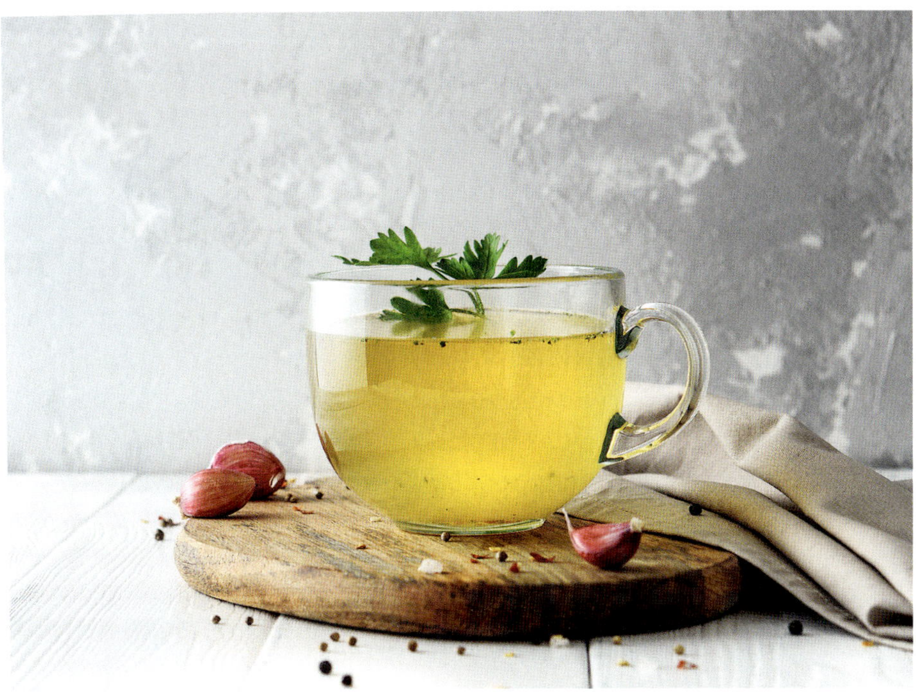

und Aktivierung des sogenannten **Klotho-Gens,** das mit Langlebigkeit und geistiger Fitness zu tun hat. Klingt großartig. Ist es auch – für junge, gesunde Menschen, die das gut in ihren Alltag integrieren können.

Aber: Bei manchen Menschen löst Fasten akuten Stress aus. Regelrecht Angst! Deshalb meine ich als Arzt: Wer ohnehin schon viel Stress im Alltag oder mit seiner Gesundheit hat, sollte nicht auch noch hungern. Vor allem ältere Menschen sollten vorsichtig sein. Denn Fasten kann dem Körper das Signal zum Muskelabbau geben – und genau das ist im Alter das Letzte, was wir brauchen. Das heißt für Ihren Alltag: vielleicht ein Testlauf. Ein oder zwei Wochen, dann ehrliche Bilanz. Wenn es nicht passt, weg damit.

Trinken, trinken, trinken … Wie viel denn nun?

Im Alter lässt das Durstgefühl oft nach – der Flüssigkeitsbedarf leider nicht. Deshalb braucht es manchmal einen sanften Schubs in Richtung Wasserglas.

- **Dehydrierung ist weit verbreitet:** Etwa ein Viertel der älteren Menschen, die zu Hause leben, trinken zu wenig. In Pflegeheimen ist es sogar ein Drittel. Besonders heikel wird es bei Vorerkrankungen oder eingeschränkter Nierenfunktion.
- **Wie viel sollte es sein?** Frauen ab 65 brauchen laut Fachgesellschaften rund 1,6 Liter Flüssigkeit pro Tag, Männer etwa 2 Liter. Davon wird ein Teil über die Nahrung aufgenommen, zum Beispiel über Suppen. Im Schnitt bleiben etwa 1,5 Liter übrig, die man trinken sollte, auch wenn der Durst sich mal nicht meldet. Am besten über den Tag verteilt viele, viele Schlucke nehmen!
- **Wenn die Uhr ans Wasserglas erinnert:** Smarte Uhren oder Apps, die ans Trinken erinnern, können (manchen Menschen) helfen. Oder man klebt Post-it's auf: »Prost!«
- **Das Schummelprogramm:** Wer kein Wasser trinken mag, kann sich selbst (oder die Großmama) austricksen: mit Gurke, Tomaten, Paprika, Wackelpudding oder einem handlichen Stück von meiner riesigen Lieblingssommerfrucht Wassermelone. Genug trinken kann man auch mit Essen!

☞ Ayurveda sagt uns, WIE wir essen sollten

Die ayurvedische Lehre ist über 2000 Jahre alt – und bis heute spannend. Viele ihrer Empfehlungen passen wunderbar zu dem, was moderne Medizin jetzt über Verdauung und Stoffwechsel herausfindet:

1. **Nur essen, wenn Sie Hunger haben:**
   Der Darm liebt Rhythmus – und mag es gar nicht, wenn dauernd zwischendurch gegessen wird.

2. **Gründlich kauen:**
   Wer jeden Bissen mindestens 20- bis 30-mal kaut, entlastet Magen und Darm. Und merkt früher, wann es genug ist.

3. **Aufhören bei 80 Prozent:**
   Wenn Sie merken, dass Sie fast satt sind – Pause. Der Magen braucht Platz zum Arbeiten.

4. **1/3-Formel für den Magen:**
   Ein Drittel feste Nahrung, ein Drittel Flüssiges oder Weiches, ein Drittel Raum zum Verdauen – so kommt das System gut klar.

5. **Längere Pausen zwischen den Mahlzeiten:**
   Zwei bis drei Mahlzeiten pro Tag mit mindestens vier Stunden Abstand – das hilft dem Darm, seine Arbeit zu tun.

6. **Mittags darf's mehr sein:**
   Zwischen 11 und 14 Uhr ist die Verdauung am aktivsten. Nutzen Sie das für Ihre Hauptmahlzeit.

7. **Abends leicht essen:**
   Eine warme Suppe oder sanft gedünstetes Gemüse ist abends besser als Brotzeit oder Rohkost – der Darm bedankt sich mit gutem Schlaf.

8. **Intervallfasten:**
   12 Stunden, zum Beispiel von 19 bis 7 Uhr oder von 20 bis 8 Uhr.

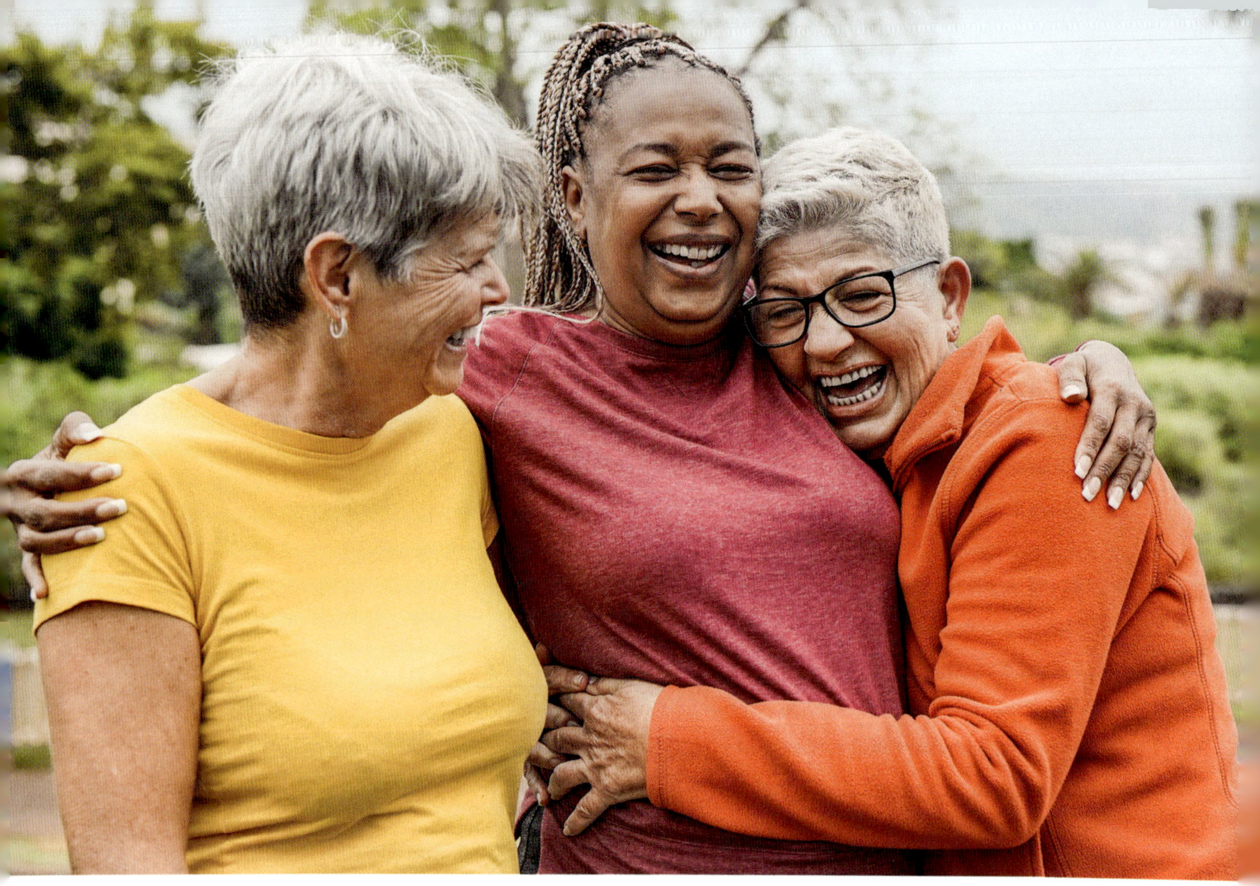

Gemeinschaft! Zusammensein – der dritte Schlüssel zur Langlebigkeit

Ein Hoch auf Herzensmenschen! Mit jedem Jahr, das man älter wird, wächst die Freude auf Stunden mit der Partnerin oder dem Partner, mit Kindern, Enkeln, mit guten Freundinnen und Freunden. Und wenn die Zeit gekommen ist: ahh – ein Genuss. Und irgendwann ist es dann auch wieder Zeit, sich zurückzuziehen. Die »soziale Batterie« aufladen. Der Mensch braucht unbedingt Menschen – aber auch unbedingt Zeit für sich, sonst kann er irgendwann nicht mehr. Und gerade in dieser Balance liegt die wahre Kunst des Lebens.

Was sich mit den Jahren verändert: Die Geduld mit Menschen, die einem nicht so wohlgesonnen sind, schwindet. Die Geduld mit denen, die keine Grenzen kennen oder sie missachten, wird weniger. Die Zündschnur wird kürzer. Bei aller Menschenliebe: Das ist gut so! Und wichtig – nicht zuletzt, um selbst gesund älter zu werden.

Soziale Nähe schützt – und stärkt

Ein gutes soziales Netzwerk kann Ihre Gesundheit stabilisieren und Ihre Lebenszeit verlängern – das zeigt inzwischen eine breite wissenschaftliche Datenlage.

- **Weniger Infekte:** Wer gut integriert ist, hat ein stärker reguliertes Immunsystem. Soziale Unterstützung kann Entzündungsmarker wie CRP senken – ähnlich stark wie Sport oder gesunde Ernährung.
- **Stabilere Psyche:** Menschen mit enger sozialer Einbindung haben ein deutlich geringeres Risiko für Depressionen und Suizidgedanken.
- **Besserer Schlaf:** Soziale Unterstützung hilft, das Stresssystem zu dämpfen – etwa durch eine geringere Aktivität der HPA-Achse und des Sympathikus. Das wirkt schlaffördernd und schützt vor stressbedingten Schlafstörungen.
- **Gesünderes Herz:** Einsamkeit erhöht das Risiko für Bluthochdruck. Wer eingebunden ist, hat messbar gesündere Blutdruckwerte.
- **Geringeres Demenzrisiko:** Regelmäßiger Austausch fördert die kognitive Reserve – und senkt die Wahrscheinlichkeit, im Alter an Demenz zu erkranken.
- **Längeres (und gesünderes) Leben:** Frauen mit hoher sozialer Integration lebten in Studien im Schnitt 10 Prozent länger und hatten eine um 41 Prozent höhere Wahrscheinlichkeit, das 85. Lebensjahr zu erreichen – unabhängig von Gesundheitsverhalten oder Depression.[99]

Respektloses oder grenzüberschreitendes Verhalten setzt den Körper unter Stress. Der Cortisolspiegel steigt – und bleibt oben. Das schadet der Herzgesundheit. Auch die Muskeln verkrampfen sich, Rückenschmerzen sind oft die Folge. Also hilft alles nichts: Man kommt nicht darum herum, den zugleich kürzesten und kompliziertesten Satz seines Lebens zu üben – »Nein«. Man braucht diese Grenze und den Mut, es zu sagen, um Raum und Zeit zu schaffen für das »Ja!« zu den Herzensmenschen, bei denen das Herz leicht wird. Mit denen man sich rundum gut fühlt.

Und doch bleibt es wichtig, aufeinander zuzugehen. Das Thema »gesellschaftlicher Zusammenhalt« ist hochaktuell: Knapp 80 Prozent der Menschen in Deutschland äußern die Sorge, dass er zunehmend schwindet. In vielen Ländern – ich denke vor allem an die USA, aber auch an Teile Europas – kippt die Stimmung. Aus produktivem Diskurs ist oft polarisierter Streit geworden. Selbst in

Ländern, die für ihre besonders gesunden alten Menschen bekannt waren – etwa Japan – steigt die Einsamkeit. Vor allem unter Hochbetagten.

Da sollten wir gegensteuern: jeder für sich, aber auch politisch. Wir brauchen Gemeinschaft! Das ist eine existenzielle Erfahrung von Anfang an. Sie gilt für jedes Kind, und sie galt auch schon bei den Frühmenschen: Wer allein war, ohne seine Horde, hatte kaum eine Überlebenschance. In Gemeinschaft dagegen konnte und kann man die Arbeit teilen, die Sorgen – und die Freude. **Geteilte Lebensfreude ist vervielfachte Lebensfreude!,** wie ich es bereits in meinem Buch »Leben mit Herz und Seele« beschrieben habe. Sie hält uns gesund! Menschen mit guten, stabilen sozialen Beziehungen haben laut einer Meta-Studie mit mehr als 300 000 Menschen tatsächlich eine 50 Prozent höhere Überlebenschance. Fünfzig Prozent! Das ist mehr, als viele Medikamente leisten.[100]

Mitgefühl

Wir sagen gerne, unsere Lieben seien das Wichtigste im Leben. Doch im Alltag denken wir meist wenig bewusst an sie – oft sind es sogar Fremde, deren Freundlichkeit uns trägt. Wann erleben wir wirklich noch Mitmenschlichkeit, ein Lächeln, ein Miteinander? Selten, oder?

Überall auf der Welt gibt es ein Prinzip, das uns leitet: den Kategorischen Imperativ. Er fordert, andere so zu behandeln, wie wir selbst behandelt werden wollen. Würden wir das konsequent leben, wären wir alle Gewinner – und fröhlicher.

Auch im alten China war dies bekannt: Das Prinzip des Shu bedeutet Rücksichtnahme und Mitgefühl, schließt Vergebung, Mitleid, Zugehörigkeit und Liebe ein – bis hin zur Seelenverwandtschaft.

Das Faszinierende: Wer an andere denkt, stärkt zugleich sich selbst. Menschen brauchen Gemeinschaft und ein Mitgefühl, das aus dem Herzen springt – ein Grundbedürfnis. Doch im Alltag gerät es leicht in Vergessenheit.

Darum: Nimm dir **jetzt** Zeit, an jemanden zu denken, der dir wichtig ist – oder auch an jemanden, den du kaum kennst. Mach Wohlwollen und Fürsorge zu deinem Leitbild. Es schenkt Glück und Kraft.

Entscheidend ist das Gemeinschaftsgefühl (nicht die Zahl der Gäste)

Einsamkeit läutet im Gehirn dieselbe Alarmglocke wie Hunger – das zeigt eine Studie des Massachusetts Institute of Technology (MIT).[101] Die Forscherinnen und Forscher am MIT ließen gesunde Erwachsene entweder aufs Essen oder auf jeglichen sozialen Kontakt warten – und zwar ganze zehn Stunden lang. Danach durften sie sich Bilder ansehen: einmal dampfende Spaghetti, einmal Freunde beim Lachen.

Und was passierte im Kopf? In beiden Fällen leuchtete derselbe Bereich im Mittelhirn auf – die Substantia nigra, ein Zentrum für Motivation, für »Ich will das!«-Impulse. Sie reagierte auf Nahrung nach Hunger und auf Nähe nach Einsamkeit – fast gleich intensiv.

Das heißt: Einsamkeit kann ein so nagendes Mangelgefühl auslösen wie Hunger. Weitergedacht: Einsamkeit kann Stress auslösen, sogar Angst. Und noch weitergedacht: Warum werden manche Menschen, die viel allein sind, irgendwann krank – und andere nicht? Die Antwort ist so klar wie berührend …

Dazugehören ist eine Frage der Haltung

Nicht das Alleinleben macht krank, sondern das Gefühl, einsam zu sein. Das zeigt eine Amsterdamer Studie mit mehr als 2000 älteren Menschen.[102] Wer sich einsam fühlte – unabhängig davon, ob verheiratet, in Gemeinschaft lebend oder regelmäßig besucht –, hatte ein deutlich höheres Risiko, innerhalb von drei Jahren eine Demenz zu entwickeln. Selbst wenn man andere Risikofaktoren wie Alter, Depression, Vorerkrankungen oder Bildung herausrechnete, blieb der Effekt bestehen.

Ausschlaggebend für unsere Gesundheit im Alter ist also unsere *innere* Realität. Unser Gefühl, mit anderen verbunden zu sein – unabhängig von der tatsächlichen Zahl der Menschen, die zum Kaffee kommen. Also wieder: auch eine Frage der Haltung. Spannend! Und verstehen Sie mich bitte richtig: Ich will Einsamkeit im Alter nicht kleinreden. Das Problem ist real. Hochbetagte Menschen haben oft viele, vielleicht alle ihre Freunde überlebt, viele Familienmitglieder – manche haben eigene Kinder verloren. Und wenn die Rente schmal ist, dann ist auch der

Aktionsradius eingeschränkt. Man kann sich nicht einfach zum Kaffee treffen: der Bus, der Kuchen – alles viel zu teuer. Und für manche auch ziemlich beschwerlich.

Und dennoch: Verbindungen lassen sich überall aufbauen. Und sie lassen sich auch wieder neu aufbauen. Ich habe es oft erlebt, dass Patientinnen eine freundschaftliche Beziehung zu den (von der Krankenkasse bezahlten) Taxifahrern, zur Ergotherapeutin, zur Fußpflegerin oder zur ambulanten Pflegekraft entwickelt haben – samt Glückwunschkarte und kleinem Geschenk zum Geburtstag. Natürlich sind das alles Profis, die mit ihrer Zuwendung ihren Lebensunterhalt verdienen. Und trotzdem: Es sind Menschen. Und zwischen Menschen können immer wunderbare Schwingungen entstehen, unabhängig von Alter und Muttersprache. Einfach so! Von Herz zu Herz. Ein Lächeln wird auf der ganzen Welt verstanden.

> Man hört nicht auf zu lachen, wenn man alt wird, man wird alt, wenn man aufhört zu lachen.
>
> Georges Bernard Shaw

Lebenssinn lässt uns länger leben

Wenn wir uns neben unseren familiären Liebesbeziehungen einbringen in alltägliche Beziehungen, wenn wir das Gefühl haben, unsere konkrete Hilfe, unsere Ideen, unsere gute Laune haben in der Gemeinschaft einen Wert – dann tut uns das gut. Auch etwas sammeln, Teil einer Band sein, in einem Verein mitmachen, sich in ein Thema reinfuchsen, Pullover stricken oder Fußballtore bauen für die Enkel, einen Garten pflegen, die Johannisbeeren an einem perfekten Tag ernten oder nach dem offiziellen Rentenalter einfach weiterarbeiten[103] – all das kann ein Sinngefühl geben und das **Ich und Wir-Gefühl** stärken. Und das hält tatsächlich gesund. **Auf die HALTUNG kommt es an.**

Ich habe die 70 auch schon überquert, bin leidenschaftlich Arzt und arbeite mit viel Vergnügen in meinem Unternehmen, ich schreibe Bücher, bin seit Kindheit künstlerisch aktiv und reise viel um die Welt, um Vorträge zu halten oder an

Talkrunden teilzunehmen. Ja, das macht mir sehr viel Freude, das gibt mir sehr viel Sinngefühl. Glücklich macht mich besonders auch die Liebe zu und von meiner Frau Anja und meinen Kindern. Dass mir das alles darüber hinaus noch zusätzliche Lebensjahre schenkt – das habe ich erst bei der Recherche für dieses Buch entdeckt.

Hinter diesem Fund steckt wieder einmal die UK Biobank – eine seit 2006 laufende Gesundheitsstudie mit über 500 000 Britinnen und Briten, die freiwillig Blut, Gene, Lebensgewohnheiten und Krankheitsdaten teilen, um Forscherinnen und Forschern zu helfen, Volkskrankheiten wie Krebs, Herzinfarkt oder Demenz besser zu verstehen und frühzeitig zu erkennen. Über 150 000 von ihnen haben zwischen 2016 und 2017 angegeben, wie sehr sie ihr Leben als sinnvoll empfinden.[104] Dann hat man gewartet – und geschaut, wer bis Ende 2022 gestorben war. Und woran. Und siehe da: Menschen mit einem stärkeren Gefühl von Lebenssinn hatten ein deutlich geringeres Sterberisiko. Genauer gesagt: Wer eine Standardabweichung mehr Sinn im Leben empfand, hatte ein um 15 Prozent geringeres Risiko, an irgendeiner Ursache zu sterben. Selbst wenn man bekannte lebensverkürzende Faktoren wie Rauchen, Armut und Krankheiten herausrechnete, blieb immer noch ein um 9 Prozent geringeres Risiko bestehen.

Das Forschungsteam konnte aus den Daten sogar ablesen, vor welchen Todesarten ein Sinngefühl besonders schützt:

- 47 Prozent weniger Risiko, an Unfällen oder äußeren Ursachen zu sterben
- 41 Prozent weniger bei Atemwegserkrankungen
- 32 Prozent weniger bei neurologischen Erkrankungen (z. B. Demenz)
- 28 Prozent weniger bei COVID-19
- und sogar bei Krebs: 8 Prozent weniger Risiko

Das alles hat nichts mit den Genen zu tun (auf die man keinen Einfluss hat). Das alles hat auch nichts zu tun mit Blutwerten oder Körpergewicht oder Fitness (das alles beeinflussen wir mit viel *äußerer* Mühe – also was wir einkaufen, ob wir selbst kochen, wie viel Sport wir treiben …). Lebenssinn ist eine *innere* Haltung, die wächst, wenn wir handeln. Und in vielen, vielleicht den meisten Fällen bezieht sich dieses Handeln auf andere Menschen, die uns wohlgesonnen sind. Und genau das lässt uns natürlich und gesund altern.

Für viel mehr WIR im Alltag

1 **Nähe macht satt – wie Spaghetti.**

Einsamkeit kann sich für unser Gehirn anfühlen wie Hunger. Das heißt: Stress! Es reicht oft schon ein munteres Gespräch, ein gemeinsamer Spaziergang oder ein kurzer Anruf bei jemandem, der uns guttut. Fakt ist: Der Hunger nach Zugehörigkeit lässt sich besser stillen mit *guten* Verbindungen als mit *vielen* Verbindungen.

2 **Die innere Realität zählt.**

Man kann verheiratet sein und sich einsam fühlen – oder allein leben und zutiefst verbunden sein. Entscheidend ist das innere Erleben, nicht der äußere Status. Pflegen Sie also Ihre guten Freundschaften, Ihre Kontakte in der Nachbarschaft und Ihre Kontakte zu den Profis, die sie immer wieder brauchen: vom Friseur über die Hausärztin, den Apotheker, die Buchhändlerin bis hin zum Postboten – seien Sie nett zueinander! Das hält gesund!

3 **Beziehungen wachsen auch auf Umwegen.**

Verbindungen entstehen oft dort, wo man sie nicht geplant hat: im Wartezimmer, beim Friseur, mit der Pflegekraft, die regelmäßig kommt. Wer offen bleibt, findet auch im Kleinen Resonanz – es muss nicht immer der teure Ausflug sein.

4 **Sinn kann man selber machen.**

Ob Gartenarbeit, Musik, Ehrenamt, Fanclub oder Enkelkinder-Bespaßung: Wer etwas tut, was gebraucht wird – und dabei Freude empfindet –, erlebt Sinn. Dieses Gefühl wirkt wie ein Schutzschild gegen Stress, Krankheit und sogar gegen frühes Sterben. Also: einfach machen!

5 **Gemeinsamkeit ist eine Haltung.**

Auch wer wenig Geld hat, nicht mehr mobil ist oder schon vieles verloren hat, kann Gemeinschaft erleben – wenn das Herz weit ist. Wer sich öffnet für Resonanz, begegnet ihr häufiger.

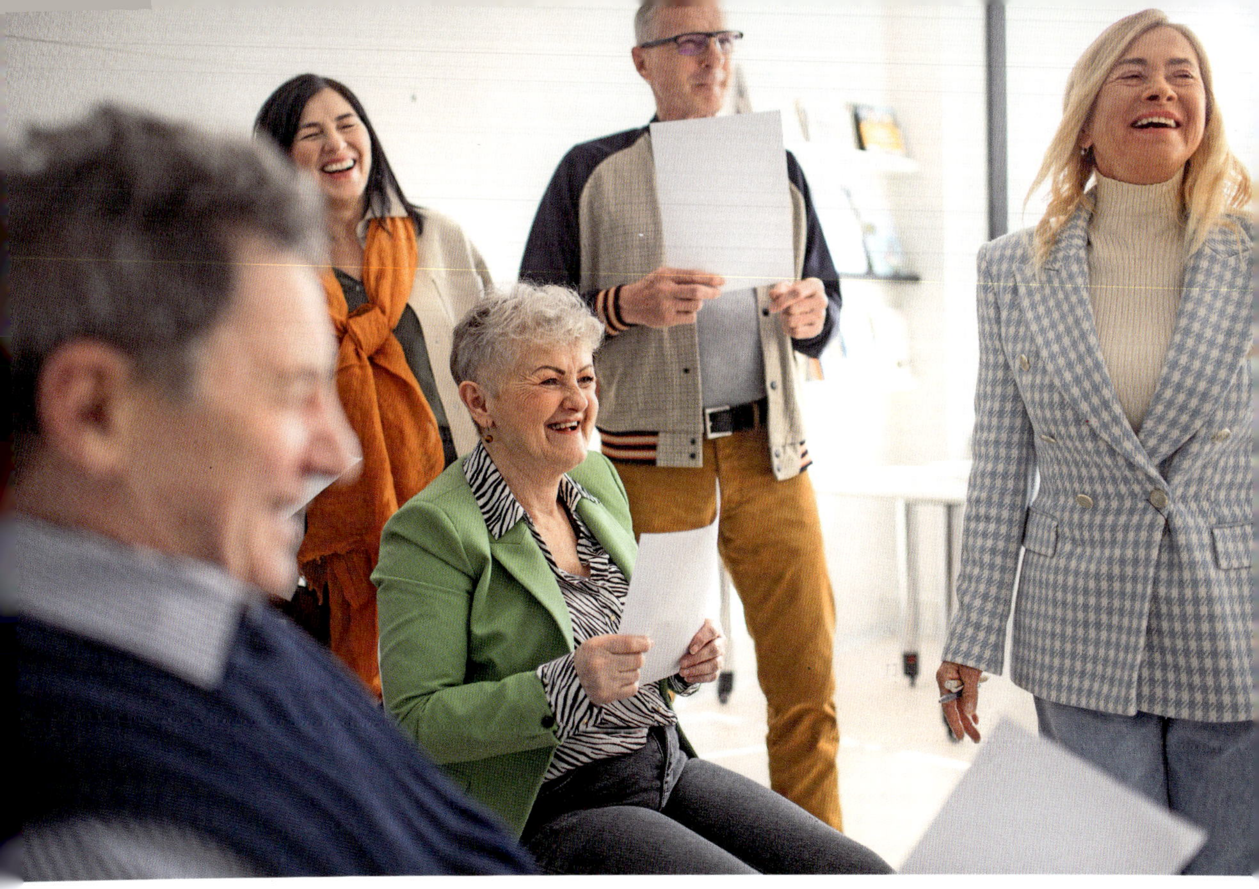

Gemeinsam Sachen machen

»Das ist doch nichts Richtiges!«, sagen Sie? Sie wollen Ihre Zeit nicht »verplempern« mit »unnützen« Dingen und lieber etwas wegschaffen in der Wohnung, im Haus, im Garten? Ja, so bin ich auch erzogen worden. Und trotzdem hat unsere Großfamilie uns drei Brüdern die Chance gegeben, sportlich aktiv zu sein, Fußball zu spielen, im Chor und in unserer kleinen Hausband zu singen, Klavier, Gitarre, Geige, Saxofon zu lernen, Bücher zu lesen, Theater zu spielen … und wenn Sie nun schauen, was vor allem aus den Büchern und Gitarren geworden ist: So ganz unnütz war die investierte Zeit offenbar doch nicht.

Und ist es nicht eine schöne Idee, dass eben nicht nur Kinder und Jugendliche von »gemeinsam Sachen machen« sehr profitieren, sondern auch die Erwachsenen, vor allem wenn sie älter werden? Vier Projekte mit älteren Menschen möchte ich Ihnen vorstellen: Es geht um (recht anspruchsvolle) Hobbys, um Lerntandems, um Vorlese-Runden und um die Idee, die eigene Lebensgeschichte in ein digitales Storyformat zu gießen und gemeinsam anzuschauen (ein bisschen Hollywood für alle!). Alle vier Projekte wirkten sich messbar positiv auf die Gesundheit aus.

Ein neues Hobby kann sich anfühlen wie ein neues Ich

Ich habe mein ganzes Leben lang gebastelt – schon seit dem Kindergarten. Das Drumherum war mir beim Basteln total egal. Ein herrliches Gefühl! Übrigens ein Leben lang, wie das *Synapse Project* zeigt. Hier wurde untersucht, wie sich kreative Tätigkeiten auf das Gehirn von Menschen über 60 Jahren auswirken. Die Teilnehmenden lernten über mehrere Wochen hinweg ein anspruchsvolles Hobby (streng genommen ein neues Handwerk): Quilten zum Beispiel oder Digitalfotografie. Das Ergebnis: mehr geistige Beweglichkeit, bessere Gedächtnisleistung und effizientere Verarbeitung im Gehirn – verglichen mit anderen Gruppen, die nichts Neues lernten. Der Effekt geht über die gesteigerte Denkleistung hinaus: Wer Teil einer Hobby- oder Freiwilligengruppe ist, bleibt auch im Alltag länger unabhängig und fühlt sich lebendiger. Was genau macht diese Aktivitäten so wirksam? Die US-Forscherin Adams-Price hat vier Schlüsselaspekte identifiziert, die durch kreatives Gestalten gefördert werden:[105]

- **Identität:** Wer ein Hobby hat, das mehr ist als bloße Beschäftigung – zum Beispiel Fotografieren, Musik machen oder Schneidern –, denkt anders über sich selbst. Dann ist man eben nicht nur »ein älterer Herr«, sondern ein Fotograf. Nicht nur »eine ältere Dame«, sondern eine Musikerin. Das verändert das Bild, das man von sich selbst hat. Fachleute sagen: Es wird Teil des Selbstkonzepts. Und das macht was mit einem. Man fühlt sich zugehörig zu einem neuen Beruf. Vielleicht sogar zu einer Berufung.
- **Spiritualität:** Es geht um das Gefühl, Teil von etwas Größerem zu sein. Der eigene Garten zum Beispiel, manchmal fühlt der sich an wie die Welt in klein.
- **Beruhigung:** Die Hände sind beschäftigt, der Kopf wird ruhiger. Ob beim Werkeln, Nähen oder Malen: Im Kopf sind nicht mehr 17 Denkschubladen gleichzeitig geöffnet, es schnattern nicht mehr Tausend Stimmen im Hirn, der Fokus richtet sich auf genau diese eine Sache. Die Psyche kann sich entspannen, und der Körper tut es dann auch.

- **Anerkennung:** Und dann ist da noch der Moment, in dem jemand sagt: »Das hast DU gemacht? Echt schön.« Das tut gut. Weil es zeigt: Da ist was entstanden, das gesehen und wertgeschätzt wird.

Diese vier Dinge – wer man ist, was man spürt, wie man zur Ruhe kommt und wie man gesehen wird – sorgen dafür, dass man das Gefühl hat: Ich hinterlasse Spuren, die etwas bedeuten. Ich gehöre dazu. Ich mache einen Unterschied. Und das ist ein ziemlich gutes Gefühl, übrigens nicht nur für »alte Leute«.

Neues lässt sich leichter gemeinsam lernen

Jetzt sagen Sie vielleicht: »Als ich jung war, habe ich neue Dinge superschnell gelernt. Und jetzt im Alter will das Neue einfach nicht mehr so recht in meinen Kopf. Wie soll das also gehen – ein neues Hobby lernen?« Die verblüffend einfache Antwort: Lernen Sie gemeinsam mit einer Partnerin oder einem Partner!

Die Idee stammt von einem Forschungsteam der Universität Edinburgh.[106] Das Team hat über 6600 Studien aus fünf Ländern ausgewertet, um herauszufinden: Was bringt gemeinsames Lernen im Alter? Was hilft? Was stört? Und das Ergebnis war eindeutig: Wenn zwei zusammen lernen, dann geht's! Man motiviert sich gegenseitig, ergänzt sich – oder bleibt einfach dran, weil man sich nicht allein durchwurschteln muss. Dabei spielt es keine große Rolle, ob man sich vorher schon kannte. Viel wichtiger ist: Zeit. Zeit zum Wiederholen, Zeit zum Üben, Zeit, damit das Neue ankommen kann. Und ein kleiner Perspektivwechsel hilft auch: Statt »Ich bin zu langsam« sagen Sie sich lieber: »Ich find's spannend – und ich mach's gern noch mal in Ruhe.« Also:

- **Zu zweit lernt es sich leichter:** Egal ob Sprachen, Schreinern oder Smartphone – wenn man gemeinsam lernt, bleibt mehr hängen. Und wenn mal was schiefläuft, kann man zumindest zusammen drüber lachen.
- **In Ruhe, bitte:** Ältere Gehirne haben einen anderen Takt. Und Hektik hat sowieso noch nie jemanden klüger gemacht. Also Zeit nehmen.
- **Neu ist nicht schlimm:** Sie müssen Ihren Lern-Buddy nicht seit Jahrzehnten kennen. Wichtig ist nur: Sie fühlen sich wohl miteinander und trauen sich, Fragen zu stellen. Alles andere kommt mit der Zeit.

Lesen und lesen lassen

Kleiner Ausflug nach Florenz: Hier hat sich eine Forschungsgruppe angeschaut, was eigentlich passiert, wenn ältere Menschen gemeinsam lesen.[107] Dazu haben sie sich elf Studien angeschaut, aus verschiedenen Ländern, mit Menschen ab 60 Jahren – auch mit solchen, die schon mit dem Gedächtnis zu kämpfen hatten oder psychisch belastet waren. Wichtig war nur: Sie lebten selbstständig. Sie machten alle aktiv mit bei Lesegruppen, in denen vorgelesen, zugehört und miteinander gesprochen wurde. Ergebnis: super! Die Menschen waren weniger deprimiert, konnten besser kommunizieren, fühlten sich weniger allein. Sie sagten sogar, dass sich ihre Lebensqualität verbessert hat. Moment: einfach durch das gemeinsame Erleben von Geschichten?

Ja, tatsächlich. Wenn man nicht allein ist, sondern gemeinsam mit anderen eintaucht in Worte, Gedanken, Figuren, entsteht Verbindung. **Weil der Mensch seit Urzeiten ein Geschichtenerzähler ist.** Manche sagen sogar: Ohne Geschichten wären wir keine richtigen Menschen. Geschichten helfen uns, Erinnerungen zu ordnen. Sie erklären die Welt, machen uns empathischer, verbinden uns mit anderen. Deshalb sitzen wir auch im Alter noch so gerne beisammen und erzählen von früher, vom Urlaub mit dem alten Käfer oder wie wir als Jugendliche von zu Hause ausgerissen sind, um uns frei zu fühlen. Gemeinsame Erzählmomente

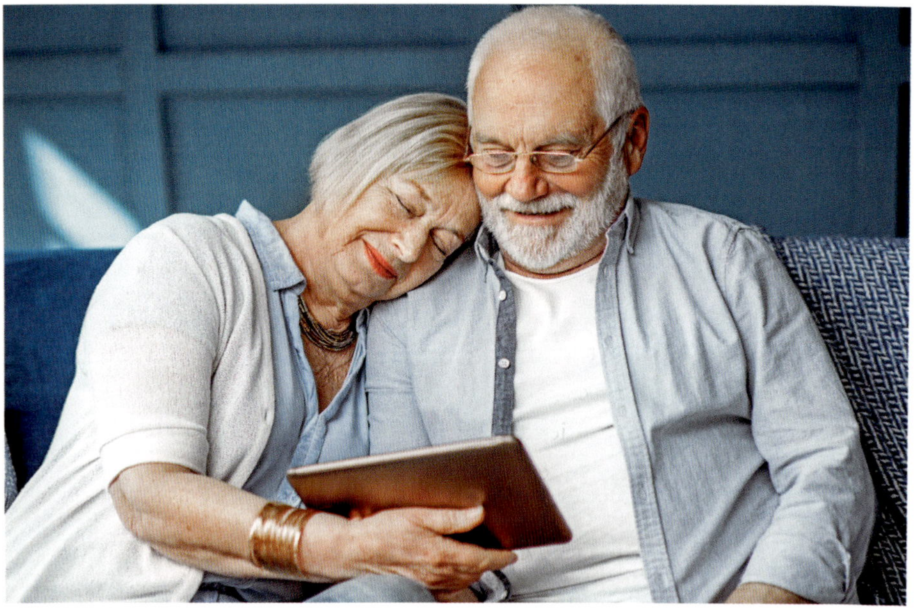

bringen diese Gefühle der Freiheit und der Verbundenheit zurück. Das hält uns geistig wach und emotional lebendig. Ob mit Lagerfeuer oder ohne, gönnen Sie sich Geschichten! Es macht einen Riesenspaß, versprochen!

- **Lesen verbindet:** Suchen Sie sich eine Lesegruppe oder gründen Sie selbst eine. Wenn das Lesen schwerfällt, versuchen Sie es mit einem Hörbuch. Im Netz finden Sie endlos viele Geschichten (oft kostenlos).
- **Besser als Tabletten:** Gemeinsames Geschichtenhören kann die Stimmung heben, das Hirn anregen und Einsamkeit lindern. Ohne Nebenwirkungen! (Außer vielleicht Gänsehaut, wenn die Story besonders spannend ist …)

Geschichten, Geschichten, Geschichten! Gemeinsames Erinnern stärkt das Gedächtnis.

Wenn ich eine Geschichte aus meinem Leben erzähle – vielleicht etwas, das weit zurückliegt: meine radikale Entscheidung, doch Arzt zu werden und nicht Schiffsbauer; mein beinahe tödlicher Sturz in eine Schlucht, bei dem ich so etwas wie ein Nahtoderlebnis hatte; oder die tiefe Enttäuschung, als ein vermeintlicher Freund meine Forschungsergebnisse als seine eigenen ausgab – dann merke ich: Da kommt noch mehr hoch. Bilder, Zusammenhänge, von denen ich dachte, sie seien längst verblasst. Und plötzlich entsteht etwas Neues aus dem Alten.

So etwas passiert auch beim *Digital Storytelling* – also beim Erzählen der eigenen Geschichte mit digitalen Mitteln: Ton, Bild, Text, vielleicht mit Musik oder auch mit Gedichten (meine Leidenschaft! Nachzuhören bei BR Classik vom 30.8.25, mit Moderator Malte Arcona). In einem Kurs in Vancouver haben ältere Menschen das ausprobiert.[108] Zehn Wochen lang. Sie haben über ihr Leben nachgedacht, Erinnerungen sortiert, Bilder ausgewählt und daraus kurze Filme gemacht. Und am Ende diese Filme gezeigt – sich selbst, anderen Teilnehmenden, Freunden, Familie. Und was ist passiert?

Drei Dinge: Erstens haben sie sich miteinander verbunden gefühlt. Weil man merkt – ach guck, dir ging's ähnlich. Oder: Das habe ich so noch nie gesehen. Zweitens: Sie haben sich selbst wiederentdeckt. Beim Zurückblicken passiert ja oft mehr als nur »Ach ja, das war damals«. Man versteht Dinge plötzlich anders.

Drittens: Sie haben etwas hinterlassen. Einen kleinen Film, der für die Kinder, für die Enkel bleibt, vielleicht auch eines Tages für diejenigen, die dann noch kommen … Die Geschichten gehen schließlich weiter! Und diese Perspektive macht froh:

- **Mehr Lebenssinn:** Wenn wir Geschichten von uns erzählen, spüren wir: Mein Leben war nicht nur lang – es hatte auch Bedeutung. Manchmal sehen auch andere Zusammenhänge, die wir übersehen haben. (»Deine Schwiegermutter, hat die vielleicht Ähnlichkeiten mit der Großmama!?«)
- **Seelischer Rückenwind:** Erzählrunden können die Laune heben – ganz ohne Rezept. Wer regelmäßig erinnert, hat oft mehr Leichtigkeit im Alltag und einen klareren Blick auf das Gute.
- **Klar im Kopf:** Beim Erzählen sortiert sich vieles. Namen fallen einem wieder ein, alte Lieder auch. Das Denken wird wacher, Worte kommen wieder leichter!
- **Pure Freude:** Ich werde nie die großen strahlenden Augen und gespannte Stille während den Vorlesungen aus meinen Büchern vom Kleinen Medicus oder Erwin und Rosi vergessen.

Oxytocin – das Kuschelhormon

Wenn Menschen zusammenkommen, sorgt unser »Kuschelhormon« Oxytocin dafür, dass wir uns wohlfühlen und die Gemeinschaft genießen.

- **Vertrauen auf Knopfdruck:** Oxytocin wird ausgeschüttet, wenn wir Nähe erleben – beim Erzählen, beim Zuhören, beim gemeinsamen Lachen. Es macht uns entspannter, freundlicher und sorgt dafür, dass wir uns auf andere einlassen können.
- **Weg mit dem Stress:** Während Cortisol unser Alarmsystem ist, ist Oxytocin so etwas wie der innere Ruheknopf. Es senkt den Blutdruck, beruhigt die Nerven und hilft dem Körper, wieder runterzufahren.
- **Gut fürs Herz:** Wer sich regelmäßig verbunden fühlt – durch Gespräche, Umarmungen oder einfach durch Dazugehören –, entlastet sein Herz-Kreislauf-System.

- **Mehr Abwehrkraft:** Menschen mit stabilen sozialen Kontakten kommen oft besser durch Erkältungswellen und auch durch schwierige Zeiten.
- **Gut zu wissen:** Oxytocin stellt der Körper zuverlässig selbst her – immer dann, wenn wir uns gesehen, gehört oder gemocht fühlen. Also: öfter mal erzählen. Oder zuhören. Oder jemanden anlächeln, der es gerade braucht!

Übrigens: Lachen ist der beste Jungbrunnen

Eins muss ich an dieser Stelle noch loswerden: Lachen ist nicht nur schön – es ist ziemlich gesund. Und zwar von Kopf bis Fuß. Wer regelmäßig lacht, tut seinem Körper, seinem Gehirn und seiner Stimmung etwas richtig Gutes. Das ist kein Spruch, das ist Biologie.

- **Lachen startet im Gehirn:** Schon ganz kleine Babys lachen – und zwar auch dann, wenn sie weder sehen noch hören können. Das zeigt: Lachen ist angeboren. Unser Gehirn ist darauf vorbereitet. Genauer gesagt, das limbische System. Dort entstehen beim Lachen Glückshormone, sogenannte Endorphine, die gute Gefühle machen und Schmerzen lindern können.

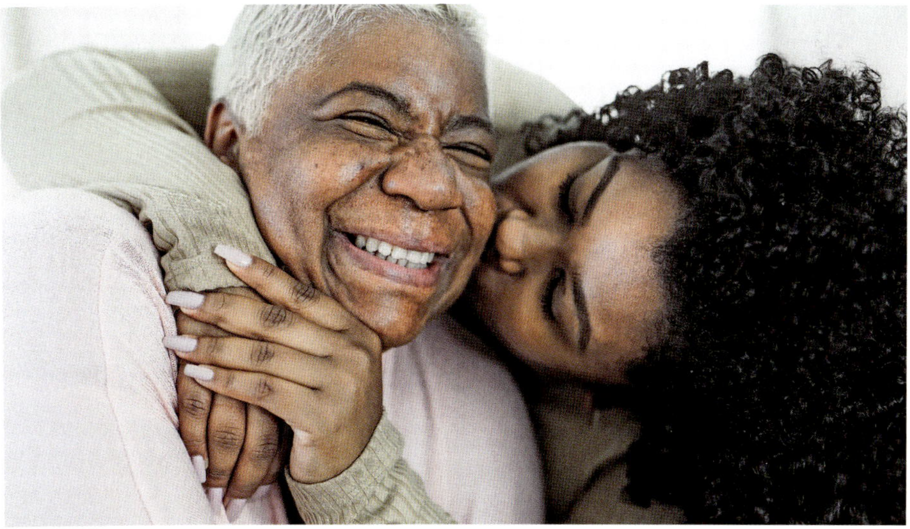

- **Gesundheitskur für den ganzen Körper:** Beim Lachen sind bis zu 80 Muskeln beteiligt – unter anderem im Gesicht, Bauch und Brustkorb. Die Lunge pustet ordentlich durch, das Herz schlägt schneller, das Blut wird mit Sauerstoff angereichert, und der Stoffwechsel bekommt einen Extra-Schub. Gleichzeitig sinkt der Spiegel von Stresshormonen wie Cortisol. Das tut nicht nur der Stimmung gut, sondern auch dem Gedächtnis und der Konzentration.
- **Lachen stärkt das Immunsystem:** Wer regelmäßig lacht, produziert mehr Antikörper und natürliche Abwehrzellen. Die schützen uns vor Infekten und könnten sogar bei der Abwehr von Tumorzellen eine Rolle spielen. Krankenhausclowns setzen das gezielt ein – vor allem bei Kindern und älteren Patientinnen und Patienten.
- **Soziale Superkraft:** Lachen verbindet. Es baut Brücken zwischen Menschen – egal ob mit oder ohne gemeinsame Sprache. Es entschärft Spannungen, schafft Vertrauen und macht aus einem Raum Fremder eine Gruppe. Selbst ein einfaches Lächeln kann die Stimmung in einem Gespräch komplett verändern.
- **Lachen ist ansteckend:** Auch wenn wir selbst gerade nicht in Hochform sind – wenn andere lachen, steckt das oft an. Der Gleichklang der Stimmung tut gut, macht uns empfänglicher für Nähe und Verbundenheit. Und das wiederum senkt den Stress. Kein Wunder, dass Humortherapie in Pflegeeinrichtungen heute ganz offiziell zur Gesundheitsförderung zählt.
- **Besonders wichtig im Alter:** Während Kinder noch mehrere Hundert Mal am Tag lachen, tun wir Erwachsene das im Schnitt gerade mal 15 Mal. Dabei zeigen neue Studien: Regelmäßiges Lachen kann depressive Symptome lindern, die körperliche Fitness verbessern, Schlaf und Lebensfreude fördern – gerade bei älteren Menschen.
- **Gut zu wissen:** Lachen kostet nichts, wirkt schnell – und hat keine Nebenwirkungen. Es ist der wohl freundlichste Wirkstoff, den Sie täglich einnehmen können. Also: Gönnen Sie sich mehr davon. Ob mit einem guten Witz, einer alten Anekdote, einem albernen Video oder einfach in Gesellschaft von Menschen, mit denen Sie gerne schmunzeln.
- **Dosierung:** drei Mal täglich Humor – gern auch mehr bei Bedarf.

Mehr zusammen machen!

1 **Hobby statt Pflichtprogramm:**
Suchen Sie sich etwas, das Sie interessiert – Fotografieren, Nähen, Singen, völlig egal. Wichtig ist: Es fordert ein bisschen heraus, macht Freude und hat Platz für Entwicklung. Und wenn jemand fragt, was Sie so machen, sagen Sie mit Überzeugung: »Ich bin jetzt Filmemacherin.« Oder Gärtner. Oder Ukulele-Spieler. Klingt doch gut, oder?

2 **Lernen zu zweit – bleibt besser hängen:**
Egal ob Sie Französisch auffrischen oder lernen wollen, was Ihr Smartphone noch so alles kann – machen Sie's zu zweit. Man bleibt eher dran, lacht über kleine Hänger und freut sich gemeinsam über Fortschritte.

3 **Lesezeit ist Lebenszeit:**
Schließen Sie sich einer Vorleserunde an oder starten Sie eine. Ob mit Büchern oder Hörtexten – gemeinsam in Geschichten einzutauchen macht wach, wirkt verbindend und hebt die Stimmung besser als jede Vitaminspritze.

4 **Erinnern wirkt – am besten im Dialog:**
Erzählen Sie Ihre Geschichte. Nicht nur für andere – auch für sich selbst. Alte Erinnerungen bringen neue Perspektiven. Und wenn daraus ein kleines Hörstück oder Video wird: umso besser!

5 **Oxytocin-Turbo starten:**
Treffen Sie Menschen, sprechen Sie über früher, lachen Sie beim Spaziergang oder legen Sie gemeinsam eine Mittagspause ein. Nähe löst Oxytocin aus – das wirkt beruhigend, stärkt das Immunsystem und tut dem Herzen gut. Besser als jede Pille.

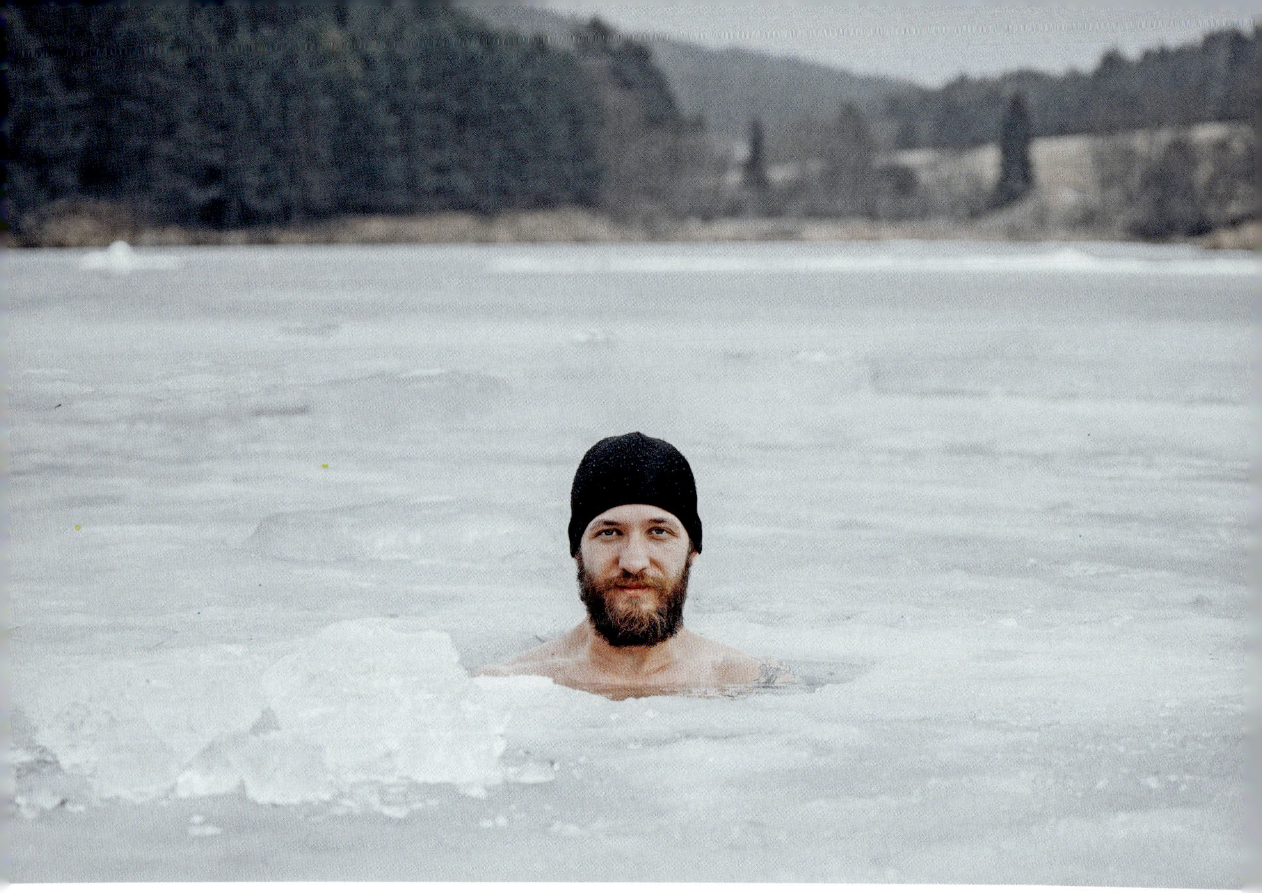

Immer mit der Ruhe! Entspannung – der vierte Schlüssel zur Langlebigkeit

Als mein Vater mit mir zum ersten Mal in die Sauna ging, war ich fünf. Damals gab es noch kein »Kinderparadies« im Bochumer Hallenbad – sondern nur diese stickige Saunahütte, das heiße Wasserbecken und daneben das kalte. Eiskalt! Erst ging es in die Sauna, dann die Wechselbäder. Ich erinnere mich an diesen Moment – wie man über eine Mauer klettern konnte, ein bisschen wie Tarzan, um vom heißen ins kalte Wasser zu kommen. Und wieder zurück. Das war unser kleines Ritual. Nein, kein Wellnessprogramm, Wellness war damals noch nicht erfunden. Das war Abhärtung. Ich wusste damals noch nicht, wie man den Parasympathikus buchstabiert – aber mein Körper hat sich das gemerkt. Und liebt das!

Die Kaltwasserliebe begleitet mich bis heute. Zum Beispiel, als ich vor zwei Jahren an Neujahr mit 500 Menschen in Norderney in die Nordsee gestiegen bin. Sechs Grad Wassertemperatur. Ein kurzes, klares »Jaaa!« zum Leben. Danach war ich wach. Nicht nervös-wach, sondern zentriert. Klar. Ruhig. Und vor allem: lebendig.

Was damals spielerisch begann, ist inzwischen ein Teil meines Alltags geworden. Ich gehe gern in die Sauna, sitze danach in einem kalten Becken – manchmal nur 30 Sekunden, manchmal etwas länger. Aber es passiert jedes Mal dasselbe: Ich merke, wie der Schalter umgelegt wird. Wie mein Sympathikus, also der Teil meines Nervensystems, der auf Angriff, Flucht oder Alarm steht, langsam zurücktritt. Und der andere Teil, der für Ruhe, Regeneration, Verdauung und inneres Gleichgewicht zuständig ist, übernimmt. Parasympathikus nennen ihn die Fachleute, die Chinesen Yin. Ich nenne ihn: mein **innerer Runterbringer.**

Was ich damit sagen will: Diese Wechsel, dieses bewusste Aussteigen aus der Aufregung, das ist kein Chichi-Hipster-Wellnesskram. Das ist eine Überlebensstrategie für alle, die älter werden und dabei gesund, wach und beweglich bleiben wollen. Versprochen: Sie brauchen dafür keinen teuren Nordseeurlaub, nicht einmal eine Sauna. Sie brauchen ein Gefühl für sich selbst, eine Dusche und eine Idee davon, wie Sie sich selbst runterregeln können. Heiß duschen **(Yang)**, dann immer kälter, dann kurz eisig **(Yin)**. Das lässt sich üben!

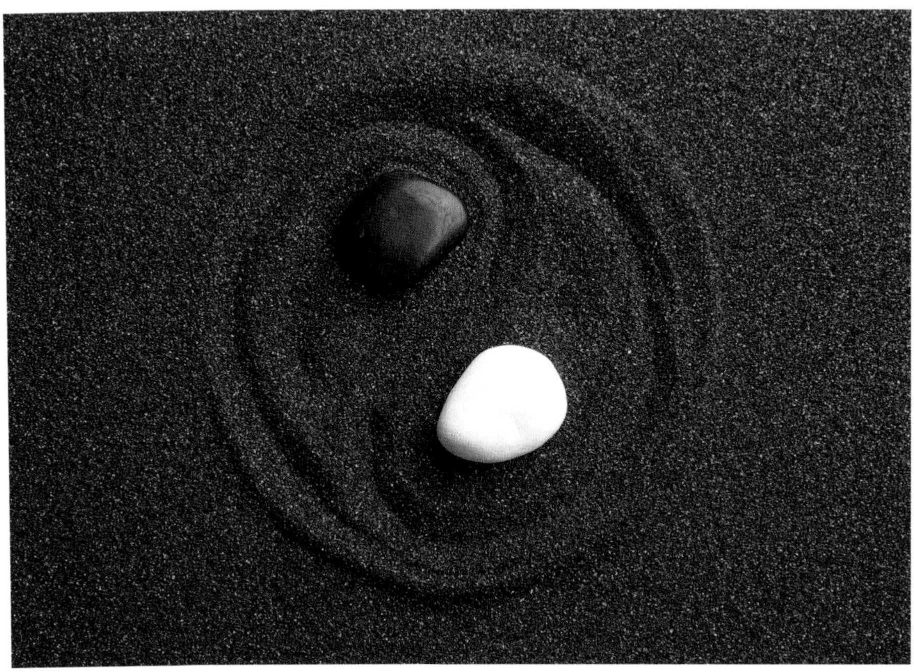

Warum Stress uns schneller altern lässt – und was Sie dagegen tun können

Unser Körper ist ziemlich gut darin, mit kurzen Stressmomenten umzugehen. Dauerstress allerdings bringt ihn aus dem Takt – und lässt ihn viel schneller altern, als er es eigentlich möchte. Warum ist das so?

- **Cortisol im Dauerbetrieb:** Wenn Stress chronisch wird, produziert der Körper ständig das Stresshormon Cortisol. Das sorgt für erhöhten Blutdruck, schlechteren Schlaf, mehr Bauchfett – und bremst das Immunsystem aus. Keine gute Kombination für gesundes Altern.
- **Zellen ohne Schutzkappe:** An den Enden unserer Chromosomen sitzen kleine Strukturen, sogenannte Telomere. Die schützen unser Erbgut. Bei lang anhaltendem Stress verkürzen sie sich schneller – was die Zellen anfälliger macht für Schäden und Alterungsprozesse.
- **Entzündung als Dauerzustand:** Stress kann stille Entzündungen im Körper fördern, also Entzündungen ohne akute Symptome. Diese gelten als Mitverursacher vieler Alterskrankheiten – von Diabetes bis hin zu Demenz.
- **Reparatur gestört:** In Ruhe regeneriert der Körper, unter Stress leider nicht. Zellen erneuern sich langsamer, Wunden heilen schlechter, und selbst das Gehirn baut weniger neue Nervenzellen – besonders in den Bereichen, die für Gedächtnis und Lernen wichtig sind.

Wohltemperierte Entspannung

Wärme beruhigt, Kälte belebt. Beide Reize wirken auf den Körper – und zwar tiefgreifend. Wärme lockert die Muskulatur, fördert die Durchblutung, lindert Schmerzen und kann sogar das Risiko für Herz-Kreislauf-Erkrankungen und Demenz senken. Kälte dagegen aktiviert den Kreislauf, reduziert Entzündungsprozesse, wirkt stimmungsaufhellend und kann helfen, den Kopf frei zu bekommen.

Gerade im höheren Alter sind diese Effekte angenehm *und* medizinisch sinnvoll. Wichtig ist die richtige Dosierung: Wärme darf nicht überhitzen, Kälte nicht überfordern. Doch in wohldosierter Form unterstützt beides den Körper dabei, in Balance zu bleiben – und die Seele freut sich, dass sie mal wieder »baumeln« darf.

Wärme tut gut – aus gutem Grund

Ich habe irgendwann gemerkt: Je älter ich werde, desto mehr zieht mich die Wärme an. Nein, die flirrende Hitze der 40-Grad-Tage, bei der einem der Kreislauf wegsackt, die meine ich nicht. Ich meine diese tiefe, durchdringende Wärme, die langsam in die Gelenke kriecht, den Nacken lockert, das Herz beruhigt. In der Sauna, unter der Infrarotlampe, in einer gemütlichen Wanne oder mit einem gut platzierten Wärmekissen. Wärme macht weich, innen wie außen. Und was sich weich anfühlt, lässt sich wieder bewegen.

In Finnland kennt man sich mit eisigen Wintern aus. Und da wissen die Menschen: Wer regelmäßig in die Sauna geht, senkt sein Risiko für Herzinfarkte, Demenz und plötzlichen Herztod. Und zwar drastisch. Besonders spannend: Diese Effekte zeigen sich auch bei älteren Erwachsenen, das haben zahlreiche Studien bestätigt. Und das bedeutet: Es ist nie zu spät, damit anzufangen. Und bevor Sie jetzt stöh-

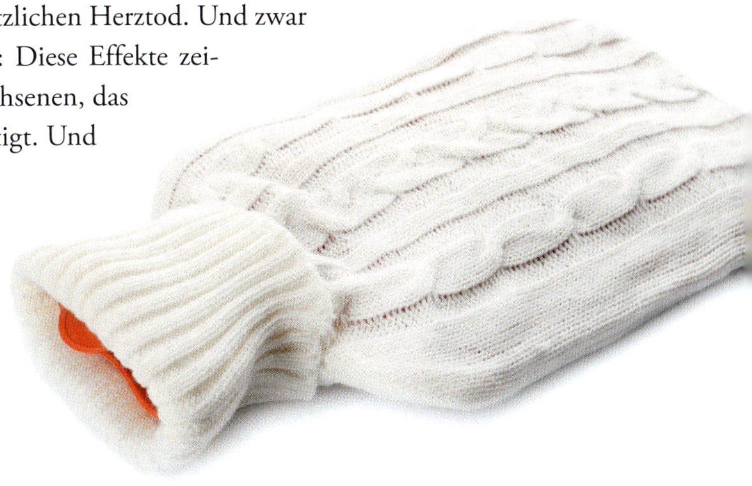

nen: Es muss keine finnische Aufgusszeremonie bei 100 Grad sein. Auch milderes Schwitzen zählt.

Mich hat das bestärkt. Ich genieße diese Rituale inzwischen regelrecht. Die langsame Entspannung nach zehn Minuten in der Sauna, am liebsten mit einem wohlriechenden Aufguss. Das Auflegen eines Fangopakets auf die Lendenwirbelsäule nach einem langen Tag. Und ich spüre: Mein Körper antwortet. Die Verspannungen werden weniger, die Beweglichkeit bleibt erhalten, die Schmerzen tauchen seltener auf. Wer sich wieder schmerzfreier bewegt, geht anders durch den Tag. Und noch ein Punkt, der oft übersehen wird: Wärme bringt die Durchblutung in Schwung. Und das ist gerade im Alter ein zentraler Hebel. Die kleinen Gefäße – also die Mikrozirkulation – versorgen Muskeln, Haut, Organe. Wenn da nicht mehr viel läuft, kommt es zu Wundheilungsstörungen, Muskelabbau, frierenden Füßen. Mit gezielter Wärmeanwendung lässt sich dagegen arbeiten.

Für mich ist das längst Teil meines Repertoires geworden. So wie andere morgens ihren Kaffee brauchen, brauche ich abends meine Wärme. Es ist mein Reset-Knopf. Mein Weg runterzuschalten – körperlich und mental. Und es ist ein Stück Selbstfürsorge, das sich erstaunlich schnell auszahlt. Probieren Sie's aus. Ganz gleich ob Wärmflasche, Wärmelampe oder warmer Pulli. Hauptsache warm!

Kälte weckt den Kern – und sortiert den Kopf

Ich erinnere mich genau an meinen ersten Sprung ins eiskalte Bochumer Schwimmbeckenwasser. Die Haut zieht sich zusammen, das Herz schlägt bis in die Ohren, der Atem stockt – und dann dieser Moment: Ich bin wach. Hellwach. Irgendwo zwischen Panik und Euphorie. Was ist da los?

Was da im Körper passiert, ist eine Art Notfallprogramm. Stresshormone wie Adrenalin und Noradrenalin schießen durch den Blutstrom. Die Gefäße verengen sich, um Wärme zu halten. Das Blut zieht sich in den Körperkern zurück – der Organismus schützt, was er schützen muss, Arme und Beine werden zur Nebensache. Der Stoffwechsel kurbelt sich hoch, die Muskeln produzieren Wärme durch Zittern – und das Gehirn bekommt ein klares Signal: Du bist da. Und zwar jetzt.

Mehrere Studien zeigen: Regelmäßige Kälteanwendungen – ob als Kaltwasserdusche, Eisbad oder Kältekammer – senken entzündliche Prozesse im Körper. Gerade im Alter, wo Rheuma, Arthrose oder stille Entzündungen zum Alltag gehö-

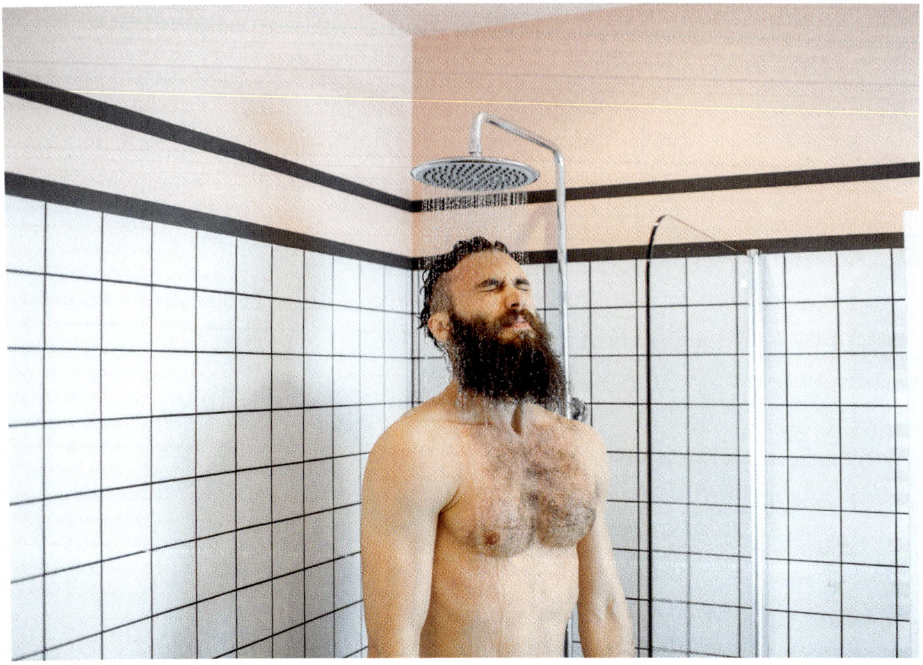

ren, ist das ein hoch erwünschter Effekt. Die Entzündungsmarker gehen zurück, die Schmerzen lassen nach. Und manche berichten sogar von besserem Schlaf, tieferer Entspannung, mehr Lebensfreude. Ich kann das bestätigen. Nach einer kalten Dusche am Morgen bin ich sortierter. Und abends, nach einem Wechselbad, schlafe ich tiefer.

Aber: Man sollte es nicht übertreiben. Es gibt Hinweise darauf, dass zu viel Kälte zu viel Stress auslösen kann – gerade für das Immunsystem. In einer kleinen Studie mit Eisbädern sanken bestimmte Immunzellen sogar ab. Zwölf Minuten bei sieben Grad – das ist kein Spaziergang. Und für Menschen mit Herzproblemen oder neurologischen Erkrankungen ist so ein Kälteschock eher keine gute Idee. Auch ich taste mich ran. Keine Heldentaten, sondern kurze, kontrollierte Impulse. Zwei Minuten kalt duschen. Mal ein kaltes Fußbad. Ein Eisbeutel auf dem schmerzenden Knie. Das reicht oft schon.

Fünf einfache Hacks für wohltemperierte Entspannung

1 **Kalte Dusche, klarer Kopf:**
Eine Minute kalt duschen direkt nach dem Aufstehen bringt den Kreislauf in Schwung, aktiviert den Stoffwechsel – und macht wacher als jeder Kaffee.

2 **Eis aufs Gelenk:**
Bei akut schmerzenden Gelenken kann eine Kühlpackung Wunder wirken. Zwanzig Minuten auflegen, ein Tuch dazwischen – und die Entzündung beruhigt sich.

3 **Wärmekissen am Abend:**
Ein warmes Körnerkissen im Rücken oder auf dem Bauch vor dem Schlafengehen entspannt den Parasympathikus und fördert die Schlafqualität.

4 **Infrarotlicht statt Schmerzmittel:**
Bei verspannten Muskeln oder steifen Gelenken hilft schon eine Viertelstunde unter der Infrarotlampe – besonders im Schulter-Nacken-Bereich.

5 **Warm-kalt-warm fürs Immunsystem:**
Beim Duschen am Ende für 30 Sekunden kaltstellen, dann wieder warm, dann noch einmal kurz kalt. Das trainiert die Gefäße, regt die Durchblutung an und fördert die körpereigene Temperaturregulation.

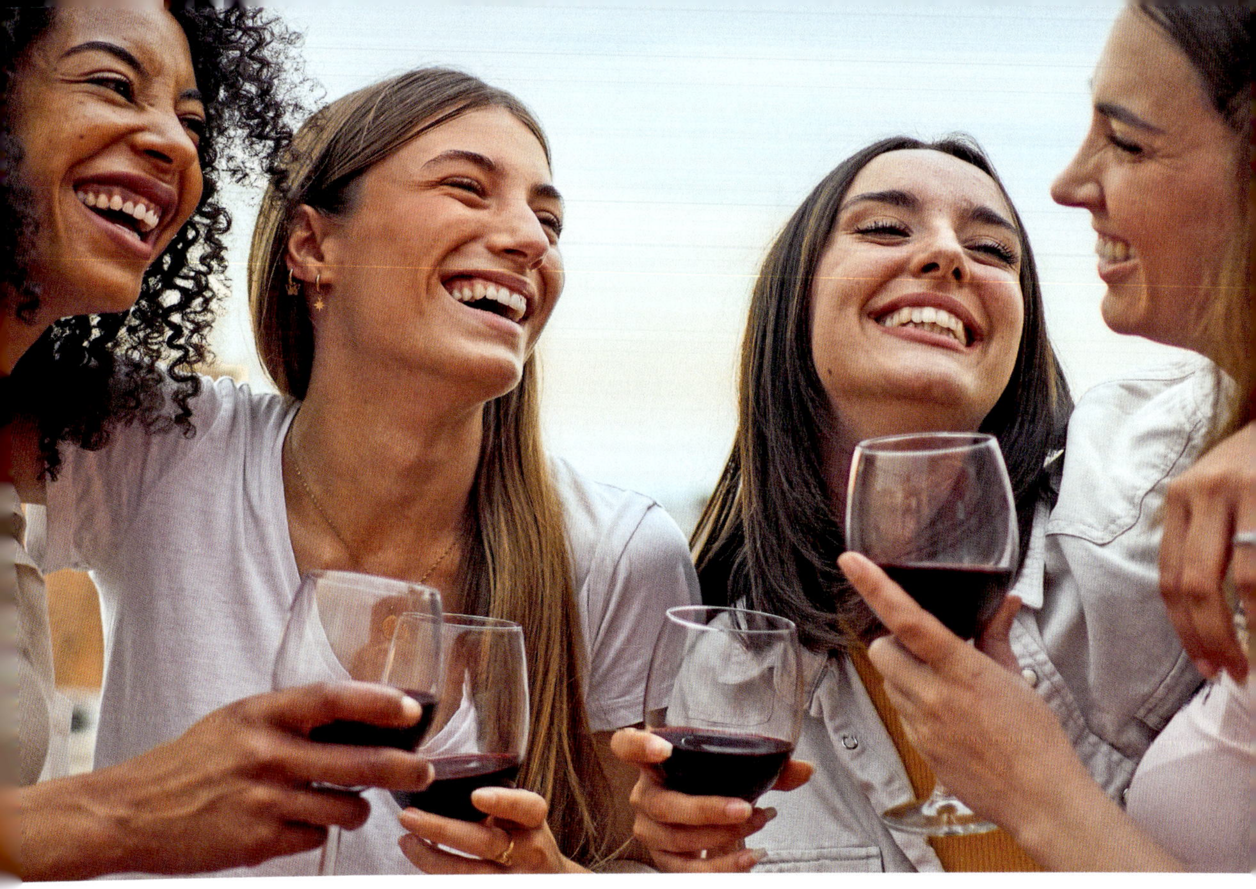

Genuss mit Haken

Alkohol und Nikotin sind Teil in die Alltagskultur, Teil der Popkultur. Sie versprechen uns zu entspannen, zu verbinden, zu betäuben und zu belohnen. Aber sie hinterlassen Spuren. Im Körper, im Immunsystem (manchmal auch im Lebenslauf). Heute wissen wir: Selbst kleine Mengen Alkohol sind medizinisch kein Gewinn. Nie! Wir wissen auch: Das Rauchen, auch wenn es lange her ist, schreibt sich tief ein. Nein, bitte nicht gleich weiterblättern. Sie kennen mich: Ich bin nicht der Typ, der Verzicht predigt. Ich möchte Sie einladen, Genuss neu zu denken. Damit Sie eine schönere, gesündere Lebenszeit haben, und vor allem: *mehr* gesunde Lebensjahre.

Die Sache mit dem »Gläschen«

Es gibt diesen Satz in verschiedenen Varianten. Zum Beispiel: »Ein Gläschen in Ehren kann niemand verwehren.« Klingt nach einer Volksweisheit und nach Dolce Vita. Es gab lange Zeit auch Studien, die genau das zu bestätigen schienen. Ein Gläschen am Tag – das sei sogar gut fürs Herz. Aber: So einfach ist es leider nicht.

Wenn man sich die neueren Studien anschaut, merkt man schnell: Das Bild hing schief. In den alten Untersuchungen wurden Menschen, die gar keinen Alkohol trinken, oft als Vergleichsgruppe genommen. Was dabei nicht berücksichtigt wurde: Viele von ihnen trinken aus gutem Grund keinen Alkohol – weil sie krank sind oder Medikamente nehmen müssen. Klar, dass sie dann schlechter abschneiden als jemand, der gesund ist und ein Glas Wein trinkt. Wenn man gesunde Nichttrinker mit gesunden moderaten Trinkern vergleicht, sieht der vermeintliche Vorteil plötzlich ganz anders aus: Er ist weg. Oder sehr viel kleiner als gedacht.

Eine große niederländische Studie hat es sich trotzdem noch mal genau angeschaut:[109] Wer wird wirklich alt – also über 90 – und wie viel Alkohol ist im Spiel? Überraschung: Die höchste Wahrscheinlichkeit, 90 zu werden, hatten Menschen, die regelmäßig sehr wenig Alkohol tranken. Fünf bis fünfzehn Gramm am Tag – das ist ungefähr ein kleines Glas Bier oder ein halber Wein. Mehr nicht. Und sobald es mehr wird oder unregelmäßig und viel auf einmal – kippt die Bilanz. Dann steigen die Risiken: für Herz, Leber, Gehirn und alles dazwischen.

Heißt das jetzt, dass man sein »Gläschen« trinken sollte, um 90 zu werden? Ganz klar: Nein! Alkohol ist ein Nervengift. Immer! Besonders langlebige Menschen werden nicht so alt, weil sie trinken, sondern obwohl sie trinken. Sie sind genetisch so ausgestattet, dass sie das Gift besser wegstecken. Für Herz und Kreislauf gibt es bessere Rezepte als Bier und Wein: Bewegung. Schlaf. Ein Spaziergang mit jemandem, der einen mag. Ingwertee. Und gute Gespräche funktionieren wunderbar mit alkoholfreien Getränken, mittlerweile gibt es eine recht ordentliche Auswahl. (Man muss aber gut suchen und ausprobieren. Ich liebe mittlerweile deutsches 0.0 Prozent Bier, besonders das aus Bochum sowie holländisches, spanisches und italienisches. Beim Sekt wird die Wahl schon schwerer, einen guten alkoholfreien Wein habe ich bisher noch nicht gefunden.)

Und überhaupt: Ich meine, in einem gewissen Alter kann, darf und sollte man die Frage, ob man wirklich jeden gesellschaftlichen Automatismus mitmachen muss, mit »Nein!« beantworten. Ohne mit der Wimper zu zucken!

Fluppe? Ist nicht schnuppe ...

Dass Rauchen ungesund ist, weiß jeder. Trotzdem höre ich in der Praxis oft Sätze wie: »Ich rauche ja nur ein paar am Tag.« Oder: »Ich habe ja vor zwanzig Jahren aufgehört – das zählt doch nicht mehr, oder?« Doch, es zählt.

Wer raucht, lebt kürzer. Wir wissen mittlerweile, wie viel kürzer genau: Bei Männern, die mit 40 mehr als zehn Zigaretten am Tag rauchen, geht es im Schnitt um rund neun Jahre weniger. Und gut sieben Jahre bei Frauen. Auch wer »nur« bis zu zehn Zigaretten am Tag raucht, verliert im Schnitt fünf Jahre. Diese Zahlen stammen aus einer großen deutschen Langzeitstudie.[110] Diese Studie zeigt auch: Es lohnt sich, Rauchen *und* Alkohol *und* Übergewicht in den Griff zu bekommen. Denn wer raucht, stark übergewichtig ist, viel Alkohol trinkt und auch noch oft billige Wurst auf dem Teller hat, verliert im Schnitt 17 Lebensjahre – als Mann. Bei Frauen sind es rund 14 Jahre. Ja, so viele!

Wichtig zu wissen: Das angeborene Immunsystem, die schnelle Eingreiftruppe, erholt sich nach einem Rauchstopp relativ rasch. Die Reaktionsfähigkeit normalisiert sich, bestimmte Entzündungswerte gehen zurück.

Aber: Tabakrauch verändert die epigenetische Steuerung. Das heißt, an der DNA kleben winzige molekulare »Schalter«, die mitentscheiden, wie aktiv bestimmte Gene sind. Und diese Schalter stellen sich durchs Rauchen ungünstig ein. Manche Entzündungs-Gene laufen dann dauerhaft auf Hochtouren. Andere, die bremsen könnten, sind leider auf OFF geschaltet und bleiben es. Das zweite, das »adaptive« Immunsystem merkt sich also, dass mal geraucht wurde.[111] Und das kann, je nach genetischer Veranlagung, ungünstige Folgen haben: chronische Entzündungen, Autoimmunreaktionen oder Demenz.

Heißt das jetzt, aufhören bringt nichts? Weil sowieso schon zu spät? Ganz im Gegenteil. Wer aufhört, gibt seinem Körper die Chance zu heilen. Und kann die langfristigen Folgen zumindest abmildern.

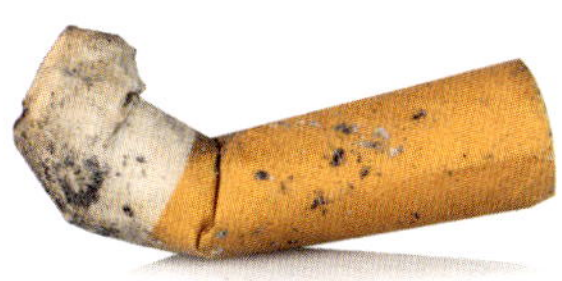

Fünf alltagstaugliche Hacks für mehr Genuss mit weniger Risiko

1 **Alkohol entzaubern:**
Trinken Sie nicht aus Routine oder »weil's dazugehört«. Und wenn doch, bleiben Sie bei sehr kleinen Mengen.

2 **Gespräche gehen auch ohne Pegel:**
Probieren Sie beim nächsten Abend mit Freunden alkoholfreie Alternativen aus. Es gibt leckere Biere und sogar Martini oder Sekt ohne Alkohol. Selbst Gin oder Whisky. Beim Wein wird's schwieriger. Einfach mal probieren.

3 **Kein Gläschen aus Gesundheitsgründen:**
Trinken, weil's »gut fürs Herz« sein soll? Für den Kreislauf? Stimmt nicht! Bewegung, Schlaf und Zuwendung sind deutlich bessere Medizin.

4 **Rauchstopp lohnt sich – immer:**
Auch nach Jahrzehnten zahlt sich Aufhören aus. Das Immunsystem erholt sich, Entzündungswerte sinken, und auch die Lunge hat die Chance, sich zu erholen.

5 **Gesellschaftliche Automatismen hinterfragen:**
Jedes »Nein!« zu Alltagsdrogen, das Sie anderen entgegenhalten, ist ein »Ja!« zu mehr Lebenszeit, die Ihnen gehört. Es ist Ihre Zeit! Lassen Sie sich Ihre Lebensjahre nicht abquatschen.

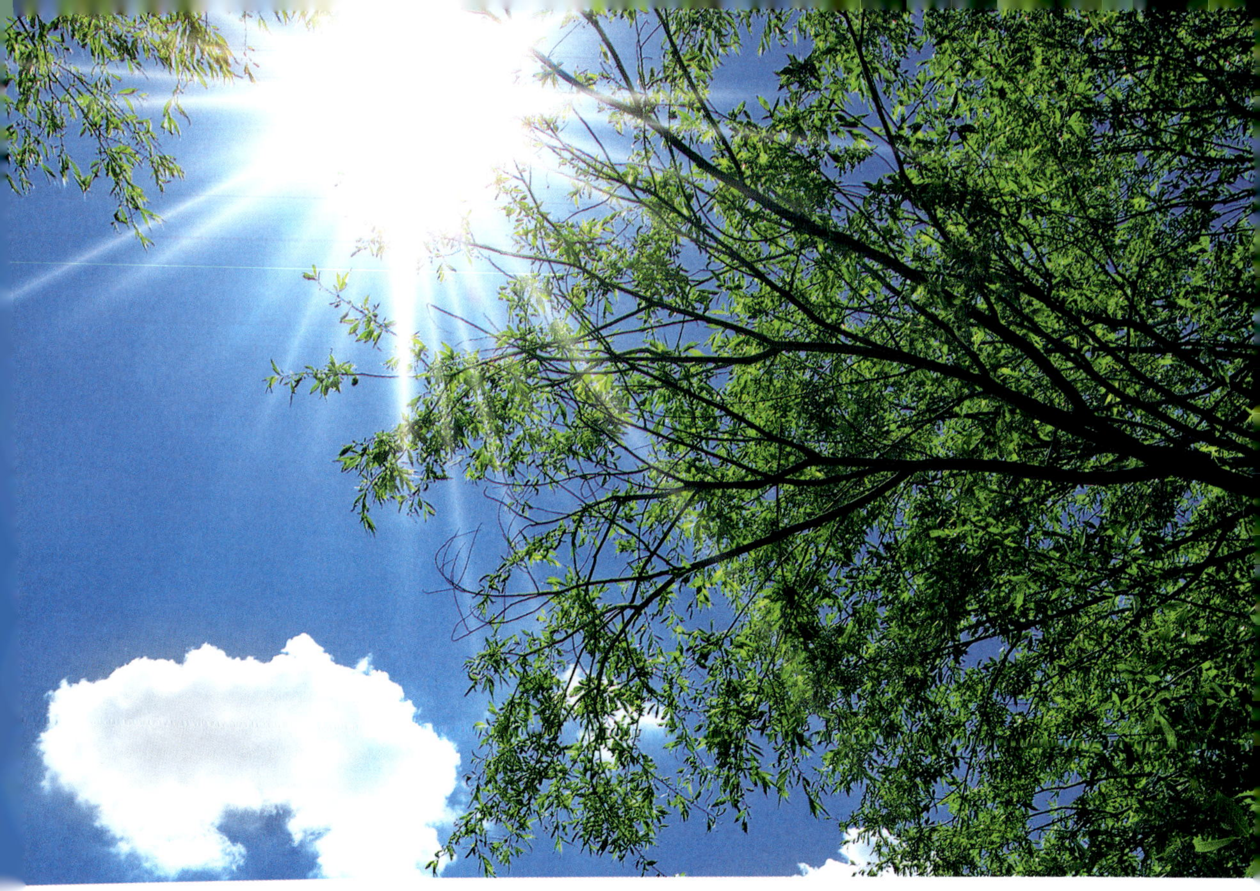

Unter freiem Himmel klart die Seele auf

Manchmal reicht ein Schritt vor die Tür, und alles wird leichter. Der Kopf wird klarer, der Puls ruhiger, die Gedanken kriegen mehr Platz. Ob Sonne, Wasser oder Wald – draußen sein verändert etwas in uns. Und das nicht nur gefühlt, sondern messbar. Wer regelmäßig rausgeht, schläft besser, denkt klarer, lebt stabiler. Manche sagen: Das ist doch banal. Stimmt. Aber genau das ist das Gute daran. Es ist einfach. Und es hilft.

Die Kraft des Lichts

Ich liebe die Sonne! Solange ich zurückdenken kann. Ich lebe – wie die meisten von uns – richtig auf und meine Sorgen relativieren sich, Missmut verschwindet. Dass Licht guttut, ahnen wir ja längst. Aber in den letzten Jahren haben Studien noch mal deutlicher gezeigt: Wer regelmäßig, wohldosiert und möglichst morgens ein bisschen Sonne tankt, tut seiner Gesundheit einen Gefallen. Körperlich und psychisch. Vor allem schläft man besser! Eine aktuelle Studie mit über 1000 Teilnehmenden bestätigt:[112] Menschen, die täglich mehr als vier Stunden bei Tageslicht draußen sind – vor allem vormittags –, haben signifikant bessere Stimmung und weniger depressive Symptome. Der Zusammenhang war messbar, selbst wenn man Schlaf oder Lebensstil mit einrechnet. Auch bei Menschen mit wenig Tageslicht im Job zeigte sich: mehr Sonne, bessere psychische Verfassung. Das habe ich in meiner Klinik oft beobachtet.

Sonnenlicht regt nicht nur die Vitamin-D-Bildung an – was für Knochen und Immunsystem wichtig ist –, es senkt auch den Blutdruck über die Freisetzung von Stickstoffmonoxid in der Haut. Sie merken's, wenn Sie nach einem Spaziergang im Licht entspannter atmen. Es braucht gar nicht viel. Schon 15 bis 30 Minuten mit freiem Gesicht und Unterarmen – idealerweise am Morgen – helfen. Und nein, Sie müssen sich dafür nicht in die pralle Mittagssonne legen oder den Nacktbalkon reaktivieren. Es geht um Regelmäßigkeit, nicht ums Brutzeln.

Und falls Sie jetzt sagen: »Schön und gut, Herr Grönemeyer, aber ich wohne in Bielefeld, da ist selbst der Sommer ein Gerücht!«, Sie haben recht. Nördlich von Bochum wird es mit der Sonnenkraft ab Oktober tatsächlich dünn. Gerade ältere Menschen bilden dann weniger Vitamin D über die Haut, weil sie seltener draußen sind und die Haut langsamer reagiert. In solchen Fällen lohnt sich ein Vitamin-D-Präparat – am besten nach Rücksprache mit der Hausärztin oder dem Hausarzt.

Vitamin D hilft dem Körper, Kalzium aus der Nahrung aufzunehmen. Und Kalzium brauchen unsere Knochen, um stabil zu bleiben. Ohne genügend Vitamin D kann der Darm das Kalzium nicht richtig verwerten – dann zieht sich der Körper das, was er braucht, aus dem Knochengerüst. Das funktioniert zwar eine Zeit lang, aber auf Dauer werden die Knochen porös. Eben: Osteoporose.

Gerade bei älteren Menschen, bei denen die Vitamin-D-Produktion über die Haut nachlässt und die ohnehin weniger essen oder sich seltener in der Sonne aufhalten, ist das ein wichtiges Thema. Meine Erfahrung aus der Radiologie:

- Eine ausreichende Versorgung mit **Vitamin D senkt das Risiko für Knochenbrüche** deutlich.
- Und zwar nicht nur, weil die Knochen kräftiger bleiben – auch Muskeln und Gleichgewicht profitieren, das **reduziert die Sturzgefahr.**

Aufs Wasser gucken – was für eine Wohltat!

Kürzlich bin ich mit der Fähre von Dover nach Calais gefahren. Keine lange Strecke, trotzdem eine Wohltat. Ich habe einfach dagestanden, am Heck, und auf das Wasser geschaut, auf das Gesprudel der Schiffsschraube. Die Weite des Meeres hat etwas in meinem Gehirn verändert: Die vielen Gedanken, auch Sorgen, die sonst alle gleichzeitig in meinem Denken aktiv sind, waren wie weggeblasen. So, als hätte mir der Blick auf das Wasser vermittelt, dass wir alle Teil eines einzigen Kosmos sind, der vielleicht unendlich ist. Diese eine Sache, die mich im Moment immer wieder so beschäftigt, so nervt? Weg! Nur: warum? Vielleicht, weil die Wellen mir so etwas vermitteln wie das ewige Pulsieren aller Materie, das ewige Atmen von allem, was lebt. Angesichts dieser überwältigenden Unendlichkeit ist das eine kleine Nerv-Ding dann gar nicht mehr so wichtig.

Viele Forschende sprechen von einem »Gefühl der Verbundenheit«. Mit der Welt. Mit der Zeit. Es stärkt etwas, das man im Englischen so schön *sense of coherence* nennt: die innere Gewissheit, dass das Leben einen sinnhaften Zusammenhang hat – auch wenn immer mal wieder etwas ziemlich verrutscht. Es waren auch Wissenschaftlerinnen und Wissenschaftler aus England, die in den vergangenen Jahren einiges zu der Frage herausgefunden haben, wie und warum uns der Blick

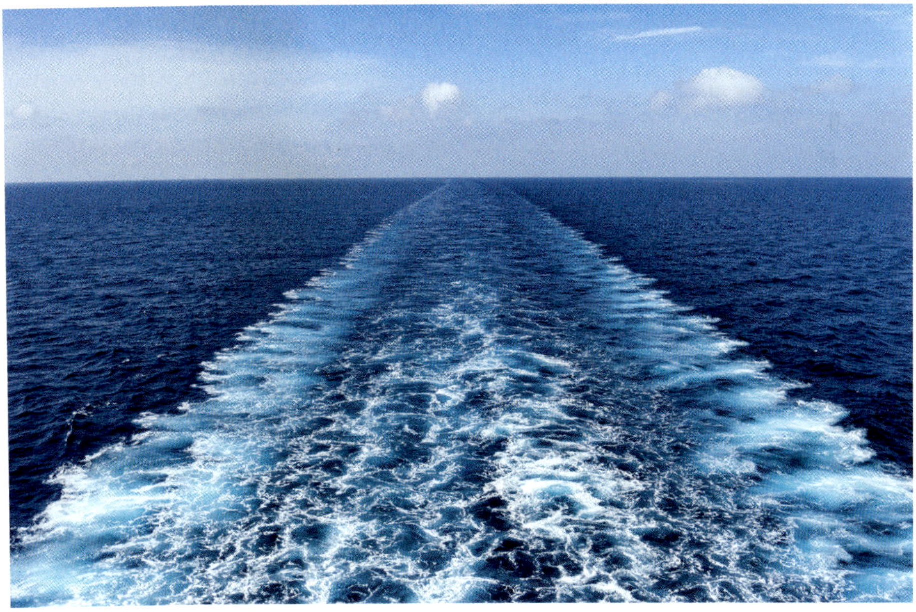

auf Wasser so beruhigt – gemeint sind Seen, Flüsse, Bäche, Teiche. Sie nennen solche Orte *Blue Spaces*. Was passiert, wenn man sich dort regelmäßig aufhält, ist wirklich spannend. In einer groß angelegten Analyse mit über 21 000 Menschen wurde klar: Wer in Reichweite von Wasser lebt – oder regelmäßig dorthin geht –, berichtet von mehr innerer Ruhe, weniger Stress, besserem Schlaf und einem insgesamt stabileren psychischen Zustand.[113]

Und es kommt noch besser. Eine Studie aus Schottland zeigte, dass das Wohnen in der Nähe eines Kanals die negativen Folgen sozialer Benachteiligung deutlich abschwächen kann. Menschen in ärmeren Vierteln, die in der Nähe eines *Blue Space* lebten, hatten ein geringeres Risiko für Depressionen oder Angststörungen.[114] Wie kommt das? Es ist nicht nur das Wasser an sich. Es ist das Zusammenspiel. Das Licht. Die Weite. Die Geräusche. In einer Feldstudie in Großbritannien reichten schon 15 Minuten am Wasser – entweder zu Fuß oder einfach beim Sitzen –, und die Teilnehmenden fühlten sich entspannter, zufriedener und wacher.[115]

Ich finde das großartig. Weil es so einfach ist. Sie müssen auf keinen Termin warten, brauchen kein Rezept, keine App, nichts. Nur rausgehen an einen Ort, der irgendwie schön ist – und an dem es Wasser gibt. Ein Ententeich reicht schon, um das Hirn in einen ruhigen Modus runterzufahren.

Warum der Wald uns heilt

Ich habe zehn Jahre ganz bewusst auf einem Bauernhof am Waldrand gelebt. Schon seit meiner Kindheit liebe ich den Wald – ich bin sozusagen im Harz »im Wald geboren«. Ich fühle mich verbunden mit den Bäumen, Moosen, Blaubeeren, Pilzen, Ameisen, Krebsen, Fischchen und Lurchen in den Bächen und den Rehen, die über die Lichtungen ziehen. Es duftet sooo gut! Und es passiert etwas Wesentliches, wenn man zwischen den hohen Bäumen steht: Man wird auf eine gute Weise kleiner. Die Sorgen, die im Büro riesig schienen, schrumpfen auf ein erträgliches Maß. Der Kopf wird leerer. Das Herz ruhiger. Herrlich!

Dass das nicht nur mein Eindruck ist, sondern auch wissenschaftlich Hand und Fuß hat, zeigen inzwischen viele Studien. Eine große systematische Übersichtsarbeit hat festgestellt: Menschen über 60, die regelmäßig im Wald spazieren gehen, profitieren körperlich und psychisch. Der Blutdruck sinkt, das Herz schlägt ruhiger, die Lungen arbeiten effizienter – sogar die Neurochemie im Gehirn ver-

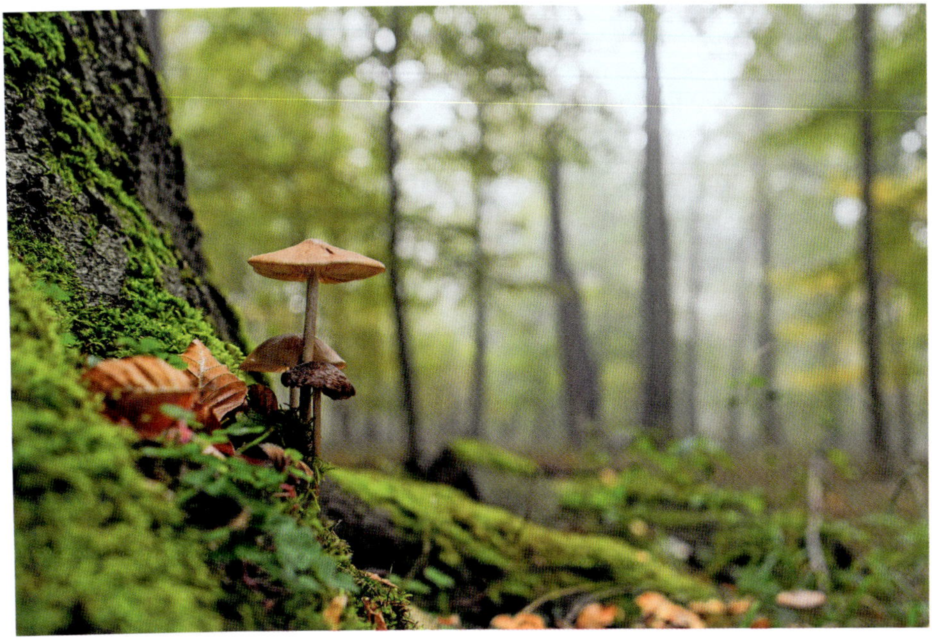

ändert sich positiv.[116] Eine andere Studie aus Mexiko zeigte: Nach wenigen Waldbesuchen waren die Blutdruckwerte älterer Menschen messbar besser.[117] Und das ohne Medikamente. Doch das ist noch nicht alles. Eine neue Studie aus Taiwan zeigt: Wer regelmäßig Waldbaden praktiziert – also bewusst und langsam durch den Wald geht –, verbessert sein Arbeitsgedächtnis und die Konzentration. Selbst Kreativität und Wortfindung legen zu.[118]

Woran liegt das? Zum einen atmen wir dort Stoffe ein, die Bäume ganz natürlich abgeben – sogenannte Terpene. Diese ätherischen Öle wirken antientzündlich, antibiotisch und beruhigend. Zum anderen aktiviert die grüne Umgebung unser parasympathisches Nervensystem – den Teil, der für Regeneration zuständig ist. Also: Ziehen Sie die festen Schuhe an und gehen Sie mal wieder raus! Und wenn Sie sich an einen dicken, hohen Baum lehnen, denken Sie daran: Der war schon da, lange bevor Sie geboren wurden. Und er bleibt wahrscheinlich noch, wenn wir alle längst wieder Erde sind. Tröstlich, oder?

Mehr an die frische Luft!

1 **Licht frühstücken:**

Wer morgens ans Licht geht – sei es beim ersten Kaffee am Fenster oder beim kurzen Weg zum Bäcker –, bringt den Tag besser ins Gleichgewicht. Die innere Uhr stellt sich neu, die Stimmung auch. Und abends schläft man schneller ein.

2 **Draußen zählt doppelt:**

Fast alles ist besser, wenn es draußen passiert. Licht, Luft und Weite wirken wie ein Antidepressivum.

3 **Mikro-Auszeiten etablieren:**

Statt in der Mittagspause Mails zu sortieren: fünf Minuten an einen ruhigen Ort setzen, ins Grüne gucken – oder in den Himmel. Das Nervensystem liebt diesen Perspektivwechsel.

4 **Blue Spaces merken:**

Orte mit Wasser haben eine besondere Wirkung: Sie fahren den Stresspegel runter. Muss kein Meer sein. Ein Ententeich oder Kanal reicht. Hauptsache: regelmäßig hin. Schon 15 Minuten machen einen Unterschied!

5 **Wetter ist keine Ausrede:**

Auch bei Wolken oder Wind ist draußen besser als drinnen. Regenjacke, Mütze, raus. Das Immunsystem profitiert. Und auch die gute Laune.

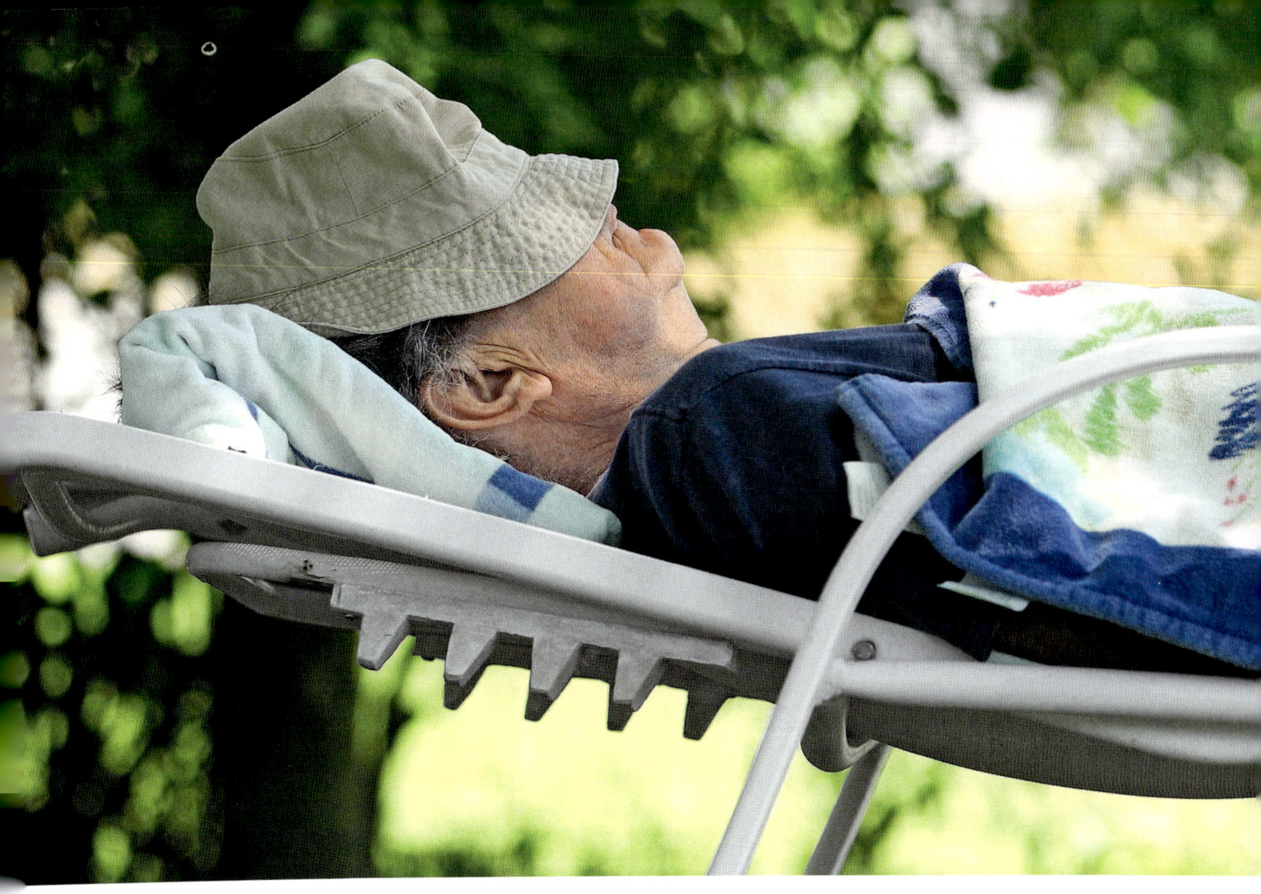

Schlaf gut! – Heilschlaf – der fünfte Schlüssel zur Langlebigkeit

Ich weiß, es ist ein heikles Thema. Aber wir müssen reden. Über Betten. Genauer gesagt: über getrennte.

Ich habe einen kleinen Vorschlag – nichts Drastisches, nur ein bisschen gesunder Menschenverstand. Warum tun wir so, als müssten Paare bis ins hohe Alter unbedingt im selben Bett schlafen? Als wäre alles andere ein Beziehungsschaden mit Diagnosecode? Dabei sprechen die Fakten eine andere Sprache: Der eine schnarcht wie ein Baumfäller-Biber mit Kettensäge, der andere steht fünfmal pro Nacht auf. Die eine schläft um zehn ein, der andere verbringt seine Zeit bis weit nach Mitternacht mit Netflix, damit er überhaupt schlafen kann. Ich bin übrigens ein Biber.

Was ich sagen will: Es ist kein Liebesbeweis, sich jahrelang durch die Nächte zu quälen. Zwei Betten mit Tür dazwischen (Achtung, liebe Hoteliers, das ist eine Geschäftsidee!) könnten für viele Paare ein Segen sein. Für den Schlaf. Und damit auch für die Beziehung. Lassen Sie uns jetzt also einmal Klartext sprechen über das, was passiert, wenn wir jenseits der 50, 70 oder 90 nachts schlafen. Oder, wie so häufig, eben nicht schlafen.

»Macht doch nichts«, dachte ich lange. Dann schläft man eben mal eine Nacht nicht und in der nächsten Nacht doppelt so gut. Und ist es nicht auch sehr erfüllend, bis in den frühen Morgen zu schreiben, nachzudenken, zu diskutieren? Heute sehe ich das ein bisschen anders. Nein, ganz anders. Guter Schlaf ist im Alter überlebenswichtig. Im Schlaf passieren im Körper nämlich Dinge, die kein Medikament der Welt ersetzen kann. Da werden Zellen repariert, Hormone reguliert, das Immunsystem gestärkt. Es passiert noch viel mehr: DNA flicken, Gifte entsorgen, Zellen erneuern, Selbstheilung anschieben. Erinnerungen, die tagsüber wie lose Post-it's im Kopf herumschwirren, werden nachts ordentlich aufgeklebt. Wer gut schläft, schützt sein Gedächtnis. Und sein Herz. Und seine Gefäße. Und, ja – auch seine Stimmung. (Und die seiner Partnerin oder seines Partners.)

Schlechter Schlaf erhöht nachweislich das Risiko für Herz-Kreislauf-Erkrankungen. Und er spielt eine Rolle bei Entzündungsprozessen, bei Immunschwäche und sogar beim Fortschreiten von Demenz. Ich finde: Das sollte man wissen. Denn wenn der Schlaf dauerhaft gestört ist, kann das die Lebenserwartung verringern – und zwar deutlich.

Was also tun? Erst mal darüber reden. Und dann systematisch schauen: Was stört? Was lässt sich ändern? Manchmal sind es nur Kleinigkeiten – ein Medikament, das ungünstig wirkt. Eine blöde Matratze. Gedanken, die abends einfach nicht aufhören wollen. Ein schnarchender Biber nebenan. All das lässt sich abstellen mit ein wenig Umräumen, einem Medikamentencheck, und das mit den Gedankenspiralen kann aufhören, wenn Sie mit einem (externen!) Profi drüber reden (der redet anders Klartext als die beste Freundin, der Bruder, der Nachbar). Oder Sie reden mit Ihrer Hausarztpraxis. Tatsächlich kann das viele Grübeln auch mit ADHS zu tun haben, das man heute gut diagnostizieren und behandeln kann. Ja, auch mit 60 oder 80.

Wie man sich bettet, so liegt man

Mit 20 Jahren konnten Sie sich vielleicht noch auf eine dünne Matte legen und morgens trotzdem frisch aufstehen. Heute merkt man schneller, wenn die Liegefläche nicht passt: Rücken, Schultern und Hüfte wollen es gern bequem. Je älter wir werden, desto wichtiger wird auch eine komfortable Einstiegshöhe.

Auch das Wärmeempfinden verändert sich. Viele ältere Menschen frieren leichter – die Muskulatur produziert weniger Wärme, der Stoffwechsel läuft langsamer. Da kann eine Schaumstoff- oder Viscoschaummatratze, die Wärme speichert, ein echter Segen sein.

Wichtiger als hart oder weich ist übrigens die Punktelastizität – also dass Becken und Schultern leicht einsinken können, während der Lendenwirbelbereich gestützt wird. Das ist gerade bei Rücken- oder Schulterschmerzen entscheidend.

Hier ein kleiner Überblick:

- Federkernmatratzen sind stabil, atmungsaktiv und geben guten Halt – ideal, wenn Sie fester liegen möchten.
- Schaumstoff- und Viscoschaummatratzen schmiegen sich an, entlasten die Gelenke und halten schön warm.
- Duo-Matratzen bieten zwei Härtegrade in einem. Falls sich Ihre Vorlieben ändern oder der Rücken mal härter, mal weicher liegen möchte, drehen Sie die Matratze einfach um.
- Latexmatratzen sind langlebig, flexibel und unterstützen gleichmäßig – sind aber auch schwer zu bewegen.
- Boxspringbetten punkten mit Höhe und Komfort, sind aber wuchtig und oft ziemlich teuer.
- Modulare Schlafsysteme lassen sich wie Legobausteine kombinieren – perfekt, wenn Sie und Ihr Partner unterschiedlich schwer sind und unterschiedliche Schlafbedürfnisse haben.

Mein Tipp: Gehen Sie in ein Fachgeschäft, probieren Sie verschiedene Modelle aus und nehmen Sie sich Zeit. Unser Schlafberater für ein Schlaf-Legosystem entsorgte die alte Matratze. Denn am Ende gilt: Sie verbringen so viel Lebenszeit auf Ihrer Matratze – da lohnt es sich, das Passende zu finden, damit Sie morgens gut gelaunt in den Tag starten.

Typische Schlafprobleme im Alter

Schlafprobleme im Alter sind ein Mix aus Körper, Medikamenten und Lebensstil. Diese Formen kommen besonders häufig vor:

- **Insomnie:** Einschlafen dauert, Durchschlafen klappt nicht – und das mindestens drei Mal pro Woche. Die Gedanken kreisen, der Ärger steigt. Personen mit chronischen Erkrankungen wie Schmerzen, In-kontinenz oder Gelenkerkrankungen sind besonders betroffen. In Studien lag die Prävalenz von Schlafstörungen bei Frauen teils über 60 Prozent.
- **Schlafapnoe:** kurze Atemaussetzer in der Nacht, oft begleitet von lautem Schnarchen. Der Schlaf wird flach, die Erholung bleibt aus – oft, ohne dass man es selbst merkt. Betroffen sind 46 Prozent der Erwachsenen über 60 Jahren weltweit![119]
- **Restless-Legs-Syndrom:** ein Ziehen, Kribbeln oder Zucken in den Beinen, das vor allem abends auftritt. Man will schlafen, aber die Beine haben andere Pläne.
- **Polypharmazie:** Mehrere Medikamente gleichzeitig – das ist im Alter nicht ungewöhnlich, aber oft problematisch. Manche Tabletten stören den Schlaf oder machen müde zur falschen Zeit. Wer abends wach liegt, sollte den Beipackzettel lesen (oder den Hausarzt fragen).

Wie sich der Schlaf mit dem Alter verändert

Wenn Sie morgens trotz sieben Stunden Schlaf aufwachen und sich fühlen, als hätten Sie eine Nacht im Zelt auf dem Mittelstreifen der A3 verbracht, sind Sie nicht allein. Der Schlaf verändert sich mit den Jahren – sehr! Studien zeigen, dass im Alter die Tiefschlafphasen, vor allem der sogenannte N3-Schlaf, kürzer werden. Das ist die Phase, in der der Körper sich am gründlichsten regeneriert. Gleichzeitig verschiebt sich unsere innere Uhr. Viele Ältere werden früher müde – und wachen dafür früher auf. Der Fachbegriff dafür: »Phase Advance«. Was nicht heißt, dass man senil wird, wenn man um sechs Uhr wach ist. Das ist schlicht Chronobiologie.

Auch das Hormon Melatonin, das den Schlaf einleitet, wird mit zunehmendem Alter weniger ausgeschüttet. Außerdem wird der Schlaf leichter und zerhackter. All das führt dazu, dass man sich morgens oft weniger ausgeruht fühlt – obwohl man rein rechnerisch genauso lange geschlafen hat wie früher. Die Schlafarchitektur verändert sich also, nicht unbedingt die Dauer. Und: Die Wahrscheinlichkeit für Schlafstörungen wie Insomnie oder Schlafapnoe steigt mit dem Alter deutlich an.

Was hilft? Zunächst einmal zu verstehen, dass diese Veränderungen normal sind. Sie sind keine persönliche Schwäche. Und dann: einen gesunden Umgang damit finden. Mehr Bewegung am Tag, gezielte Lichtreize am Morgen, Rituale am Abend. Oder mal ein Mittagsschläfchen, wenn es passt. Das wird von der medizinischen Forschung mittlerweile sogar empfohlen!

Machen Sie Mittagsschlaf!

Mittagsschlaf klingt immer ein bisschen nach Kindergarten – aber je älter wir werden, desto mehr kann er uns tatsächlich guttun. Er hilft dem Gedächtnis, verbessert die Konzentration und senkt sogar nachweislich das Risiko für Demenz.

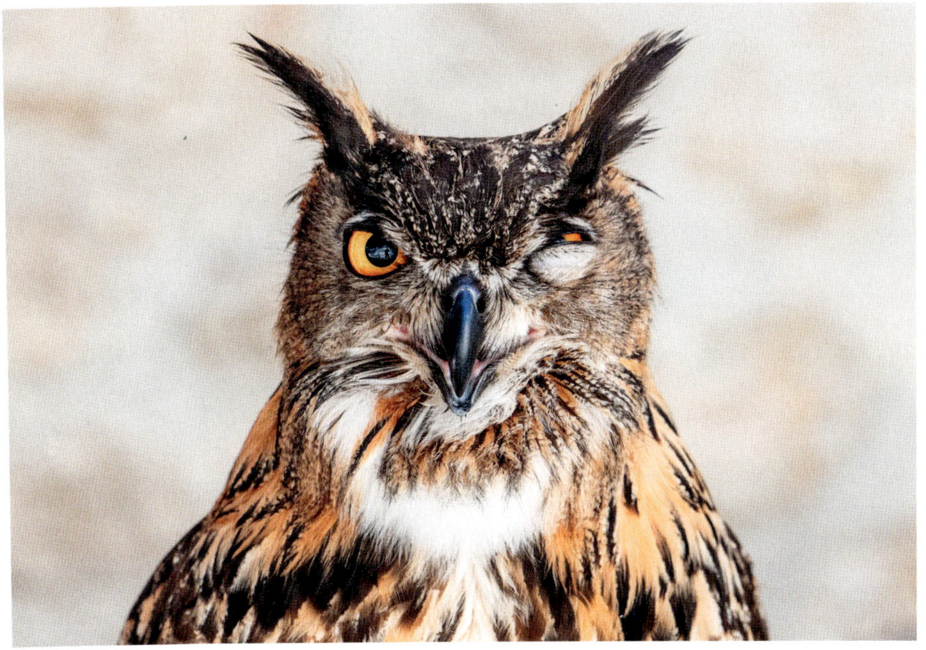

Powernap? Fand ich schon als Kind super – und ich halte ihn bis heute, sooft es geht. (Übrigens: Bis zu meinem zwölften Lebensjahr *musste* ich mittags schlafen. Geschadet hat's mir offenbar nicht. Na gut – es gab regelmäßig Streit. Denn draußen warteten die Freunde, die mit mir Fußball spielen wollten …

In einer großen systematischen Übersichtsarbeit wurde gezeigt, dass vor allem kurze Nickerchen von bis zu 30 Minuten die geistige Leistung verbessern können. Menschen, die regelmäßig mittags kurz schliefen, schnitten in Gedächtnis- und Reaktionstests besser ab als Gleichaltrige ohne Mittagspause.[120] In einer anderen Langzeitstudie mit älteren Menschen konnte gezeigt werden: Wer mittags bis zu 30 Minuten schläft, hat in den nächsten fünf Jahren ein signifikant geringeres Risiko für kognitiven Abbau.[121]

Aber: Wer zu lange schläft – also über 90 Minuten –, kann das Gegenteil erreichen. Lange Nickerchen wurden in mehreren Studien mit einem erhöhten Risiko für Herz-Kreislauf-Erkrankungen, Diabetes und nachlassende geistige Fitness in Verbindung gebracht. Ich halte es deshalb so: Wenn ich nach dem Mittagessen müde bin, lege ich mich hin. Nicht lang, ein Powernap von 20 Minuten – ohne Wecker. Danach bin ich wieder fit wie ein Turnschuh. Tut gut! Probieren Sie's einfach mal aus.

Einfach besser schlafen (ist leicht gesagt …)

Man kann einiges tun, damit das Schlafen wieder besser klappt. Nicht mit der Brechstange, sondern mit Geduld, Bewegung, Tageslicht, kleinen Ritualen – und, wenn nötig, auch mal mit einem Besuch im Schlaflabor.

Routinen helfen auch beim Schlafen

Vor allem hilft es, den Tag klug zu strukturieren. Studien zeigen zum Beispiel, dass moderate Bewegung, möglichst am Vormittag, die Schlafqualität verbessert.

Spaziergänge oder leichtes Training regulieren den Rhythmus und senken das Risiko nächtlichen Wachliegens. Bitte nicht zu spät am Tag, sonst läuft der Kreislauf noch auf Hochtouren, wenn Sie eigentlich ruhig im Bett liegen möchten.

Das Sonnenlicht reguliert Ihre Chronobiologie, also das Hin und Her der Hormonausschüttungen in Ihrem Körper – Cortisol am Tag, Melatonin in der Nacht, dann wieder Cortisol und immer so weiter. Deshalb genießen Sie morgens am besten viel Tageslicht, am besten draußen. Abends dann langsam runterdimmen. Also: Technik aus, Lampe an – aber nur noch so halb. **Und Schlafzimmer abdunkeln.**

Die Zimmertemperatur sollte eher kühl sein. Ich mag 17 bis 19 Grad, alles darüber fühlt sich für mich an wie Schlafen in einer Wärmflasche. Und: Lüften hilft. Das Gehirn verbraucht nachts viel Sauerstoff!

Wenn Sie nachts wach werden und im Gedankenkarussell fahren, bis Ihnen angst und bange ist: Stehen Sie einfach auf. Gehen Sie in die Küche, kochen Sie sich einen Tee, schauen Sie raus und zählen Sie die Fenster, in denen ebenfalls Licht brennt. Sie sind nicht allein! Denken Sie sich einen Namen für Ihr Kopfkarussell aus, schauen Sie ihm stoisch zu, wie es ausläuft. Sie können es nicht stoppen, Sie können nur aufhören, sich von ihm beeindrucken zu lassen. Also, wie es in Norddeutschland so schön heißt: abwarten und Tee trinken! Das hilft immer.

Ein Elefant im Schlafzimmer

Kürzlich war ich im Schlaflabor. Weil Anja sich sorgte: »So geht das nicht mehr.« Ich selbst kriege davon gar nichts mit, aber ich schnarche offenbar nicht nur, ich habe auch Atemaussetzer: Schlafapnoe. Das sieht dann so aus: Vier, fünf, sechs Sekunden lang keine Luft holen, komische Geräusche machen, strampeln, schnaufen, herumwerfen, weiterschlafen. Also ich schlafe dann weiter, meine Frau nicht. Sie ist nach jeder Apnoe hellwach und hat Angst um mich. Zu Recht: Solche Atemaussetzer sind tatsächlich gefährlich. Das heißt also für mich: Atemmaske aufsetzen. Seitdem sehe ich beim Schlafen ein bisschen aus wie ein hinduistischer Elefantengott. Aber ohne die Maske wäre ich heute vermutlich nicht hier und würde diesen Text nicht schreiben. Klingt dramatisch? Ist es auch. Schlafapnoe kann das Herz belasten, den Blutdruck hochtreiben, Entzündungen fördern, das Diabetesrisiko erhöhen …

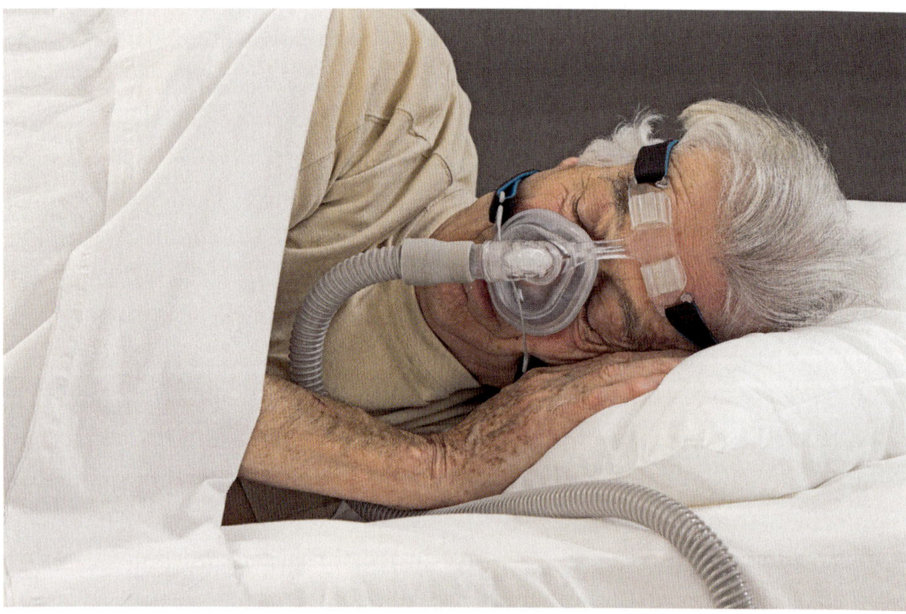

Zum Glück kann man etwas tun! Ich habe inzwischen ein passendes Gerät, das richtig eingestellt ist, Nasenpflaster, ein Spezialkissen – und eine liebe Frau, die mit aufpasst. Manchmal braucht man eben nicht nur Technik, sondern auch einen Menschen, der sagt: »Da stimmt was nicht! Geh da noch mal hin!« Habe ich gemacht. Und im Schlaflabor hat man jetzt festgestellt: Ich schnarche zwar immer noch – aber nur noch so ein bisschen. Ich merke das auch selbst, und zwar am Tag. Da bin ich wach. Also so richtig wach. Da ist nicht mehr dieses graue Herumgeistern, das sich früher über den Tag gezogen hat.

Was ich sagen will: Wenn Sie schlecht schlafen und morgens wie durchgeprügelt aufwachen, lassen Sie es abklären. Schnarchen ist kein Spaß! Es kann eine medizinische Notwendigkeit sein, sich helfen zu lassen. Alles erlaubt, alles sinnvoll, wenn es die Nacht erträglicher macht. Für beide.

Was ist mit Schlafmitteln?

Schlafmittel können helfen – aber sie sind nicht die beste Dauerlösung. Vor allem im Alter ist Umsicht gefragt.

- **Sturzgefahr:** Viele Schlafmittel machen nicht nur müde, sondern auch wacklig. Studien zeigen, dass Benzodiazepine und ähnliche Wirkstoffe das Risiko für Stürze deutlich erhöhen – gerade nachts, wenn man verschlafen zur Toilette will.
- **Gedächtnisleistung:** Was gut fürs Einschlafen scheint, kann dem Denken schaden. Die Langzeiteinnahme bestimmter Schlafmedikamente steht im Verdacht, das Erinnerungsvermögen zu schwächen.
- **Demenzrisiko:** Es gibt Hinweise darauf, dass dauerhafter Gebrauch von Schlafmitteln das Risiko für Demenz erhöhen kann. Das gilt besonders bei älteren Menschen, deren Gehirn ohnehin sensibler reagiert.
- **Dosierung:** Wenn Schlafmittel nötig sind, dann bitte niedrig dosiert, zeitlich begrenzt – und nur unter ärztlicher Kontrolle. Einfach zur Tablette greifen sollte nicht der erste Schritt sein.
- **Sanfte Alternativen:** Verhaltenstherapie gegen Schlafprobleme (CBT-I) wirkt nachweislich gut – ganz ohne Nebenwirkungen. Auch eine verbesserte Schlafhygiene hilft oft mehr als gedacht: regelmäßige Zeiten, abends kein Bildschirm, tagsüber Tageslicht. Und ja, ein bisschen Geduld mit sich selbst gehört auch dazu.

Hacks für entspannteres Schlafen

1 **Tür zu!**
Getrennte Betten können die Rettung sein. Für beide. Denn wer nachts schnarcht oder ständig aufsteht, bringt auch den anderen um den Schlaf.

2 **Ich bin dann mal weg:**
Ein Powernap von 20 Minuten nach dem Mittagessen kann das Gedächtnis schützen und die Laune retten. Aber bitte mit Wecker – sonst geht's in die Tiefschlafzone, und der Schlafrhythmus verrutscht.

3 **Morgens raus!**
Gleich an die frische Luft, selbst wenn's nur ein kleiner Spaziergang ums Haus ist. Tageslicht am Vormittag bringt die innere Uhr auf Kurs und hilft abends beim Einschlafen.

4 **Medikamente checken:**
Wenn der Schlaf plötzlich schlechter wird, lohnt sich ein Blick auf den Medikamentenplan. Viele Wirkstoffe stören den Schlafrhythmus – das merkt man nicht sofort, aber irgendwann liegt man nachts wach und weiß nicht, warum.

5 **Schlafstörungen ernst nehmen:**
Wer morgens wie durchgeprügelt aufwacht oder nachts vom eigenen Schnarchen geweckt wird, sollte nicht einfach sagen: »Das ist das Alter.« Ist es nicht! Schlafapnoe ist behandelbar. Und das Leben tagsüber fühlt sich plötzlich wieder an wie wach sein.

Das Lebenselixier? Liebe!

Neulich saß ich mit meinem 93-jährigen Nachbarn in einem kleinen, persischen Restaurant. Er hatte meine Frau – meine große Liebe – und mich eingeladen. Ist selbst gefahren. Mit einem Grinsen im Gesicht, das breiter war als die Straße. So eine Lebensfreude steckt an. Und ich dachte: Wenn ich mit über 90 noch so unterwegs bin, dann habe ich wohl einiges richtig gemacht.

Es geht nicht darum, das Altern zu besiegen. Wer das versucht, verliert. Weil er das Wesentliche übersieht: das Leben selbst. Das Hier und Jetzt. Diese Idee von »Optimierung bis zum letzten Blutwert« ist verführerisch, aber so hohl! Sie misst, was zählbar ist (das »Haben«) – übersieht aber, was wirklich zählt (das »Sein«).

Ich glaube: Es kommt darauf an, wie wir leben. Mit wem. Und mit welchem Blick auf die Welt. Nicht, wie viel Spermidin oder Omega-3 wir noch reindrücken. Sondern wie viel Güte, Klarheit und Humor wir einbringen. In Beziehungen. In Gespräche. In unser Tun.

Ich hatte das Glück, großen Persönlichkeiten zu begegnen, die mich sehr beeindruckt haben – der Dalai Lama, Bischof Tutu, Michail Gorbatschow, Johannes Rau, Uwe Seeler und Franz Beckenbauer, Helmut Schmidt, der Musiker Carlos Santana oder der Computerpionier Konrad Zuse. Sie alle haben mich tief berührt. Nicht wegen ihres Ruhms, sondern mit ihrer Haltung. Und mit ihrer unerschütterlichen Ruhe. Wer ihnen zugehört hat, konnte es spüren: **Alter kann Kraftquelle sein.**

Wenn Sie etwas aus diesem Buch mitnehmen, dann vielleicht das: Altern ist kein Projekt, das man managen muss. Es ist ein Lebensabschnitt, den man gestalten darf. Mit etwas Disziplin, ja – aber vor allem mit Großzügigkeit. Gegenüber sich selbst. Und anderen.

Ich wünsche Ihnen, dass Sie lange leben, wie unsere 93-jährigen Freunde, Ferry und Ed, dem gleichaltrigen aus Bremen. Aber noch mehr wünsche ich Ihnen, dass Sie gut leben. Dass Sie lieben. Lachen. Das Leben feiern. Und nicht vergessen, wer Ihnen und wem Sie wichtig sind. Das ist es, was bleibt. Auch wenn die Gelenke mal knirschen.

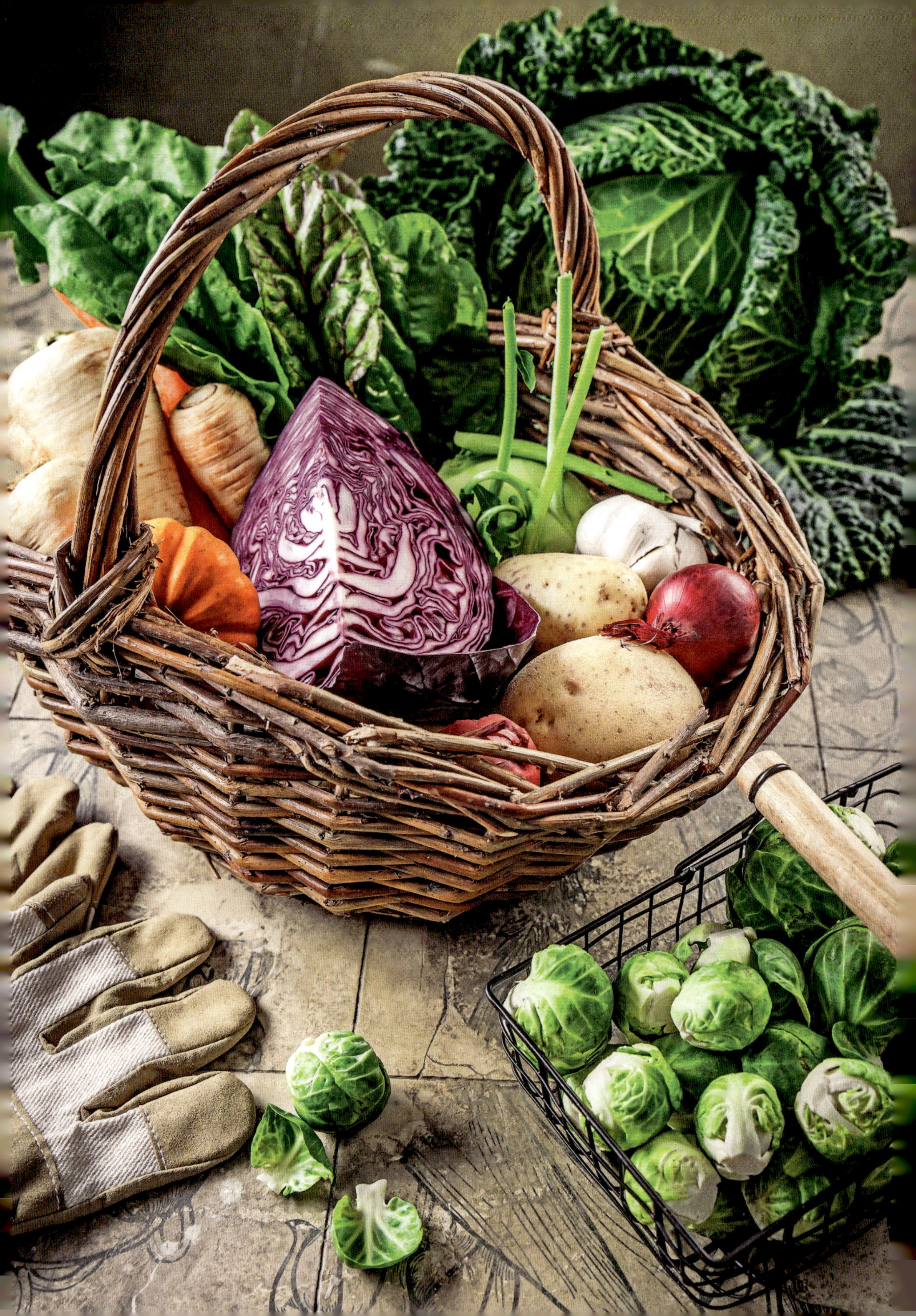

ANHANG

Frisch und knackig von A bis Z

Mehr Lust auf Natur!

Viele meiner Patientinnen und Patienten erzählen mir, dass sie rohe Karotten, Paprika, Tomaten und Gurken nicht gut vertragen. Und dann essen sie eben gar kein Gemüse. Schade! Denn auch gekochtes oder gedünstetes Gemüse liefert noch eine ganze Menge: Ballaststoffe bleiben erhalten, viele sekundäre Pflanzenstoffe auch – und sogar ein Teil der Vitamine. Wichtig ist, wie Sie es zubereiten. Hier einige Tricks aus meiner Küche:

- **Rund um den Topf:** Wasserlösliche Vitamine aus der B-Familie oder Vitamin C lösen sich im Kochwasser – deshalb empfehle ich: Dämpfen oder Dünsten. Das geht schonend, und das Gemüse behält Aroma und Farbe. Wenn Sie doch kochen, heben Sie das Wasser auf – es steckt voller Nährstoffe. Einfach weiterverwenden, zum Beispiel für Suppen oder zum Getreidekochen.
- **Mit der Pfanne:** Braten bitte mit Gefühl. Zwiebeln glasig, nicht braun. Denn starkes Anbraten kann Acrylamid entstehen lassen – ein Stoff, den man im Körper lieber nicht braucht. Auch Knoblauch ist ein kleiner Gesundheitsbooster, verliert aber bei starker Hitze seine wertvollen Schwefelverbindungen. Mein Trick: erst am Ende dazugeben, fein gehackt oder gepresst.
- **Werfen Sie weniger weg.** Der Brokkoli-Strunk ist essbar – einfach schälen und mitgaren. Das gilt auch für Champignonstiele, das Grün von Karotten oder Radieschen. Wenn alles in Bio-Qualität ist, können Sie das ohne Bedenken essen. Die Schalen enthalten oft besonders viele sekundäre Pflanzenstoffe wie Anthocyane, die entzündungshemmend wirken.

Ob mild oder scharf, knackig oder cremig, grün, gelb oder tiefrot: Gemüse ist ein Lebenselixier für alle, die gesund älter werden wollen. Es liefert Vitamine, Ballaststoffe, sekundäre Pflanzenstoffe und jede Menge kulinarische Möglichkeiten. Wenn Sie sich regelmäßig damit versorgen können, dann versorgen Sie Ihren Körper automatisch mit allem, was Zellen, Muskeln, Verdauung und Immunsystem brauchen.

Um Ihnen Lust auf mehr Natur zu machen, habe ich Ihnen hier **eine kleine Genussgalerie** zusammengestellt: Gemüse, Hülsenfrüchte und einige Körnerlieblinge von A bis Z – mit allem, was sie können, brauchen und lecker macht. Damit das gute, leckere Frische wieder öfter auf den Teller kommt. Guten Appetit!

Blumenkohl und Brokkoli

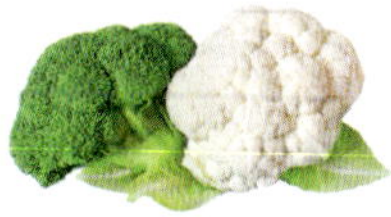

Zwei Superhelden im Gemüsebeet: Beide enthalten Vitamin C, Folsäure, Kalium und sekundäre Pflanzenstoffe. Im Körper wirken sie antioxidativ, unterstützen Entgiftungsprozesse und stärken das Immunsystem. Kaufen Sie beide Kohlsorten möglichst frisch – das heißt: fest, mit grünen Blättern, ohne muffigen Geruch. Blumenkohl sollte keine dunklen Pünktchen haben. Tiefkühlware ist auch gesund, die meisten Vitamine bleiben erhalten, die Ballaststoffe sowieso. Klimabilanz: prima! Beide Kohlsorten wachsen hier vor Ort, Saison ist Frühjahr bis Herbst. Wie genießen? Lecker im Ofen geröstet, als Suppe, im Curry oder roh im Salat. Tipp: bei empfindlichem Darm lieber blanchieren – sonst rumpelt's.

Champignons

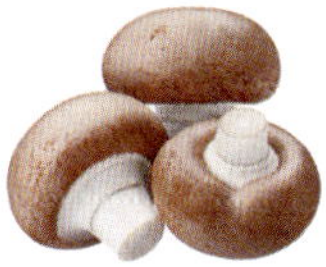

Champignons sind Alleskönner in der Küche: Sie spielen gerne die Hauptrolle, eignen sich aber auch als Beilage und als Zutat für vegetarische Bolognese. Sie liefern B-Vitamine, Kalium, Phosphor und enthalten Beta-Glucane, die das Immunsystem stimulieren. Sie haben viele Ballaststoffe und wenige Kalorien – beides ist gut für eine ausgewogene Ernährung im Alter. Achten Sie beim Einkauf auf trockene, feste Pilze ohne Druckstellen. Braune Champignons enthalten meist etwas mehr Aroma als weiße. Klimabilanz: Super – sie werden regional angebaut, oft sogar auf Kompostsubstraten, also ressourcenschonend. Wie genießen? Champignons sind lecker in Pfannengerichten, Suppen, als Ofengemüse oder roh im Salat – und auch die Stiele sind essbar. Tipp: Champignons nicht waschen, sondern nur abreiben – sie saugen sich sonst mit Wasser voll.

Erbsen

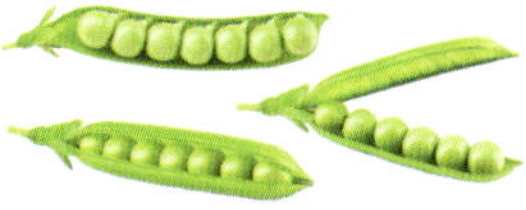

Die Süßigkeit unter den Hülsenfrüchten – besonders die Zuckererbsen! Erbsen liefern hochwertiges Pflanzeneiweiß (Lysin!), Ballaststoffe, Folsäure, Vitamin K und B-Vitamine – und das bei wenig Kalorien. Im Körper unterstützen sie die Muskelerhaltung im Alter, helfen beim Blutzuckermanagement und sorgen für eine gesunde Darmflora. Sie machen die Nerven stark und helfen gegen Schlappheit. Tiefgekühlte Erbsen sind oft nährstoffreicher als getrocknete Erbsen oder Dosenerbsen, außerdem bleiben sie beim Kochen grüner. Klimabilanz: hervorragend. Erbsen können in Deutschland angebaut und energiearm tiefgefroren werden. Wie genießen? Erbsensuppe, Pasta mit Erbsen oder als frische Beilage zu Kartoffeln. Tipp: Menschen mit empfindlicher Verdauung sollten Erbsen langsam steigern – sie sind ballaststoffreich. Sicher kennen Sie den Spruch: »Erbsen, Bohnen, Linsen bringen den Po zum Grinsen …«

Fenchel

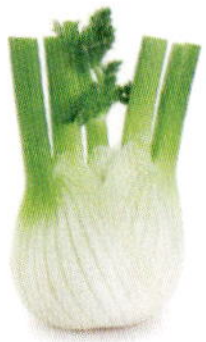

Fenchel ist weit mehr als ein Teekraut für Babys. Gut, Geruch und Geschmack sind nicht jedermanns Sache. Doch Fenchel liefert jede Menge Vitamin C, Kalium und antioxidative ätherische Öle wie Anethol, die die Verdauung unterstützen, Blähungen lindern und das Immunsystem stärken. Fenchel enthält auch Phytoöstrogene, die bei hormonellen Beschwerden unterstützend wirken können (z. B. in den Wechseljahren). Am besten kaufen Sie Knollen mit festem, weißem Körper und frischem Grün – auch das kann mitgegessen werden. Klimabilanz: Gut, wenn regional und saisonal – Fenchel wächst auch in hiesigen Gärten. Wie genießen? Toll als Ofengemüse, Rohkost, Suppe oder Fenchel-Orangen-Salat. Tipp: Roh schmeckt er anisartig, gegart wird er mild und süß.

Gurken

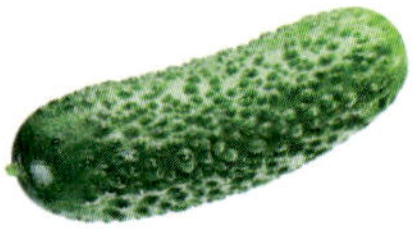

Sie besteht zu über 95 Prozent aus Wasser – und genau das macht die Gurke so erfrischend. Trotzdem steckt in ihr mehr: Kalium, Vitamin K, etwas Vitamin C und antioxidative Pflanzenstoffe, die Haut und Zellstruktur unterstützen. Im Körper hilft die Gurke beim Entwässern, Kühlen und Versorgen mit Flüssigkeit – wichtig im Alter, wo das Durstgefühl oft nachlässt. Kaufen Sie feste Gurken mit glatter, unversehrter Schale. Bio-Qualität lohnt sich, wenn man die Schale mitessen möchte (was sich nur bei unempfindlichem Magen empfiehlt). Klimabilanz: In der Saison gut – aber beheizte Gewächshaus-Gurken im Winter haben eine schlechte Energiebilanz. Wie genießen? Ideal im Salat, im Joghurt-Dip oder als Geschmacksgeber in der Wasserflasche. Gurken sind erfrischend in jeder Form! Tipp: Wer sie schlecht verträgt, sollte die Kerne entfernen und sie leicht salzen oder mit Essig marinieren.

Grüne Bohnen

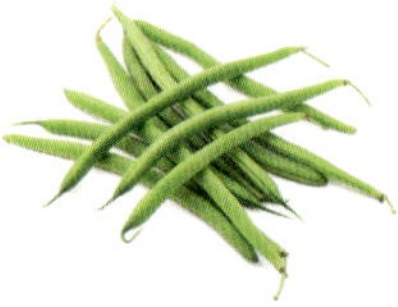

Grüne Bohnen bringen Farbe, Biss und Nährstoffe auf den Teller. Sie enthalten viel Eiweiß, Folsäure, Vitamin K, Ballaststoffe und sekundäre Pflanzenstoffe. Im Körper fördern sie die Zellteilung, helfen beim Knochenstoffwechsel und stärken die Darmgesundheit.

Nur frisch verwenden, wenn sie knackig und ohne braune Stellen sind – sonst lieber Tiefkühlware. Klimabilanz: gut, besonders bei saisonaler Ernte oder tiefgekühlt. Wie genießen? Lecker im Eintopf, als Salat oder mit Butter und Mandelblättchen. Tipp: Immer gut durchgaren – rohe Bohnen enthalten giftiges Phasin. Und bitte aufpassen: Bohnen enthalten sogenannte FODMAPs (fermentierbare Oligo-, Di-, Monosaccharide und Polyole) und können Blähungen begünstigen.

Grünkohl

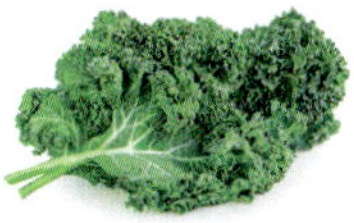

Grünkohl ist Norddeutschlands Winter-Superfood. Er liefert besonders viel Vitamin C, Beta-Carotin, Kalzium, Folsäure und sekundäre Pflanzenstoffe wie Glucosinolate. Grünkohl stärkt das Immunsystem, schützt die Zellen vor oxidativem Stress und wirkt entzündungshemmend. Frisch sollte er dunkelgrün und knackig sein – nach dem ersten Frost wird er milder im Geschmack. Klimabilanz: exzellent – ein Regionalgemüse für die kalte Jahreszeit, inzwischen auch in Süddeutschland angekommen. Wie genießen? Traditionell mit Kartoffeln und »Pinkel« (Grützwurst), aber auch roh als Smoothie oder Salat oder kurz blanchiert mit Nüssen und Apfel. Tipp: Nicht zu lange kochen – sonst gehen die guten Vitamine flöten.

Haferflocken

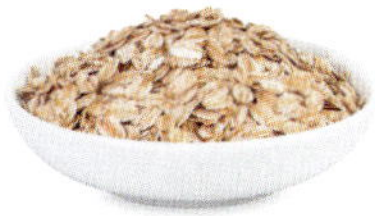

Haferflocken sind unglaublich günstig, unscheinbar und gesund – und seit die jüngere Generation Haferschleim in »Porridge« umbenannt hat, auch hip und modern (und teurer ;). Haferflocken liefern komplexe Kohlenhydrate, Beta-Glucane (lösliche Ballaststoffe), Magnesium, Zink, Eisen und auch pflanzliche Eiweiße. Haferflocken mit Beta-Glucanen verlangsamen die Blutzuckeraufnahme und können Blutzuckerspitzen abmildern – besonders relevant bei Typ-2-Diabetes. Die Flocken senken auch den Cholesterinspiegel, sättigen lang anhaltend und helfen mit ihren vielen Ballaststoffen der Darmflora. Klimabilanz: exzellent! Hafer wächst hier vor Ort. Wie genießen? Ideal als Porridge, Overnight Oats, Hafermilch oder Haferbratlinge. Tipp: Haferflocken sind nicht glutenfrei! Bei Zöliakie bitte zu glutenfreien Varianten greifen.

Hirse

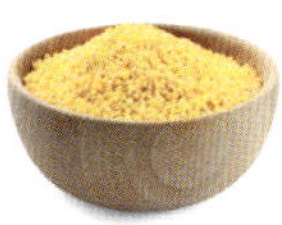

Viele kennen Hirse nur aus dem Märchen »Der süße Brei« der Gebrüder Grimm. Tatsächlich handelt es sich um ein hochmodernes Power-Getreide, das man überall bekommt – manchmal allerdings nur in der

Abteilung für Babynahrung. Sei's drum! Hirse enthält viel Eisen, Magnesium, Silizium und ist glutenfrei. Sie ist ein Segen für empfindliche Bäuche, wirkt entzündungshemmend, stärkt Haut, Haare und Nägel – und bringt Eisen in die vegetarische Ernährung. Klimabilanz: gut, wächst auch in trockenen Regionen – robust und genügsam. Wie genießen? Toll als Frühstücksbrei, Hirseauflauf oder als Basis für Gemüsebratlinge. Tipp: gekocht nicht sehr lange haltbar. Unbedingt schälen oder geschält kaufen, da ungeschälte Sorten Bitterstoffe enthalten.

Ingwer

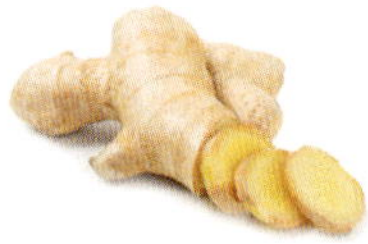

Ingwer enthält ätherische Öle und Scharfstoffe wie Gingerol, die nachweislich entzündungshemmend, durchblutungsfördernd und sogar leicht schmerzlindernd wirken. Im Körper kurbelt er die Verdauung an, kann Übelkeit lindern (auch im Auto oder auf dem Schiff!) und stärkt das Immunsystem. Am besten kaufen Sie frische, pralle Wurzeln mit glatter Haut – erhältlich sind aber auch Flocken oder Säfte (»Shots«). Klimabilanz: Eingeflogener Bio-Ingwer aus Peru ist nicht optimal – heimischer Freiland-Ingwer aus Deutschland kommt aber langsam auf den Markt. Wie genießen? Lecker in Tees, Suppen, Currys oder sogar in Kuchen. Ingwer lässt sich auch in schmale Streifen geschnitten roh auf Bowls oder Currys streuen. Hinweis: Bei empfindlichem Magen lieber mit kleinen Mengen starten.

Kartoffeln

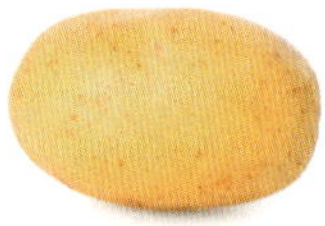

Die Kartoffel kann sich in mehr verwandeln als nur in Pommes Frites. Sie liefert komplexe Kohlenhydrate, Kalium, Vitamin C und viele Ballaststoffe – vor allem in der Schale. Kartoffeln machen satt, helfen beim Blutdruck, sind basisch und gut für die Verdauung. Achten Sie auf regionale, ungespritzte Ware – besonders, wenn Sie die Schale mitessen wollen. Klimabilanz: sehr gut – wächst hierzulande reichlich. Wie genießen? Super als Ofenkartoffel, Salzkartoffel oder Püree. Tipp: Grüne Stellen und Keime enthalten Solanin – das ist giftig und sollte weggeschnitten werden.

Kichererbsen

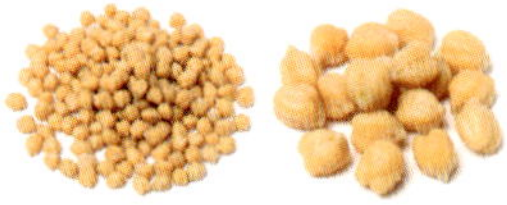

Kichererbsen enthalten jede Menge Eiweiß, sehr viele Ballaststoffe, Eisen, Zink und B-Vitamine. Im Körper fördern sie den Muskelaufbau, sorgen für einen gesunden Blutzuckerspiegel, einen gesunden Cholesterinspiegel und eine stabile Verdauung – all das wirkt positiv auf die Herzgesundheit. Ob getrocknet, aus dem Glas oder aus der Dose – alle Varianten sind okay. Wichtig: gut durchgaren oder gründlich abspülen. Klimabilanz: gut, wenn sie nicht um die halbe Welt geflogen sind. Wie genießen? Perfekt für Hummus, Eintöpfe oder Falafel. Tipp: Sie enthalten FODMAPs. Wer einen empfindlichen Darm hat, sollte sie langsam »antrainieren«.

Knoblauch

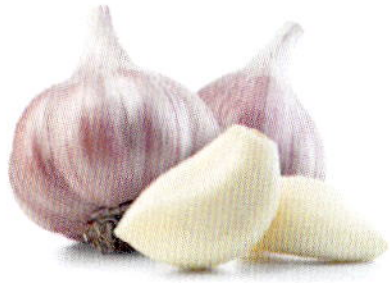

Der nachfolgende Körper- und Mundgeruch gefällt nicht jedem – doch Fakt ist: Knoblauch ist supergesund! Er enthält Allicin, eine Schwefelverbindung, die antibakteriell wirkt und sogar den Blutdruck senken kann. Im Körper hilft Knoblauch, Entzündungen zu bremsen, die Gefäße elastisch zu halten und das Immunsystem auf Trab zu bringen. Achten Sie auf feste, trockene Knollen mit glatter Schale – grüne Triebe deuten auf Alter hin. Klimabilanz: Heimischer Knoblauch aus deutschem Anbau ist im Frühling und Sommer verfügbar, importierte Ware hat längere Wege. Wie genießen? Ob roh im Salatdressing oder sanft gegart im Ofengemüse – Knoblauch ist vielseitig. Tipp: Erst hacken, dann kurz stehen lassen – so kann sich das wertvolle Allicin besser bilden.

Kohlrabi

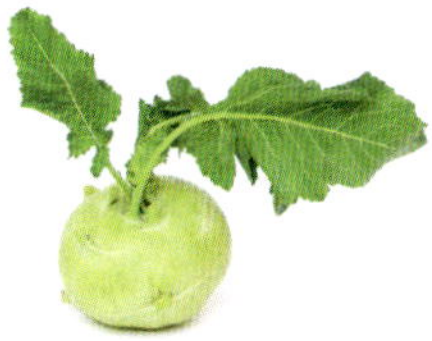

Auch wenn Sie als Kind vor Ihrem Teller mit holzigem Kohlrabigemüse verzweifelten ... heute gibt es Sorten, die besser schmecken. Die helle, kugelige »Oberrübe« (so wird Kohlrabi auch genannt, weil er eine Art oberirdisch wachsende Rübe ist) liefert viel Vitamin C, Kalzium, Magnesium und Ballaststoffe, die die Verdauung fördern. Dazu enthält er Senföle, die leicht antibakteriell wirken. Im Körper wirkt Kohlrabi sättigend, unterstützt das Immunsystem und ist dabei besonders leicht verdaulich – perfekt auch für empfindliche Mägen. Beim Einkauf auf knackige Knollen ohne Risse und frisches Blattgrün achten. Klimabilanz: super! Kohlrabi wächst gut in heimischen Böden und ist fast das ganze Jahr über regional verfügbar. Wie genießen? Lecker als Rohkost, gedünstet oder gefüllt aus dem Ofen. Auch die zarten Blätter sind essbar – zum Beispiel als Pesto. Tipp: Roh enthält er mehr Vitamin C, gekocht ist er weicher und besser bekömmlich – beides hat seinen Platz auf dem Teller.

Kürbis

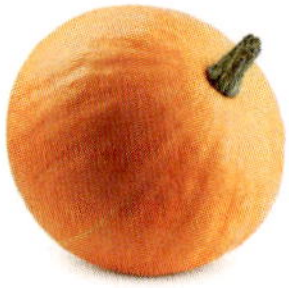

Kürbis lässt sich super lagern und verarbeiten – besonders Hokkaido, den muss man nicht einmal schälen. Kürbis ist reich an Beta-Carotin, Vitamin C, Kalium und Ballaststoffen. Kaufen Sie ihn regional im Herbst – am besten in fester, unversehrter Form. Klimabilanz: sehr gut, wenn saisonal und regional. Wie genießen? Kürbissuppe! Aber auch toll als Ofengemüse, im Curry oder als Püree. Achtung: Angebrochene Kürbisse sind nicht lange haltbar – am besten einfrieren.

Kurkuma

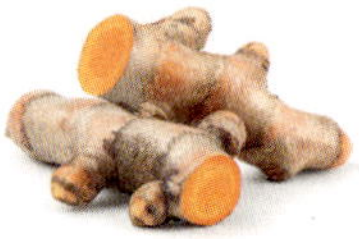

Kurkuma sieht aus wie der orangefarbene, kleine Bruder von Ingwer. Die Wurzel enthält den Farbstoff Curcumin, der als starkes Antioxidans gilt und in vielen Studien eine entzündungshemmende Wirkung gezeigt hat. Im Körper kann Kurkuma dabei helfen, die Zellalterung zu verlangsamen, Entzündungen zu regulieren und die Hirngesundheit zu unterstützen. Achten Sie beim Kauf auf biologisch angebauten Kurkuma oder qualitativ hochwertiges Pulver ohne Zusatzstoffe. Klimabilanz: Kurkuma wächst in tropischen Regionen – möglichst in Bio-Qualität und fair gehandelt einkaufen. Wie genießen? Toll in goldener Milch, Linseneintöpfen oder als Paste zum Würzen – zusammen mit schwarzem Pfeffer, damit das Curcumin besser aufgenommen wird. Tipp: In großen Mengen kann Kurkuma bei Gallenproblemen unangenehm wirken – also besser in Maßen genießen.

Lauch (Porree)

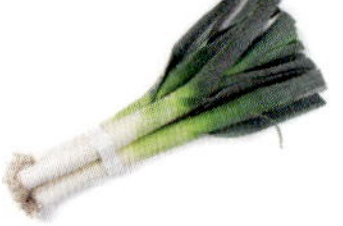

Lauch schmeckt ein bisschen wie Zwiebel, ist etwas milder – hat aber genauso viel Kraft (auch, was die nachfolgenden Darmwinde angeht ...). Lauch enthält viele Schwefelverbindungen, Vitamin C, Folsäure und sekundäre Pflanzenstoffe. Im Körper hilft er, die Blutgefäße gesund zu halten, wirkt antibakteriell und unterstützt die Verdauung. Achten Sie auf feste Stangen mit knackigem Grün und weißem unteren Teil – keine matschigen Blätter. Klimabilanz: Sehr gut – Lauch wächst fast ganzjährig regional. Wie genießen? Perfekt in Suppen, Quiches oder als Lauchgemüse mit Kartoffeln. Achtung: Seitlich aufschneiden und gut waschen – zwischen den vielen Blattschichten versteckt sich gerne ziemlich viel Erde. Und ja: kann zu Gerumpel im Darm führen (Lauch enthält FODMAPs).

Linsen

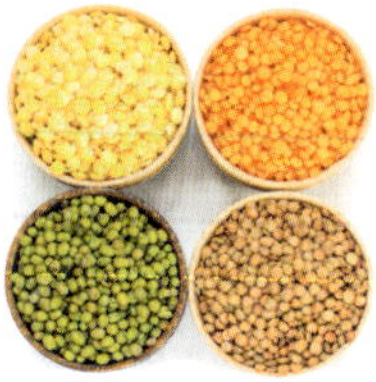

Linsen gibt es in vielen Farben – von gelb über orange und grün bis braun und schwarz. Sie enthalten jede Menge Eiweiß, Ballaststoffe, B-Vitamine, Eisen, Folsäure und sekundäre Pflanzenstoffe und machen vor allem im Winter auf gesunde Weise satt. Im Körper unterstützen sie den Muskelaufbau, die Verdauung und senken den Blutzucker. Trockene Linsen halten ewig! Klimabilanz: Sehr gut – denn sie kommen in der Regel von europäischen Bauern. Wie genießen? Ideal für indische Curry-Gerichte, Linsensuppe oder Salat (mit Rucola zusammen super – denn Rucola hilft der Verdauung der Linsen). Tipp: Langsam steigern, sie sind ballaststoffreich und führen ebenfalls gern zu Gerumpel im Darm – was aber harmlos ist (auch hier stecken FODMAPs drin).

Möhren

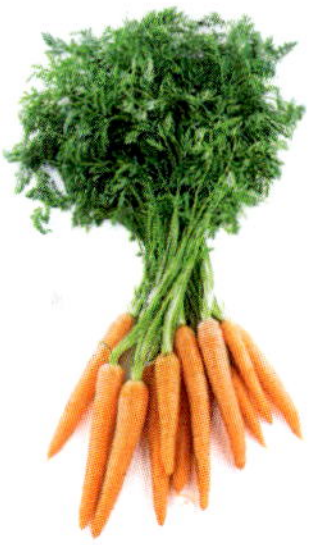

Möhren schmecken so süß, dass sie sich sogar zum Kuchenbacken eignen. Sie liefern Beta-Carotin, Vitamin K, Kalium und Ballaststoffe – besonders reich an Pektin, das eine positive Wirkung auf die Darmgesundheit hat. Die Wurzeln sind gut für Augen, Haut, Abwehrkräfte – und sehr mild zum Darm. Beim Kauf: die knackigen nehmen, die gummiartigen liegen lassen. Kühl lagern. Wenn Sie einen eigenen Keller haben, können Sie Karotten in leicht feuchten Sand stecken und so aufbewahren (meine Großmama nannte diese Lagerungsart »Erdmiete«). Klimabilanz: exzellent, besonders aus regionalem Anbau. Wie genießen? Perfekt roh, als Suppe, Ofengemüse oder im Kuchen. Achtung: Beta-Carotin wird besser aufgenommen, wenn es zusammen mit Fettsäuren gegessen wird – also immer mit gutem Öl oder etwas Butter kombinieren.

Pak Choi

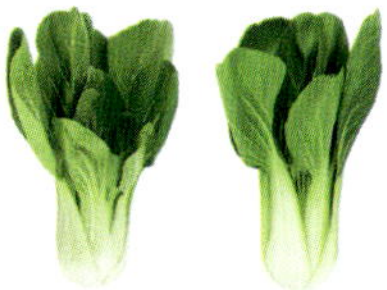

Pak Choi ist viel leckerer als das, was wir als Kinder unter »Kohl« kannten, und er riecht auch besser. Dieser Kohl ist klein, knackig, mild – und blitzschnell zubereitet. Er liefert Vitamin A, C und K, Folsäure, Kalzium und sekundäre Pflanzenstoffe wie Glucosinolate, die zellschützend und entzündungshemmend wirken. Im Körper unterstützt Pak Choi die Abwehrkräfte, stärkt die Knochengesundheit und bringt Schwung in eine träge Verdauung – ohne zu belasten. Frischer Pak Choi hat knackige Stiele und leuchtend grüne Blätter – am besten aus regionalem Anbau, möglichst ungespritzt.

Klimabilanz: gut – wächst auch in Europa, besonders in der Übergangszeit Frühjahr und Herbst. Ideal im Wok, kurz gedämpft oder roh im Salat. Tipp: Stiele und Blätter haben unterschiedliche Garzeiten – erst die Stiele anbraten, dann die Blätter zugeben. Zweiter Tipp: Pak Choi gehört zu den Kreuzblütlern – wer empfindlich auf Kohlgewächse reagiert, startet besser mit kleinen Mengen.

Paprika

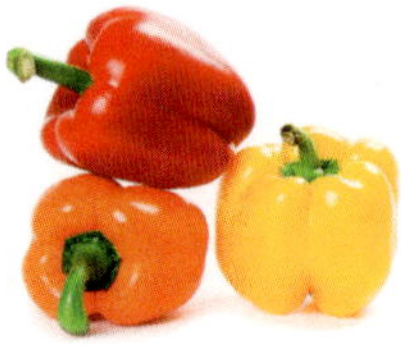

Paprika sind die bunten Vitaminbomben unter den Gemüsen – je reifer, desto reicher. Ihre Darmbakterien freuen sich, wenn Sie verschiedene Paprikafarben genießen: gelb, orange, rot und grün. Der Grund? Jede Farbe bringt andere sekundäre Pflanzenstoffe mit – etwa Carotinoide wie Betacarotin, Lutein, Zeaxanthin oder Capsanthin. Sie wirken antioxidativ, schützen Ihre Zellen und stärken das Immunsystem – und sie schmecken unterschiedlich. Paprika enthalten sehr viel Vitamin C (besonders die roten Sorten), dazu Vitamin E (vor allem in den gelben), Beta-Carotin, Kalium und Flavonoide. Im Körper wirken sie antioxidativ, stärken das Immunsystem und unterstützen die Hautgesundheit. Achten Sie auf glatte, feste Schalen – Bio lohnt sich, denn Paprika sind oft stark gespritzt. Klimabilanz: durchwachsen – saisonal top, aber aus beheizten Gewächshäusern im Winter eher kritisch. Wie genießen? Toll als Rohkost, in Ofengerichten oder als Suppe. Tipp: Bei empfindlichem Magen lieber schälen oder dünsten – das macht sie bekömmlicher.

Radis und Radieschen

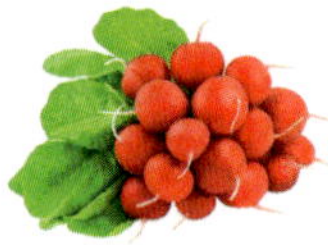

Radieschen bringen Farbe und Pfeffrigkeit auf den Teller. Sie enthalten Senföle, Vitamin C, Kalium und antioxidative Pflanzenstoffe, die dem Körper helfen, sich gegen zellschädigende Prozesse zu wehren. Radieschen wirken antibakteriell, fördern die Verdauung und sind durch ihre Bitterstoffe gut für die Leber. Beim Einkauf: Fest, glänzend und ohne schrumpelige Stellen – frisches Grün ist ein gutes Zeichen. Klimabilanz: Sehr gut – sie wachsen schnell, lokal und fast ohne Energieaufwand. Wie genießen? Lecker roh im Salat, dünn gehobelt aufs Brot oder leicht eingelegt als säuerlicher Snack. Tipp: Auch das Blattgrün ist essbar – zum Beispiel als Pesto.

Rosenkohl

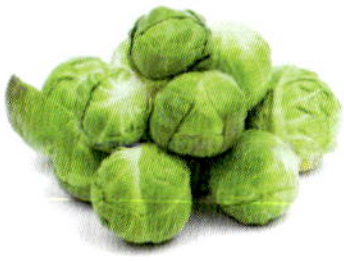

Vor allem Kinder begeistern sich für Rosenkohl eher wenig – er schmeckt eben ein bisschen bitter. Aber: Er ist ein wunderbares Kraftpaket für die kalte Jahreszeit. Rosenkohl enthält reichlich Vitamin C, Folsäure, Kalium und sekundäre Pflanzenstoffe wie Glucosinolate, die antioxidativ und entzündungshemmend wirken. Besonders spannend: Einige dieser Stoffe stehen im Verdacht, sogar krebshemmend zu sein.

Rosenkohl stärkt das Immunsystem, schützt die Zellen und unterstützt durch seinen Ballaststoffgehalt auch die Verdauung. Achten Sie beim Einkauf auf feste, grüne Röschen ohne gelbe Blätter. Klimafreundlich ist er auch: saisonales Wintergemüse mit kurzen Transportwegen. Wie genießen? Am besten schmeckt er leicht gebraten mit etwas Zitrone oder im Ofen geröstet – so entwickelt sich seine feine Süße. Wichtig: auf keinen Fall zu lange kochen. Denn dann verliert er Nährstoffe – und riecht etwas ... streng.

Rote Beete

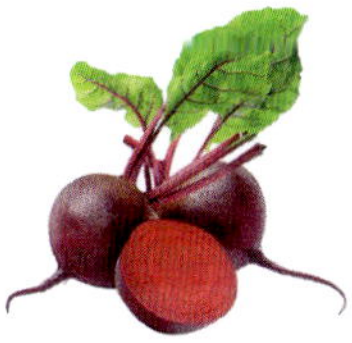

Die Rote Bete ist das Gemüse, das aussieht wie Blut – und fast genauso wirkt: blutbildend, kräftigend, entzündungshemmend. Sie steckt voller Folsäure, Kalium, Vitamin C, Eisen, Magnesium und sekundärer Pflanzenstoffe wie Betanin, das ihr die kräftige Farbe verleiht und antioxidativ wirkt. Im Körper unterstützt sie die Blutbildung, kann den Blutdruck senken, schützt die Gefäße und hilft dabei, Zellen gesund zu halten – besonders spannend im Alter, wo Durchblutung und Zellschutz wichtiger werden. Achten Sie beim Kauf auf feste Knollen mit glatter Schale und möglichst noch frischem Blattgrün – das Grün ist übrigens ebenfalls essbar. Klimabilanz: Sehr gut – Rote Bete wächst regional, ist lagerfähig (und wie die Karotte ein Kandidat für die »Erdmiete«). Wie genießen? Als Ofengemüse, roh im Salat mit Walnüssen und Apfel, als Suppe (Borschtsch) oder sogar als Rote-Bete-Hummus. Hinweis: Enthält Oxalsäure – wer zu Nierensteinen neigt, sollte nicht übertreiben. Und: Der rote Saft färbt nicht nur die Hände (am besten mit Handschuhen arbeiten!), sondern manchmal auch den Urin – keine Panik, das ist harmlos.

Rucola

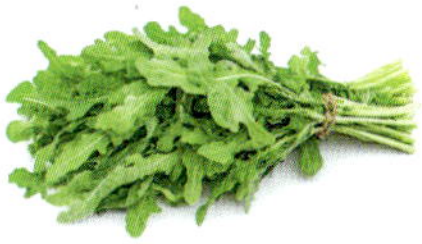

Rucola ist der schärfste unter den Salaten – und dafür sind die Senföle verantwortlich. Er liefert Vitamin K, Vitamin C, Folsäure, Kalium und sekundäre Pflanzenstoffe wie Glucosinolate, die antioxidativ und entzündungshemmend wirken. Im Körper kann Rucola die Gefäße schützen, das

Immunsystem unterstützen und dank seiner Bitterstoffe die Verdauung anregen. Achten Sie beim Kauf auf frisches, sattgrünes Blattwerk ohne gelbe Stellen. Klimabilanz: gut – besonders, wenn regional und saisonal angebaut. Rucola wächst schnell und braucht wenig Pflege. Lecker als Salat, auf der Pizza, in Sandwiches oder als würzige Ergänzung zu Pasta. Tipp: Rucola erst ganz zum Schluss zu warmen Gerichten geben – sonst verliert er Aroma und Struktur.

Schwarzwurzeln

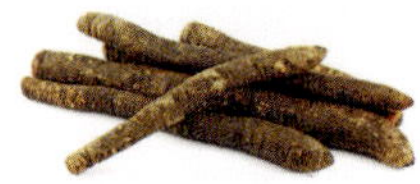

Man nennt diese Wurzeln auch »Winterspargel« – aber sie schmecken ganz anders: viel milder, ganz ohne den typischen Spargelgeschmack. Schwarzwurzeln sind reich an Inulin, einem löslichen Ballaststoff, der die Darmflora stärkt, sowie an Kalium, Eisen und Vitamin E. Im Körper fördern sie die Verdauung, stärken die Immunabwehr und wirken leicht blutzuckerstabilisierend – ideal für ältere Menschen mit träger Verdauung oder Prädiabetes. Beim Kauf auf feste, unverletzte Wurzeln achten – geschälte Schwarzwurzeln verfärben sich schnell und kleben. Daher am besten mit Handschuhen und in Essigwasser zubereiten. Klimabilanz: regionales Wintergemüse, gut lagerfähig, also sehr nachhaltig. Wie genießen? Köstlich in Aufläufen, als Suppe oder in Butter geschwenkt – geschmacklich irgendwo zwischen Spargel und Artischocke. Hinweis: Schälen und dann frisch zubereiten – sie verlieren schnell Aroma und Nährstoffe bei Lagerung.

Sellerie

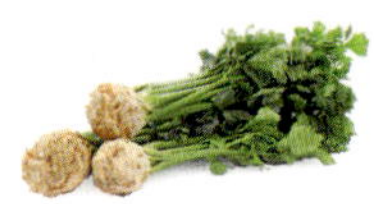

Die weiße Knollensellerie enthält Kalium, Ballaststoffe, Vitamin K und ätherische Öle – und verleiht zum Beispiel Linsensuppen einen pikanten Fleischgeschmack, auch wenn gar kein Fleisch verarbeitet wurde. Die grüne Stangensellerie schmeckt superknackig und frisch. Sie punktet mit sehr wenig Kalorien und einem hohen Wasseranteil. Sie unterstützt die Verdauung und kann entzündungshemmend wirken. Beim Einkauf auf pralle Knollen ohne weiche Stellen und auf knackige Stangen achten. Klimabilanz: Super – besonders Knollensellerie (noch ein Kandidat für die »Erdmiete«) ist lagerfähig und regional gut verfügbar. Wie genießen? Ideal für Suppen, Rohkost, Selleriepüree oder als Snack mit Hummus. Tipp: Bei empfindlichen Nieren Sellerie nicht übertreiben – er enthält Oxalsäure.

Spinat und Mangold

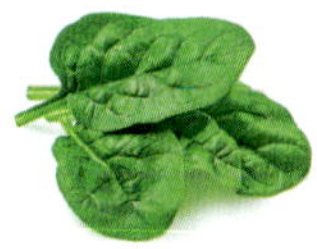

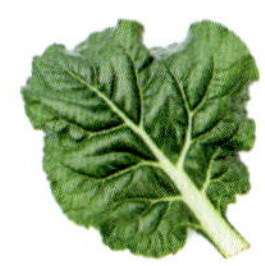

Zart oder herzhaft, roh oder gekocht – Spinat und Mangold können fast alles. Beide enthalten Magnesium, Kalium, Vitamin A, Folsäure und sekundäre Pflanzenstoffe wie Lutein, das die Augengesundheit schützt. (Und ja, sie enthalten auch Eisen – aber nicht so viel, wie wir dachten, als Popeye uns das vorgaukelte.) Im Körper helfen sie bei der Blutbildung, stärken das Immunsystem und wirken zellschützend. Frischer Spinat sollte dunkelgrün und zart sein, Mangold knackig mit leuchtenden Stielen – besser in Bio-Qualität, um Nitratbelastung zu vermeiden. Klimabilanz: sehr gut, weil saisonal aus heimischem Anbau erhältlich, besonders im Frühjahr und Herbst. Wie genießen? Fein im Curry, als Gemüsebeilage oder roh im grünen Smoothie. Tipp: Roh enthalten Spinat und Mangold Oxalsäure, die die Eisenaufnahme hemmen kann. Gedämpft oder blanchiert und mit etwas Sahne verfeinert sind sie bekömmlicher – besonders bei empfindlichem Magen im Alter.

Spitzkohl

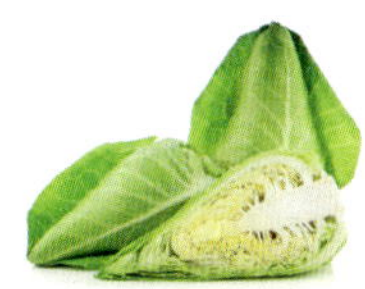

Spitzkohl sieht ein wenig aus wie Weißkohl, schmeckt aber milder und ist schneller gar. Er ist reich an Vitamin C, Folsäure, Kalium und sekundären Pflanzenstoffen. Im Körper wirkt er antioxidativ, stärkt das Immunsystem und bringt die Verdauung in Schwung. Frisch sollte er hellgrün und kompakt sein. Nicht zu lange lagern – sonst verliert er an Geschmack. Klimabilanz: top – regional und saisonal verfügbar. Wie genießen? Ideal für Wokgerichte, Kohlrouladen oder Rohkostsalat. Achtung: Roh kann er blähend wirken – kurz gedünstet ist er deutlich bekömmlicher.

Steckrüben

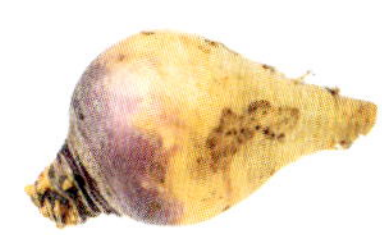

Früher Notnahrung, heute ein schickes Supergemüse. Steckrüben enthalten Vitamin C, Beta-Carotin, Kalium und Ballaststoffe. Sie sind mild, leicht süßlich und gut bekömmlich. Im Körper unterstützen sie die Abwehrkräfte, wirken leicht entwässernd und sorgen für eine stabile Verdauung. Achten Sie auf pralle, glatte Knollen ohne dunkle Stellen – kleinere Exemplare schmecken meist zarter. Klimabilanz: Top – Steckrüben wachsen gut in deutschen Böden, brauchen kaum Pflege oder Dünger. Wie genießen? Wunderbar als Püree, Eintopf, im Ofen gebacken oder sogar roh geraspelt im Salat. Tipp: Ein Spritzer Zitrone oder Apfel im Gericht hebt den süßlich-erdigen Geschmack.

Tomaten

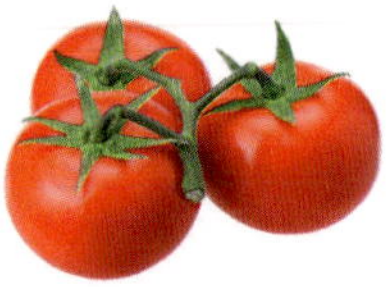

Tomaten sind der Hingucker auf jedem Teller. Sie liefern Vitamin C, Kalium, Folsäure – und vor allem Lycopin, ein starkes Antioxidans. Sie sehen gut aus, riechen fantastisch – und haben's in sich. Im Körper schützt Lycopin die Zellen vor Alterung, unterstützt das Herz und kann sogar das Krebsrisiko senken. Dazu kommt Chlorogensäure – wirkt ebenfalls antioxidativ und leicht blutdrucksenkend. Am besten sonnengereift, fest und aromatisch kaufen – in der Saison aus der Region. Klimabilanz: top im Sommer, schlecht im Winter bei beheiztem Anbau. Wie genießen? Lecker als Salat, Tomatensuppe oder Ofengemüse – Lycopin wird durchs Erhitzen besser verfügbar. Tipp: Mit etwas Öl kombinieren – das verbessert die Aufnahme.

Walnüsse

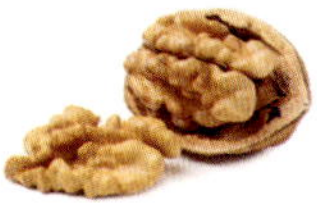

Walnüsse sehen aus wie Mini-Gehirne – und sie sind richtig gut fürs Hirn! Sie enthalten viele Omega-3-Fettsäuren, Vitamin E, Magnesium und sekundäre Pflanzenstoffe. Im Körper schützen sie das Herz, stärken das Gehirn und wirken entzündungshemmend. Am besten naturbelassen und ungesalzen kaufen – frisch und kühl lagern, da das Fett leicht ranzig wird. Klimabilanz: Gut, denn Walnüsse wachsen direkt vor unserer Haustür. Trotzdem werden sie oft aus Kalifornien eingeflogen, wo sie viel Wasser verbrauchen – also lieber die heimischen nehmen. Wie genießen? Toll als Snack, im Müsli oder Salat. Aber: Sehr kalorienreich – eine Handvoll reicht völlig.

Zucchini

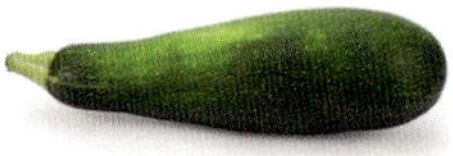

Wächst in jedem Hausgarten derartig üppig, dass manch einer kaum noch weiß, wohin damit! Gesprochen übrigens »Tsukini« (nicht »Sutschini«) – die Einzahl heißt »der Zucchino«. Das Gemüse ist reich an Kalium, Vitamin C, Beta-Carotin und liefert viele Ballaststoffe bei extrem wenigen Kalorien. Zucchini wirken entwässernd, unterstützen die Blutdruckregulation und sind leicht verdaulich – ideal bei empfindlichem Magen. Beim Einkauf auf kleine, feste Exemplare mit glatter Haut achten – große Zucchini enthalten mehr Wasser, schmecken aber kaum noch nach etwas (manchmal sogar richtig unangenehm). Klimabilanz: im Sommer top – regional und schnell wachsend. Importierte Ware im Winter ist weniger ideal. Wie genießen? Gefüllt, gebraten, geraspelt im Gemüsepfannkuchen oder roh im Salat – sehr vielseitig. Tipp: Zucchini aus privatem Anbau können bitter sein – dann auf keinen Fall essen! Sie könnten giftige Cucurbitacine enthalten. (Wirklich nicht essen! Sie riskieren eine Fahrt in die Notaufnahme …)

Zwiebeln

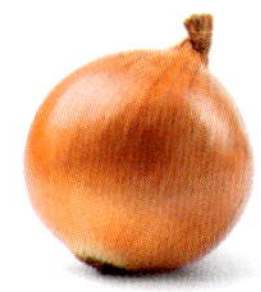

Zwiebeln können alles! Richtig – und mit Geduld – angebraten, geben sie einem Gericht Komplexität, Süße und Schärfe in einem. Sie enthalten Schwefelverbindungen, Vitamin C, Quercetin und sekundäre Pflanzenstoffe. Zwiebeln liefern außerdem Fruktane, die präbiotisch wirken – also gut für die Darmflora –, aber auch zu Blähungen führen können (relevant bei Reizdarm). Ihre Inhaltsstoffe wirken antibakteriell, entzündungshemmend und können die Blutfettwerte verbessern. Beim Kauf unbedingt auf feste Knollen ohne grüne Triebe achten. Dunkel und trocken lagern. Klimabilanz: sehr gut – lange lagerfähig, gut regional verfügbar. Wie genießen? Unverzichtbar in fast jedem Gericht: gedünstet, gebraten oder roh. Tipp: Rohe Zwiebeln sind scharf – manche Mägen mögen sie lieber gekocht. Und ja, Gerumpel im Darm gibt's bei Zwiebeln gerne dazu (FODMAPs lassen grüßen).

Tipp für harte Zeiten

Wenn in der Haushaltskasse deutlich Ebbe ist, gehören **Zwiebeln** zusammen mit **Karotten** und **Kartoffeln** zum supergünstigen und zugleich supergesunden Rettungstrio für's Monatsende. Gemeinsam zur Suppe püriert oder in der Pfanne gebraten, machen sie unschlagbar! Deko gefällig? Würfeln Sie trockenes Brot, braten Sie es mit Olivenöl oder Butter in der Pfanne an und verwandeln Sie es in französische Croutons. Formidable!

Kräuter: Schmecken, heilen und halten gesund

Wir vergessen so oft, wie viel uns die Natur eigentlich zu bieten hat – Kräuter und Heilfpflanzen zum Beispiel! Unsere Großmamas wussten genau, was eine Tasse Salbeitee oder Rosmarinextrakt bewirken können. Heute zeigen uns Studien, wie recht sie hatten. Wichtig zu wissen: Anders als in vielen Pillen stecken in heilenden Pflanzen keine Einzelstoffe. In jeder Pflanze stecken sehr viele verschiedene sekundäre Pflanzenstoffe auf einmal – Bitterstoffe, ätherische Öle, Flavonoide – und immer perfekt aufeinander abgestimmt. So entsteht diese ganz besondere, tiefgreifende Wirkung, die wir in vielen Fällen noch nicht im Detail erklären können, die aber nachweislich den ganzen Menschen stärkt. Und mal ehrlich: Ein Tee aus frischem Thymian oder ein Curry mit Ingwer und Kurkuma – das schmeckt doch auch einfach gut.

Basilikum

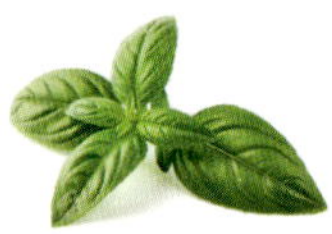

Basilikum ist das Sommeraroma schlechthin! Er enthält ätherische Öle (vor allem Eugenol), Vitamin K, Beta-Carotin und sekundäre Pflanzenstoffe mit antioxidativer Wirkung. Im Körper wirkt Basilikum entzündungshemmend, antimikrobiell und kann bei Verdauungsproblemen helfen, weil er die Fettverdauung anregt. Viel zu wenig bekannt: Basilikum kann auch bei Schlaflosigkeit, Nervosität und Migräne unterstützen. Am besten frisch und regional kaufen oder selbst ziehen – getrocknet verliert Basilikum viel Aroma. Klimabilanz: gut, wenn heimisch gezogen – schlecht, wenn im Winter eingeflogen. Wie genießen? Perfekt in Pesto, zu Tomaten, in Pasta oder als frisches Topping. Achtung: nicht lange haltbar! Lieber gleich aufessen.

Dill

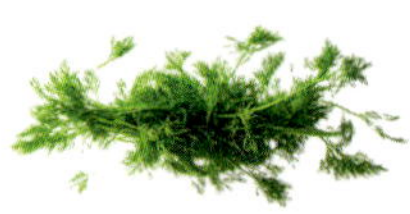

Dill ist leicht süßlich, mit einem Hauch von Anis. Er liefert Vitamin C und E, Eisen, Kalzium und ätherische Öle wie Carvon. Im Körper beruhigt Dill den Magen, wirkt gegen Übelkeit, leicht entblähend – und kann (als Tee) sogar beim Einschlafen helfen. Frisch ist er am intensivsten – achten Sie auf sattgrünes Kraut ohne welken Ansatz. Klimabilanz: Gut – Dill wächst auch in Deutschland im Freiland. Wie genießen? Klassiker zu Gurken, Fisch oder im Joghurt-Dip, auch lecker als Dillkartoffeln. Hinweis: sehr empfindlich! Also schnell genießen.

Gänseblümchen

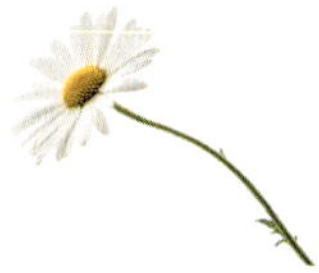

Viele wissen das nicht – aber Gänseblümchen sind essbare Blumen! Sie wachsen überall und enthalten jede Menge Vitamin C, Bitterstoffe und Flavonoide. (Bitte nur dort pflücken, wo keine Unkrautvernichter gespritzt wurden und keine Hunde spazieren!) Im Körper regen sie die Verdauung an, wirken mild entzündungshemmend und unterstützen die Hautheilung. Am besten frisch und ungespritzt aus dem Garten oder von einer sauberen Wiese sammeln. Klimabilanz: top – wächst wild und kostenlos. Wie genießen? Schön im Salat, als essbare Deko oder in Kräuterbutter. Hinweis: nur in Maßen essen – und unbedingt aus unbelasteter Umgebung sammeln!

Kresse

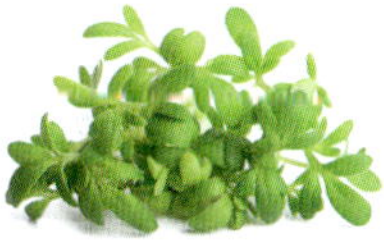

Ist klein und unkompliziert, scharf und voller Vitalstoffe – und wächst auf jeder Fensterbank. Kresse (auch als Keimling!) ist vollgepackt mit Vitamin C, Eisen, Kalzium, Folsäure und Senfölen mit keimhemmender Wirkung. Im Körper wirkt sie verdauungsfördernd, antibakteriell, stärkt die Abwehrkräfte und kann vorbeugend gegen Herz-Kreislauf-Erkrankungen wirken. Klimabilanz: exzellent – keine Transportwege, keine Energieverschwendung. Wie genießen? Toll aufs Brot, in Salaten oder auf Rührei – roh bleibt sie am wertvollsten. Hinweis: Schnell verzehren, Kresse wird schneller welk, als Sie das nächste Essen planen können.

Minze

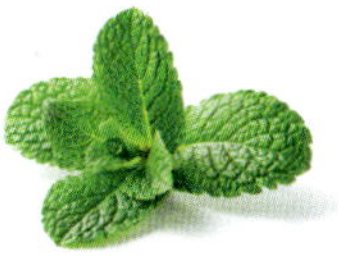

Minze wächst in manch einem Garten wie Unkraut. Sie ist ein Frischekick in Kräuterform – mit Menthol, Flavonoiden, Vitamin C und etwas Eisen. Im Körper beruhigt sie Magen und Darm, lindert Spannungskopfschmerz und kühlt bei Hitze. Ein Minztee mit Honig hilft bei Atembeschwerden. Kaufen Sie frische, knackige Blätter – oder einen Topf zum Selberziehen. Klimabilanz: Gut – Minze wächst problemlos in Deutschland, sogar auf dem Balkon. Wie genießen? Ideal für Tee, Joghurt-Dips, Salate (mit Melone und Feta!) oder als Zugabe zu Wasser. Tipp: Nicht dauerhaft in großen Mengen trinken – besonders Pfefferminztee kann bei empfindlichem Magen Beschwerden auslösen.

Oregano

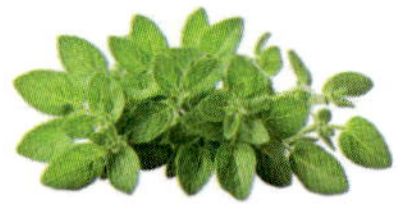

Oregano ist der Duft von Pizza – hat aber auch Heilkräfte. Er enthält ätherische Öle (vor allem Carvacrol), Vitamin K, Flavonoide, Gerbstoffe und Bitterstoffe. Im Körper wirkt Oregano antibakteriell, entzündungshemmend und unterstützt die Atemwege. Außerdem kurbelt er den Fettabbau an – darum macht er sich in der Sauce Bolognese auch gesundheitlich ganz gut. Klimabilanz: getrocknet prima – frische Ware im Winter oft importiert. Wie genießen? Toll auf Tomatensoße, in mediterranen Gerichten oder im Kräuteröl. Hinweis: hochdosiert als Öl nur in Absprache mit dem Arzt verwenden.

Petersilie

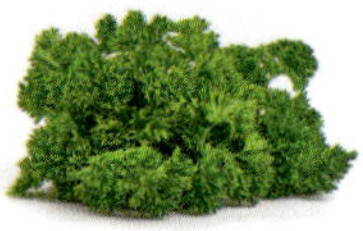

Petersilie ist das Alltagskraut schlechthin – und supergesund, vor allem im Alter. Ob kraus oder glatt: Sie liefert extrem viel Vitamin C, Vitamin K, Eisen und ätherische Öle. Im Körper wirkt Petersilie blutreinigend, entwässernd und stärkt das Immunsystem. Kaufen Sie sie frisch – glatte Petersilie ist kräftiger im Geschmack, krause milder. Klimabilanz: sehr gut – wächst problemlos im eigenen Garten oder im Topf. Wie genießen? Perfekt für Suppen, Pesto, Salate oder auf Kartoffeln. Einfach hacken und roh drüberstreuen. Sieht auch gleich viel leckerer aus!

Rosmarin

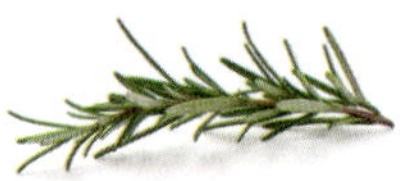

Rosmarin riecht nach Urlaub – auch mitten in Bochum. Er enthält Rosmarinsäure, die gut gegen Vergesslichkeit wirkt, sowie ätherische Öle, Flavonoide und Gerbstoffe. Im Körper fördert er die Durchblutung, regt die Verdauung an, sein Duft wirkt konzentrationsfördernd. Ganz wichtig: Rosmarin wirkt antibakteriell und antiviral – vor allem im Bereich von Mund und Rachen. Frisch oder getrocknet – Hauptsache aromatisch. Frischer Rosmarin ist holzig, mit kräftigen Nadeln. Klimabilanz: gut – besonders, wenn im Topf oder Garten gezogen. Wie genießen? Toll zu Ofengemüse, Fleisch, Brot oder in Kräuteröl. Tipp: Nicht zu viel verwenden – das Aroma ist sehr dominant. Wer Rosmarin als Heilmittel nutzen möchte, kann zu Rosmarinöl aus der Apotheke greifen.

Salbei

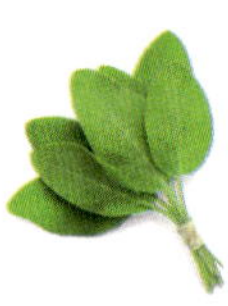

Salbei ist das Kräuterbonbon der Natur! Er enthält ätherische Öle wie Thujon, Flavonoide, Vitamin K und Gerbstoffe. Salbei wirkt antibakteriell, entzündungshemmend und hilft bei Halsweh, Zahnfleischentzündungen, Schwitzen und Magenschmerzen. Frisch, getrocknet oder als Tee – achten Sie auf kräftigen Duft. Klimabilanz: Gut – Salbei lässt sich leicht im Garten ziehen. Wie genießen? Ideal als Tee, in Butter zu Gnocchi oder zu Fleisch. Hinweis: Nicht dauerhaft in großen Mengen verwenden – der hohe Thujon-Gehalt kann in sehr hohen Dosen problematisch sein (Schwindel, Übelkeit).

Schnittlauch

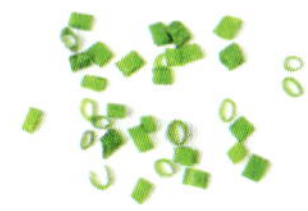

Schnittlauch ist das Frühlingsgrün unter den Küchenkräutern. Besonders knackig und scharf in der Saison (abgepackt im Winter manchmal eher enttäuschend). Er liefert Vitamin C und A, Folsäure, Kalium und schwefelhaltige Verbindungen. Im Körper wirkt er appetitanregend, antibakteriell und fördert die Verdauung. Nur frisch verwenden – beim Einkauf auf kräftiges Grün ohne gelbe Spitzen achten. Klimabilanz: exzellent – kann ganzjährig im Topf gezogen werden. Wie genießen? In Röllchen schneiden! Dann perfekt auf Brot, im Salat, zu Eierspeisen oder Kartoffeln. Hinweis: nicht hacken (wird matschig), nicht mitkochen (verliert Aroma).

Thymian

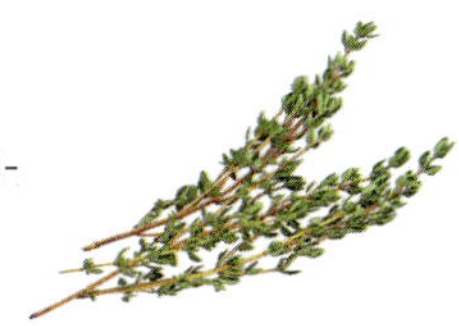

Thymian ist das Miniatur-Antibiotikum der Natur: Er enthält Thymol, ätherische Öle, Flavonoide und Vitamin C. Thymian wirkt stark antibakteriell, schleimlösend und krampflösend. Ist ideal bei Husten (als Tee). Regt aber auch die Verdauung an und unterstützt die Fettverdauung (deshalb so gut an Fleischgerichten!). Getrocknet besonders intensiv – frischer Thymian ist zart und duftet aromatisch. Klimabilanz: sehr gut – auch im Topf oder Garten leicht zu kultivieren. Wie genießen? Lecker zu Lamm, Pilzen, Kartoffeln oder als Hustentee. Tipp: nicht übertreiben! Thymol kann überdosiert zu Schwindel, Kopfschmerzen oder Übelkeit führen.

Zitronenmelisse

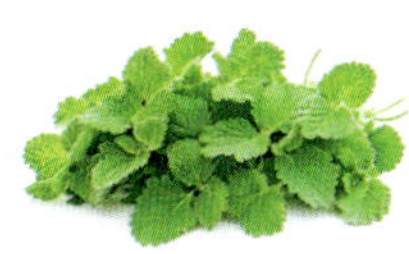

Zitronenmelisse ist leider ziemlich unbekannt, dabei ist sie so lecker! Sie enthält ätherische Öle (Citral), Flavonoide und Gerbstoffe. Im Körper wirkt sie beruhigend auf das Nervensystem, krampflösend und antiviral. Nur frisch entfaltet sie ihre Wirkung – trocknet schnell aus und verliert Aroma. Klimabilanz: top – wächst leicht im Garten, Balkon oder Topf. Wie genießen? Fein in Tees, Bowlen oder Desserts – auch als Einschlaftee am Abend. Tipp: Nach dem Trocknen verliert sie schnell Wirkung – frisch genießen ist besser.

Dankeschön!

Fit bis 100 sein oder sogar 150 werden? Wie geht das? »Jeden Tag ein Stückchen Kuchen essen!«, verriet mir eine 111-Jährige kurz vor ihrem Tod. »Dem Leben Süße verleihen und sich selbst jeden Tag ein wenig Glück bescheren. Sei es durch Essen, Trinken, Schlafen, Bewegen und Lachen und vor allem auch mit lieben Menschen um dich herum, mein Jungchen!« Sie war überzeugt: »In einem Gesundheitssystem, das das Wohlbefinden der Menschen bis zuletzt in den Mittelpunkt stellt, könnten wir 150 Jahre alt werden.« Ich war damals 60 und recherchierte für meine ZDF-Sendung »Leben ist mehr!«. Die Begegnung mit der damals ältesten Frau Deutschlands aus Berlin hat mich tief bewegt und seitdem nicht mehr losgelassen …

Deshalb: Allen, die mir auf dem Weg zu einem selbstbewussten, fitten Leben fröhlich zur Seite stehen, gilt mein unendlicher Dank – meiner lieben Frau, meinen lieben Kindern und Enkelkindern und meiner ganzen Familie, meinem Freundeskreis, Mitarbeiterinnen und Mitarbeitern sowie allen, die mir nahestehen.

Herzlichen Dank Ihnen, liebe Anne Jacoby, für die wunderbaren Gespräche, die Recherchen und die so gute, vor allen Dingen geduldige und unermüdliche redaktionelle Begleitung bei der Entstehung dieses Buches. Ganz lieben Dank auch Dir, lieber Georg Francken, der Du mich zu diesem Buch motiviert hast, und für den wie immer intensiven und motivierenden Inhouse-Gedankenaustausch und das Lektorat.

Nicht zuletzt geht mein großes Dankeschön an Herrn Harald Kämmerer vom Südwest Verlag mit seinem Team, der zu jeder Zeit mit Rat und Tat zur Seite stand und mich so engagiert begleitet hat. Über das wie immer so große Vertrauen und die Unterstützung des gesamten Penguin-Random-House-Teams (Südwest und Ludwig Verlag) in mich und meine Arbeit danke ich von ganzem Herzen.

Bleiben Sie alle fit bis 100 – und wenn möglich lange darüber hinaus, körperlich und seelisch, damit wir noch lange gemeinsam das Leben genießen können.

Herzlich, Ihr
Dietrich Grönemeyer

Register

P

R

S

Quellen

1 Lukas, J.: »Turn-Oma« Johanna Quaas aus Halle im Alter von 98 Jahren mit dem Bundesverdienstkreuz geehrt, 27.03.2024. Unter: www.mz.de/mitteldeutschland/sachsen-anhalt/turn-oma-johanna-quaas-aus-halle-im-alter-von-98-jahren-mit-dem-bundesverdienstkreuz-geehrt-3814872

2 »Zeit? Was ist das?« 17.07.2025. Unter: www.sueddeutsche.de/panorama/promi-news-mariah-carey-zeit-geburtstag-li.3270365

3 https://de.statista.com/statistik/daten/studie/1255012/umfrage/personen-ab-100-jahren-in-deutschland/

4 Schrödinger, E: Was ist Leben? Die lebende Zelle mit den Augen des Physikers betrachtet. München: Piper 2020, S. 21 und S. 125

5 Jötten, F.: »Der Unterschied in der Lebenserwartung beträgt 14 Jahre.« 07.12.2024. Unter: www.spektrum.de/news/altern-wie-schaffe-ich-es-sehr-alt-zu-werden/2230486

6 Franceschi C, Garagnani P, Parini P, Giuliani C, Santoro A. Inflammaging: a new immune–metabolic viewpoint for age-related diseases. *Nat Rev Endocrinol.* 2018 Oct;14(10):576–590. doi:10.1038/s41574-018-0059-4

7 Jötten, F.: »Der Unterschied in der Lebenserwartung beträgt 14 Jahre.« 07.12.2024. Unter: www.spektrum.de/news/altern-wie-schaffe-ich-es-sehr-alt-zu-werden/2230486

8 Higgins-Chen, A. T., Thrush, K. L., Wang, Y. *et al.* A computational solution for bolstering reliability of epigenetic clocks: implications for clinical trials and longitudinal tracking. *Nat Aging* **2**, 644–661 (2022). https://doi.org/10.1038/s43587-022-00248-2

9 www.spektrum.de/news/epigenetik-wie-schnell-altern-sie/2254881

10 Deelen, J., Kettunen, J., Fischer, K. *et al.* A metabolic profile of all-cause mortality risk identified in an observational study of 44,168 individuals. *Nat Commun* **10**, 3346 (2019). https://doi.org/10.1038/s41467-019-11311-9

11 Jötten, F.: »Der Unterschied in der Lebenserwartung beträgt 14 Jahre.« 07.12.2024. Unter: www.spektrum.de/news/altern-wie-schaffe-ich-es-sehr-alt-zu-werden/2230486

12 Strunz, U.: Die Amino-Revolution. München: Heyne 2020, S. 16

13 Jötten, F.: »Der Unterschied in der Lebenserwartung beträgt 14 Jahre.« 07.12.2024. Unter: www.spektrum.de/news/altern-wie-schaffe-ich-es-sehr-alt-zu-werden/2230486

14 Den Hinweis auf diese Übung habe ich in der Kommentarspalte gefunden unter diesem Artikel: Heidenreich, E.: »Jungsein war schlimmer«. 09.03.2025. Unter: www.zeit.de/2025/10/altern-gesundheit-glueck-entwicklung#cid-74701474

15 Aus dem Song »Anthem«, Album »The Future«, 1992

16 Wettstein, M., Wahl, H.-W., Drewelies, J., Wurm, S., Huxhold, O., Ram, N., & Gerstorf, D. (2023). Younger Than Ever? Subjective Age Is Becoming Younger and Remains More Stable in Middle-Age and Older Adults Today. *Psychological Science, 34*(6), 647–656. https://doi.org/10.1177/09567976231164553 (Original work published 2023)

17 Thomas ML, Kaufmann CN, Palmer BW, Depp CA, Martin AS, Glorioso DK, Thompson WK, Jeste DV. Paradoxical Trend for Improvement in Mental Health With Aging: A Community-Based Study of 1,546 Adults Aged 21–100 Years. J Clin Psychiatry. 2016 Aug;77(8):e1019–25. doi:10.4088/JCP.16m10671. PMID: 27561149; PMCID: PMC5461877.

18 Carstensen LL. Socioemotional Selectivity Theory: The Role of Perceived Endings in Human Motivation. Gerontologist. 2021 Nov 15;61(8):1188–1196. doi:10.1093/geront/gnab116. PMID: 34718558; PMCID: PMC8599276.

19 https://wp.unil.ch/swiss100/de/
Jopp D, Cavalli S, Herrmann F, von Gunten A, Martin M, Uittenhove K, Falciola J. VULNERABILITY AND RESILIENCE IN SWISS CENTENARIANS: FINDINGS FROM THE SWISS100 PHONE STUDY. Innov Aging. 2023 Dec 21;7(Suppl 1):276. doi:10.1093/geroni/igad104.0918. PMCID: PMC10737851;
Gomes da Rocha C, Jopp DS, Hoffman A, Falciola J, Cavalli S, Herrmann FR, Röcke C, Verloo H, Ribeiro O, von Gunten A. The role of functional dependence in depressive symptoms among centenarians: Findings from the SWISS100 study. Int Psychogeriatr. 2025 Apr 4:100071. doi:10.1016/j.inpsyc.2025.100071. Epub ahead of print. PMID: 40187957.

20 www.stressnetwork.ch/de/statistik

21 https://de.statista.com/statistik/daten/studie/318224/umfrage/selbstmordrate-in-deutschland-nach-altersgruppe/

22 www.tagesschau.de/wissen/suizid-praevention-100.html

23 www.buenavistasocialclub.com/story/

24 Seidel EM, Silani G, Metzler H, Thaler H, Lamm C, Gur RC, Kryspin-Exner I, Habel U, Derntl B. The impact of social exclusion vs. inclusion on subjective and hormonal reactions in females and males. Psychoneuroendocrinology. 2013 Dec;38(12):2925–32. doi:10.1016/j.psyneuen.2013.07.021. Epub 2013 Aug 6. PMID: 23972943; PMCID: PMC3863951.

25 Wesselmann ED, Parris L. Exploring the Links Between Social Exclusion and Substance Use, Misuse, and Addiction. Front Psychol. 2021 Jun 18;12:674743. doi:10.3389/fpsyg.2021.674743. PMID: 34220643; PMCID: PMC8249696.

26 Newman S. Supercentenarian and remarkable age records exhibit patterns indicative of clerical errors and pension fraud. bioRxiv. 2019 Jul 15. doi: 10.1101/704080

27 Erdmann, Elena: "Blue Zones: Zu alt, um wahr zu sein". 28.09.2024. Unter: https://www.zeit.de/wissen/2024-09/blue-zones-alter-langes-leben-geheimnis-forschung

28 Kreouzi M, Theodorakis N, Constantinou C. Lessons Learned From Blue Zones, Lifestyle Medicine Pillars and Beyond: An Update on the Contributions of Behavior and Genetics to Wellbeing and Longevity. Am J Lifestyle Med. 2022 Aug 20;18(6):750–765. doi:10.1177/15598276221118494. PMID: 39507913; PMCID: PMC11536469.

29 Bartzokas-Tsiompras, A., & Bakogiannis, E. (2022). Quantifying and visualizing the 15-Minute walkable city concept across Europe: a multicriteria approach. *Journal of Maps, 19*(1). https://doi.org/10.1080/17445647.2022.2141143

30 Lippold, M.: »Woody Allen: Der normalste Neurotiker der Welt.« 01.12.2015. www.n-tv.de/leute/Der-normalste-Neurotiker-der-Welt-article16428351.html

31 RKI Berlin: »Prävalenz von Rücken- und Nackenschmerzen in Deutschland. Ergebnisse der Krankheitslast-Studie BURDEN 2020.«Journal of Health Monitoring 2021 6(S3), DOI 10.25646/7854. Unter: www.rki.de/DE/Aktuelles/Publikationen/Journal-of-Health-Monitoring/GBEDownloadsJ/JoHM_S3_2021_Rueckenschmerz_Nackenschmerz.pdf

32 Fuchs J, Kuhnert R, Scheidt-Nave C. 12-month prevalence of osteoarthritis in Germany. J Health Monit. 2017 Oct 9;2(3):51–56. doi:10.17886/RKI-GBE-2017-066. PMID: 37168952; PMCID: PMC10165920.

33 RKI Berlin: »12-Monats-Prävalenz von Osteoporose in Deutschland«. Journal of Health Monitoring 2017 2(3). Unter: DOI 10.17886/RKI-GBE-2017–055https://www.rki.de/DE/Aktuelles/Publikationen/Journal-of-Health-Monitoring/GBEDownloadsJ/FactSheets/JoHM_03_2017_Praevalenz_Osteoporose.pdf?__blob=publicationFile&v=2

34 Barmer: Gelenkersatz bei Arthrose. Unter: www.barmer.de/gesundheit-verstehen/wissen/krankheiten-a-z/gelenkersatz-bei-arthrose-1055150

35 Palazzo C, Nguyen C, Lefevre-Colau MM, Rannou F, Poiraudeau S. Risk factors and burden of osteoarthritis. Ann Phys Rehabil Med. 2016 Jun;59(3):134–138. doi:10.1016/j.rehab.2016.01.006. Epub 2016 Feb 19. PMID: 26904959.

36 EPRD: Endoprothesenregister Deutschland. Jahresbericht 2024. Unter: www.eprd.de/fileadmin/user_upload/Dateien/Publikationen/Berichte/Jahresbericht2024-Status5_2024-10-22_F.pdf

37 BVMed: Endoprothesenregister Deutschland (EPRD) als weltweit einzigartige Datenbank für Gelenkersatz an Knie- und Hüftgelenk mit fast zwei Millionen Einträgen setzt Standards. 26.10.2021. Unter: www.bvmed.de/themen/gelenkersatz/endoprothesenregister-deutschland-eprd-als-weltweit-einzigartige-datenbank-fuer-gelenkersatz-an-knie-und-hueftgelenk-mit-fast-zwei-millionen-eintraegen-setzt-standards

38 AOK: Implantation von Hüftgelenken: Wahl der richtigen Klinik kann Risiko für Komplikationen deutlich senken. 24.10.2024. Unter: www.aok.de/pp/bv/pm/aktuelle-qsr-daten/

39 Hadji P, Esterberg E, Obermüller D, Bartsch R. Bone evaluation study-2: update on the epidemiology of osteoporosis in Germany. Arch Osteoporos. 2024 Apr 9;19(1):26. doi:10.1007/s11657-024-01380-9. Erratum in: Arch Osteoporos. 2024 Apr 23;19(1):32. doi:10.1007/s11657-024-01388-1. PMID: 38592546; PMCID: PMC11003882.

40 Denison HJ, Cooper C, Sayer AA, Robinson SM. Prevention and optimal management of sarcopenia: a review of combined exercise and nutrition interventions to improve muscle outcomes in older people. Clin Interv Aging. 2015 May 11;10:859–69. doi:10.2147/CIA.S55842. PMID: 25999704; PMCID: PMC4435046.

41 Goodpaster BH, Park SW, Harris TB, Kritchevsky SB, Nevitt M, Schwartz AV, Simonsick EM, Tylavsky FA, Visser M, Newman AB. The loss of skeletal muscle strength, mass, and quality in older adults: the health, aging and body composition study. J Gerontol A Biol Sci Med Sci. 2006 Oct;61(10):1059–64. doi:10.1093/gerona/61.10.1059. PMID: 17077199. Ich habe mich hier auf die Ergebnisse für Teilnehmerinnen und Teilnehmer der Ethnie »white« fokussiert. »Blacks« hatten in der Studie noch mehr Kraft verloren (Männer 4,1 Prozent, Frauen 3 Prozent) – möglicherweise, weil sie zuvor über vergleichsweise mehr Muskelkraft verfügt hatten.

42 Visser M, Pahor M, Taaffe DR, Goodpaster BH, Simonsick EM, Newman AB, Nevitt M, Harris TB. Relationship of interleukin-6 and tumor necrosis factor-alpha with muscle mass and muscle strength in elderly men and women: the Health ABC Study. J Gerontol A Biol Sci Med Sci. 2002 May;57(5):M326–32. doi:10.1093/gerona/57.5.m326. PMID: 11983728.

43 Kerscher-Hack S: Muskelschwäche mit krassen Folgen. 09.06.2024. Unter: www.pharmazeutische-zeitung.de/muskelschwaeche-mit-krassen-folgen-147658

44 Andrade JG, Deyell MW, Lee AYK, Macle L. Sex Differences in Atrial Fibrillation. Can J Cardiol. 2018 Apr;34(4):429–436. doi:10.1016/j.cjca.2017.11.022. Epub 2017 Dec 6. PMID: 29455950.

45 Deutsche Herzstiftung: Herzbericht: Menschen in Deutschland leiden zunehmend an Herzschwäche. 10.09.2024. Unter: https://herzstiftung.de/service-und-aktuelles/presse/pressemitteilungen/herzbericht-update-2024-herzschwaeche

46 Deutsches Herzzentrum der Charité: Herzrhythmusstörungen. www.dhzc.charite.de/ratgeber/herzrhythmusstoerung/

47 Deutsches Zentrum für Herz-Kreislauf-Forschung: Herzrhythmusstörungen. https://dzhk.de/erkrankungen/ueberblick/herzrhythmusstoerungen

48 Deutsche Herzstiftung: Vorhofflimmern: Nur jeder Zweite spürt Symptome. https://herzstiftung.de/infos-zu-herzerkrankungen/herzrhythmusstoerungen/vorhofflimmern/vorhofflimmern-symptome

49 Hochdruckliga: Bluthochdruck in Zahlen. Unter: www.hochdruckliga.de/presse/informationen/bluthochdruck-in-zahlen

50 Nyberg L, Magnussen F, Lundquist A, Baaré W, Bartrés-Faz D, Bertram L, Boraxbekk CJ, Brandmaier AM, Drevon CA, Ebmeier K, Ghisletta P, Henson RN, Junqué C, Kievit R, Kleemeyer M, Knights E, Kühn S, Lindenberger U, Penninx BWJH, Pudas S, Sørensen Ø, Vaqué-Alcázar L, Walhovd KB, Fjell AM. Educational attainment does not influence brain aging. Proc Natl Acad Sci U S A. 2021 May 4;118(18):e2101644118. doi:10.1073/pnas.2101644118. PMID: 33903255; PMCID: PMC8106299.

51 Knights E, Henson RN, Morcom A, Mitchell DJ, Tsvetanov KA. Neural evidence of functional compensation for fluid intelligence in healthy ageing. Elife. 2025 Jan 8;13:RP93327. doi:10.7554/eLife.93327. PMID: 39773305; PMCID: PMC11709430.

52 Horackova K, Kopecek M, Machů V, Kagstrom A, Aarsland D, Motlova LB, Cermakova P. Prevalence of late-life depression and gap in mental health service use across European regions. Eur Psychiatry. 2019 Apr;57:19–25. doi:10.1016/j.eurpsy.2018.12.002. Epub 2019 Jan 15. PMID: 30658276.

53 Lee SL, Pearce E, Ajnakina O, Johnson S, Lewis G, Mann F, Pitman A, Solmi F, Sommerlad A, Steptoe A, Tymoszuk U, Lewis G. The association between loneliness and depressive symptoms among adults aged 50 years and older: a 12-year population-based cohort study. Lancet Psychiatry. 2021 Jan;8(1):48–57. doi:10.1016/S2215-0366(20)30383-7. Epub 2020 Nov 9. PMID: 33181096; PMCID: PMC8009277.

54 Grant RW, Meigs JB. Should the insulin resistance syndrome be treated in the elderly? Drugs Aging. 2004;21(3):141–51. doi:10.2165/00002512-200421030-00001. PMID: 14979733.

55 Vazquez Roque M, Bouras EP. Epidemiology and management of chronic constipation in elderly patients. Clin Interv Aging. 2015 Jun 2;10:919–30. doi:10.2147/CIA.S54304. PMID: 26082622; PMCID: PMC4459612.

56 Bradley E, Haran J. The human gut microbiome and aging. Gut Microbes. 2024 Jan-Dec;16(1):2359677. doi:10.1080/19490976.2024.2359677. Epub 2024 Jun 3. PMID: 38831607; PMCID: PMC11152108.

57 Jötten, F.: »Der Unterschied in der Lebenserwartung beträgt 14 Jahre«. 10.09.2025. Unter: www.spektrum.de/news/altern-wie-schaffe-ich-es-sehr-alt-zu-werden/2230486

58 McGill JJ, Shoskes DA, Sabanegh ES. Androgen deficiency in older men: indications, advantages, and pitfalls of testosterone replacement therapy. Cleve Clin J Med. 2012 Nov;79(11):797–806. doi:10.3949/ccjm.79a.12010. Erratum in: Cleve Clin J Med. 2013 Jan;80(1):40. PMID: 23125330.

59 MDR: Ist Sex im Alter gesund? Für sie ja! 18.09.2017. Unter: www.mdr.de/wissen/sex-im-alter-102.html

60 Mernone L, Fiacco S, Ehlert U. Psychobiological Factors of Sexual Functioning in Aging Women – Findings From the Women 40+ Healthy Aging Study. Front Psychol. 2019 Mar 13;10:546. doi:10.3389/fpsyg.2019.00546. PMID: 30918494; PMCID: PMC6424880.

61 Walther A, Mahler F, Debelak R, Ehlert U. Psychobiological Protective Factors Modifying the Association Between Age and Sexual Health in Men: Findings From the Men's Health 40+ Study. Am J Mens Health. 2017 May;11(3):737–747. doi:10.1177/1557988316689238. Epub 2017 Feb 13. PMID: 28413941; PMCID: PMC5675228.

62 Villani A, Ferrillo M, Fabbrocini G, Ocampo-Garza SS, Scalvenzi M, Ruggiero A. Hair Aging and Hair Disorders in Elderly Patients. Int J Trichology. 2022 Nov-Dec;14(6):191–196. doi:10.4103/ijt.ijt_90_21. Epub 2023 Jan 31. PMID: 37034552; PMCID: PMC10075351.

63 Albucker, S. J., Conway, J., & Lipner, S. R. (2024). Nails in older adults. *Annals of Medicine*, *56*(1). https://doi.org/10.1080/07853890.2024.2336989

64 Völzer B, El Genedy-Kalyoncu M, Fastner A, Tomova-Simitchieva T, Neumann K, Sill J, Balzer K, Kottner J. Prevalence and associations of xerosis cutis, incontinence-associated dermatitis, skin tears, pressure ulcers, and intertrigo in aged nursing home residents: A representative prevalence study. Int J Nurs Stud. 2023 May;141:104472. doi:10.1016/j.ijnurstu.2023.104472. Epub 2023 Feb 23. PMID: 36898269.

65 Akdeniz M, Hahnel E, Ulrich C, Blume-Peytavi U, Kottner J. Prevalence and associated factors of skin cancer in aged nursing home residents: A multicenter prevalence study. PLoS One. 2019 Apr 22;14(4):e0215379. doi:10.1371/journal.pone.0215379. Erratum in: PLoS One. 2019 Jul 25;14(7):e0220488. doi:10.1371/journal.pone.0220488. PMID: 31009466; PMCID: PMC6476496.

66 www.dkfz.de/aktuelles/pressemitteilungen/detail/online-hautarzt-appdoc-ist-testsieger-bei-stiftung-warentest

67 Quaranta, N., Coppola, F., Casulli, M., Barulli, M., Panza, F., Tortelli, R., Solfrizzi, V., Sabbà, C., & Logroscino, G. (2015). Epidemiology of age related hearing loss: A review. *Hearing, Balance and Communication*, 13, 77–81. https://doi.org/10.3109/21695717.2014.994869.

68 Leveziel N, Marillet S, Braithwaite T, Peto T, Ingrand P, Pardhan S, Bron AM, Jonas JB, Resnikoff S, Julie Anne L, Davis AC, McMahon CM, Bourne RRA. Self-reported dual sensory impairment and related factors: a European population-based cross-sectional survey. Br J Ophthalmol. 2024 Feb 21;108(3):484–492. doi:10.1136/bjo-2022-321439. PMID: 36759151; PMCID: PMC10894815.

69 Cantuaria ML, Pedersen ER, Waldorff FB, Wermuth L, Pedersen KM, Poulsen AH, Raaschou-Nielsen O, Sørensen M, Schmidt JH. Hearing Loss, Hearing Aid Use, and Risk of Dementia in Older Adults. JAMA Otolaryngol Head Neck Surg. 2024 Feb 1;150(2):157–164. doi:10.1001/jamaoto.2023.3509. PMID: 38175662; PMCID: PMC10767640.

70 Naël V, Pérès K, Dartigues JF, Letenneur L, Amieva H, Arleo A, Scherlen AC, Tzourio C, Berr C, Carrière I, Delcourt C, Helmer C; Sense Cog consortium. Vision loss and 12-year risk of dementia in older adults: the 3C cohort study. Eur J Epidemiol. 2019 Feb;34(2):141–152. doi:10.1007/s10654-018-00478-y. Epub 2019 Jan 4. PMID: 30610413.

71 Argentieri MA, Amin N, Nevado-Holgado AJ, Sproviero W, Collister JA, Keestra SM, Kuilman MM, Ginos BNR, Ghanbari M, Doherty A, Hunter DJ, Alvergne A, van Duijn CM. Integrating the environmental and genetic architectures of aging and mortality. Nat Med. 2025 Mar;31(3):1016–1025. doi:10.1038/s41591-024-03483-9. Epub 2025 Feb 19. PMID: 39972219; PMCID: PMC11922759.

72 BKK: Gesunderhaltung muss zum neuen Maßstab werden! 23.01.2025. Unter: www.bkk-dachverband.de/politik/gesunderhaltung-muss-zum-neuen-massstab-werden

73 Gerlinger, T. (2025). Präventionsgesetz. In: Bundesinstitut für Öffentliche Gesundheit (BIÖG) (Hrsg.). *Leitbegriffe der Gesundheitsförderung und Prävention. Glossar zu Konzepten, Strategien und Methoden.* https://doi.org/10.17623/BIOEG:Q4-i092-4.0 Unter: https://leitbegriffe.bioeg.de/alphabetisches-verzeichnis/praeventionsgesetz

74 Nurse, P: Was ist Leben? Die fünf Antworten der Biologie. 2021. S. 146

75 Bundesministerium für Forschung, Technologie und Raumfahrt: Viele Erkrankungen werden mit dem Alter häufig. Unter: www.gesundheitsforschung-bmftr.de/de/viele-erkrankungen-werden-mit-dem-alter-haufig-6786.php

76 Lungeninformationsdienst Helmholtz Munich: Lungenkrebs: Häufigkeit. Unter: www.lungeninformationsdienst.de/krankheiten/lungenkrebs/verbreitung

77 Zentralinstitut kassenärztliche Versorgung: Zi-Wissenschaftspreis »Regionalisierte Versorgungsforschung 2024« verliehen. 12.02.2025. Unter:www.zi.de/detailansicht/studie-zur-entwicklung-von-krebsneuerkrankungen-im-kontext-soziooekonomischer-ungleichheiten-in-deutschland-praemiert-ergebnis-sozial-benachteiligte-regionen-profitieren-deutlich-weniger-von-allgemein-sinkender-krebsinzidenz
78 Scherübl H. Prävention des Pankreaskarzinoms [Prevention of pancreatic cancer]. Dtsch Med Wochenschr. 2023 Mar;148(5):246–252. German. doi:10.1055/a-1975-2366. Epub 2023 Feb 27. PMID: 36848888.
79 Moreau A, Boussageon R, Girier P, Figon S. Efficacité thérapeutique de »l'effet médecin« en soins primaires [The »doctor« effect in primary care]. Presse Med. 2006 Jun;35(6 Pt 1):967–73. French. doi:10.1016/s0755-4982(06)74729-7. PMID: 16783255.
80 Tillmann BW, Yee EK, Guttman MP, Mason SA, Jaakkimainen L, Pequeno P, Nathens AB, Haas B. Early primary care follow-up is associated with improved long-term functional outcomes among injured older adults. J Trauma Acute Care Surg. 2025 May 1;98(5):734–741. doi:10.1097/TA.0000000000004528. Epub 2025 Feb 13. PMID: 39940070.
81 Jones A, Bronskill SE, Seow H, Junek M, Feeny D, Costa AP. Associations between continuity of primary and specialty physician care and use of hospital-based care among community-dwelling older adults with complex care needs. PLoS One. 2020 Jun 19;15(6):e0234205. doi:10.1371/journal.pone.0234205. Erratum in: PLoS One. 2021 Oct 12;16(10):e0258708. doi:10.1371/journal.pone.0258708. PMID: 32559214; PMCID: PMC7304563.
82 MacRae H. Older Men, The Patient-Physician Relationship, and Patient Involvement. Can J Aging. 2024 Mar;43(1):142–152. doi:10.1017/S0714980823000478. Epub 2023 Sep 22. PMID: 37737232.
83 Fletcher GF, Blair SN, Blumenthal J, Caspersen C, Chaitman B, Epstein S, Falls H, Froelicher ES, Froelicher VF, Pina IL. Statement on exercise. Benefits and recommendations for physical activity programs for all Americans. A statement for health professionals by the Committee on Exercise and Cardiac Rehabilitation of the Council on Clinical Cardiology, American Heart association. Circulation. 1992 Jul;86(1):340–4. doi:10.1161/01.cir.86.1.340. PMID: 1617788.
84 Klonizakis M, Mitropoulos A. Assessing the effect of regular swimming exercise on the micro- and macrovascular physiology of older adults (ACELA II study). Front Physiol. 2023 Sep 12;14:1223558. doi:10.3389/fphys.2023.1223558. PMID: 37766753; PMCID: PMC10520699.
85 Abou-Dest A, Albinet CT, Boucard G, Audiffren M. Swimming as a positive moderator of cognitive aging: a cross-sectional study with a multitask approach. J

Aging Res. 2012;2012:273185. doi:10.1155/2012/273185. Epub 2012 Dec 26. PMID: 23326664; PMCID: PMC3541603.

86 Abou-Dest A, Albinet CT, Boucard G, Audiffren M. Swimming as a positive moderator of cognitive aging: a cross-sectional study with a multitask approach. J Aging Res. 2012;2012:273185. doi:10.1155/2012/273185. Epub 2012 Dec 26. PMID: 23326664; PMCID: PMC3541603.

87 Klonizakis M, Mitropoulos A. Assessing the effect of regular swimming exercise on the micro- and macrovascular physiology of older adults (ACELA II study). Front Physiol. 2023 Sep 12;14:1223558. doi:10.3389/fphys.2023.1223558. PMID: 37766753; PMCID: PMC10520699.

88 Ekelund U, Tarp J, Steene-Johannessen J, Hansen BH, Jefferis B, Fagerland MW, Whincup P, Diaz KM, Hooker SP, Chernofsky A, Larson MG, Spartano N, Vasan RS, Dohrn IM, Hagströmer M, Edwardson C, Yates T, Shiroma E, Anderssen SA, Lee IM. Dose-response associations between accelerometry measured physical activity and sedentary time and all cause mortality: systematic review and harmonised meta-analysis. BMJ. 2019 Aug 21;366:l4570. doi:10.1136/bmj.l4570. PMID: 31434697; PMCID: PMC6699591.

89 Paluch AE, Bajpai S, Bassett DR, Carnethon MR, Ekelund U, Evenson KR, Galuska DA, Jefferis BJ, Kraus WE, Lee IM, Matthews CE, Omura JD, Patel AV, Pieper CF, Rees-Punia E, Dallmeier D, Klenk J, Whincup PH, Dooley EE, Pettee Gabriel K, Palta P, Pompeii LA, Chernofsky A, Larson MG, Vasan RS, Spartano N, Ballin M, Nordström P, Nordström A, Anderssen SA, Hansen BH, Cochrane JA, Dwyer T, Wang J, Ferrucci L, Liu F, Schrack J, Urbanek J, Saint-Maurice PF, Yamamoto N, Yoshitake Y, Newton RL Jr, Yang S, Shiroma EJ, Fulton JE; Steps for Health Collaborative. Daily steps and all-cause mortality: a meta-analysis of 15 international cohorts. Lancet Public Health. 2022 Mar;7(3):e219-e228. doi:10.1016/S2468-2667(21)00302-9. PMID: 35247352; PMCID: PMC9289978.

90 Lomas-Vega R, Obrero-Gaitán E, Molina-Ortega FJ, Del-Pino-Casado R. Tai Chi for Risk of Falls. A Meta-analysis. J Am Geriatr Soc. 2017 Sep;65(9):2037–2043. doi:10.1111/jgs.15008. Epub 2017 Jul 24. PMID: 28736853.

91 Cerna J, Gupta P, He M, Ziegelman L, Hu Y, Hernandez ME. Tai Chi Practice Buffers Aging Effects in Functional Brain Connectivity. Brain Sci. 2024 Sep 6;14(9):901. doi:10.3390/brainsci14090901. PMID: 39335397; PMCID: PMC11430092.

92 Taylor-Piliae R, Finley BA. Benefits of Tai Chi Exercise Among Adults With Chronic Heart Failure: A Systematic Review and Meta-Analysis. J Cardiovasc Nurs. 2020 Sep/Oct;35(5):423–434. doi:10.1097/JCN.0000000000000703. PMID: 32544110.

93 Khaleghi AA, Salari N, Darvishi N, Bokaee S, Jafari S, Hemmati M, Mohammadi M. Global prevalence of obesity in the older adults: A meta-analysis. Public Health Pract (Oxf). 2025 Jan 18;9:100585. doi:10.1016/j.puhip.2025.100585. PMID: 39902301; PMCID: PMC11788860.

94 Levy BR, Slade MD. Positive views of aging reduce risk of developing later-life obesity. Prev Med Rep. 2018 Dec 28;13:196–198. doi:10.1016/j.pmedr.2018.12.012. PMID: 30705805; PMCID: PMC6348756.

95 The Lancet Diabetes Endocrinology. Redefining obesity: advancing care for better lives. Lancet Diabetes Endocrinol. 2025 Feb;13(2):75. doi:10.1016/S2213-8587(25)00004-X. Epub 2025 Jan 15. PMID: 39826562;
Rubino F, Cummings DE, Eckel RH, et al: Definition and diagnostic criteria of clinical obesity. Lancet Diabetes Endocrinol. 2025 Mar;13(3):221–262. doi:10.1016/S2213-8587(24)00316-4. Epub 2025 Jan 14. Erratum in: Lancet Diabetes Endocrinol. 2025 Mar;13(3):e6. doi:10.1016/S2213-8587(25)00006-3. PMID: 39824205; PMCID: PMC11870235.

96 Benbrook CM, Davis DR, Heins BJ, Latif MA, Leifert C, Peterman L, Butler G, Faergeman O, Abel-Caines S, Baranski M. Enhancing the fatty acid profile of milk through forage-based rations, with nutrition modeling of diet outcomes. Food Sci Nutr. 2018 Feb 28;6(3):681–700. doi:10.1002/fsn3.610. PMID: 29876120; PMCID: PMC5980250.

97 Joint WHO/FAO/UNU Expert Consultation. Protein and amino acid requirements in human nutrition. World Health Organ Tech Rep Ser. 2007;(935):1–265, PMID: 18330140.

98 Vgl. auch meinen Beitrag zu diesem Thema im Handelsblatt: Grönemeyer D, »Acht Tipps, mit denen Sie durch Fasten gesünder leben.« 02.07.2025. Unter: www.handelsblatt.com/karriere/gesundheit-acht-tipps-mit-denen-sie-durch-fasten-gesuender-leben/100029781.html

99 Trudel-Fitzgerald C, Zevon ES, Kawachi I, Tucker-Seeley RD, Grodstein F, Kubzansky LD. The Prospective Association of Social Integration With Life Span and Exceptional Longevity in Women. J Gerontol B Psychol Sci Soc Sci. 2020 Nov 13;75(10):2132–2141. doi:10.1093/geronb/gbz116. PMID: 31495897; PMCID: PMC7664314.

100 Holt-Lunstad J, Smith TB, Layton JB. Social relationships and mortality risk: a meta-analytic review. PLoS Med. 2010 Jul 27;7(7):e1000316. doi:10.1371/journal.pmed.1000316. PMID: 20668659; PMCID: PMC2910600.

101 Tomova L, Wang KL, Thompson T, Matthews GA, Takahashi A, Tye KM, Saxe R. Acute social isolation evokes midbrain craving responses similar to hunger. Nat Neurosci. 2020 Dec;23(12):1597–1605. doi:10.1038/s41593-020-00742-z. Epub 2020

Nov 23. Erratum in: Nat Neurosci. 2022 Mar;25(3):399. doi:10.1038/s41593-021-01004-2. PMID: 33230328; PMCID: PMC8580014.

102 Holwerda TJ, Deeg DJ, Beekman AT, van Tilburg TG, Stek ML, Jonker C, Schoevers RA. Feelings of loneliness, but not social isolation, predict dementia onset: results from the Amsterdam Study of the Elderly (AMSTEL). J Neurol Neurosurg Psychiatry. 2014 Feb;85(2):135–42. doi:10.1136/jnnp-2012-302755. Epub 2012 Dec 10. PMID: 23232034.

103 Fast jeder achte Mensch in Deutschland und in der EU arbeitet in der Rentenzeit weiter (13 Prozent). BR: »Viele Menschen arbeiten nach dem Renteneintritt weiter«. 28.01.2025. Unter: www.br.de/nachrichten/deutschland-welt/viele-menschen-arbeiten-nach-dem-renteneintritt-weiter,UbAVc1N

104 Sutin AR, Luchetti M, Karakose S, Stephan Y, Terracciano A. Meaning in life and all-cause and cause-specific mortality in the UK Biobank. J Psychosom Res. 2025 Jan;188:111971. doi:10.1016/j.jpsychores.2024.111971. Epub 2024 Nov 10. PMID: 39550820; PMCID: PMC11986375.

105 Adams-Price, C.E. and Morse, L.W. (2018), ›Crafts as serious hobbies: Impact and benefits in later life‹, Craft Research, 9:1, pp. 93–102, doi:10.1386/crre.9.1.93_1

106 Wolfe K, Crompton CJ, Hoffman P, MacPherson SE. Collaborative learning of new information in older age: a systematic review. R Soc Open Sci. 2023 Oct 4;10(10):211595. doi:10.1098/rsos.211595. PMID: 37800148; PMCID: PMC10548100.

107 Milani C, Biagi C, Palmieri E, Rosi C, Buresta D, Iocca F, Wetzell Cabrera F, Zanobini P, Lorini C, Bonaccorsi G. Shared reading interventions to promote psychosocial well-being in older adults: a systematic review. Health Promot Int. 2025 Mar 5;40(2):daaf036. doi:10.1093/heapro/daaf036. PMID: 40208190; PMCID: PMC11983689.

108 Hausknecht, S., Vanchu-Orosco, M., & Kaufman, D. (2018). Digitising the wisdom of our elders: connectedness through digital storytelling. *Ageing and Society*, 39, 2714–2734. https://doi.org/10.1017/S0144686 X18000739.

109 van den Brandt PA, Brandts L. Alcohol consumption in later life and reaching longevity: the Netherlands Cohort Study. Age Ageing. 2020 Apr 27;49(3):395–402. doi:10.1093/ageing/afaa003. PMID: 32037449; PMCID: PMC7187870.

110 Li K, Hüsing A, Kaaks R. Lifestyle risk factors and residual life expectancy at age 40: a German cohort study. BMC Med. 2014 Apr 7;12:59. doi:10.1186/1741-7015-12-59. PMID: 24708705; PMCID: PMC4022368.

111 Saint-André V, Charbit B, Biton A, Rouilly V, Possémé C, Bertrand A, Rotival M, Bergstedt J, Patin E, Albert ML, Quintana-Murci L, Duffy D; Milieu Intérieur Consortium. Smoking changes adaptive immunity with persistent effects. Nature.

2024 Feb;626(8000):827–835. doi:10.1038/s41586-023-06968-8. Epub 2024 Feb 14. PMID: 38355791; PMCID: PMC10881394.

112 Bonatto FS, Pilz LK, Borges RB, Xavier NB, Tonon AC, do Amaral FG, Hidalgo MPL. Daylight exposure and mood in real life: Direct association and mediating role of sleep and routine regularity. Chronobiol Int. 2024 Aug;41(8):1128–1141. doi:10.1080/07420528.2024.2381590. Epub 2024 Jul 26. PMID: 39058252.

113 Pasanen TP, White MP, Wheeler BW, Garrett JK, Elliott LR. Neighbourhood blue space, health and wellbeing: The mediating role of different types of physical activity. Environ Int. 2019 Oct;131:105016. doi:10.1016/j.envint.2019.105016. Epub 2019 Jul 25. PMID: 31352260.

114 Georgiou M, Tieges Z, Morison G, Smith N, Chastin S. A population-based retrospective study of the modifying effect of urban blue space on the impact of socioeconomic deprivation on mental health, 2009–2018. Sci Rep. 2022 Jul 29;12(1):13040. doi:10.1038/s41598-022-17089-z. PMID: 35906285; PMCID: PMC9338232.

115 Luo S, Xie J, Wang H, Wang Q, Chen J, Yang Z, Furuya K. Natural dose of blue restoration: a field experiment on mental restoration of urban blue spaces. *Land.* 2023;12(10):1834. doi:10.3390/land12101834

116 Piva, G., Caruso, L., Gómez, A., Calzolari, M., Visintin, E., Davoli, P., Manfredini, F., Storari, A., Spinozzi, P., & Lamberti, N. (2022). Effects of forest walking on physical and mental health in elderly populations: a systematic review. *Reviews on Environmental Health*, 39, 121–136. https://doi.org/10.1515/reveh-2022-0093.

117 Garibay-Chávez, M., Curiel-Ballesteros, A., De Alba-García, J., Borja-Arreola, M., Moreno-Ramírez, D., & Santos-Zamora, E. (2024). Effects of Forest Bathing on Blood Pressure and Heart Rate in Older Adults in Mexico. *Forests*. https://doi.org/10.3390/f15071254

118 Ramanpong, J., Tsao, C., Yin, J., Wu, C., Huang, Y., & Yu, C. (2025). Effects of Forest Bathing and the Influence of Exposure Levels on Cognitive Health in the Elderly: Evidence from a Suburban Forest Recreation Area. *Urban Forestry & Urban Greening*. https://doi.org/10.1016/j.ufug.2025.128667

119 Canever JB, Zurman G, Vogel F, Sutil DV, Diz JBM, Danielewicz AL, Moreira BS, Cimarosti HI, de Avelar NCP. Worldwide prevalence of sleep problems in community-dwelling older adults: A systematic review and meta-analysis. Sleep Med. 2024 Jul;119:118–134. doi:10.1016/j.sleep.2024.03.040. Epub 2024 Apr 5. PMID: 38669835.

120 Li J, McPhillips MV, Deng Z, Fan F, Spira A. Daytime Napping and Cognitive Health in Older Adults: A Systematic Review. J Gerontol A Biol Sci Med Sci. 2023

Oct 9;78(10):1853–1860. doi:10.1093/gerona/glac239. PMID: 36472580; PMCID: PMC10562891.

121 Kitamura K, Watanabe Y, Nakamura K, Takano C, Hayashi N, Sato H, Someya T. Short daytime napping reduces the risk of cognitive decline in community-dwelling older adults: a 5-year longitudinal study. BMC Geriatr. 2021 Aug 28;21(1):474. doi:10.1186/s12877-021-02418-0. PMID: 34454431; PMCID: PMC8401113.

Impressum

3. Auflage, 2026
by Südwest Verlag, München, in der Penguin Random House Verlagsgruppe GmbH,
Neumarkter Str. 28, 81673 München
produktsicherheit@penguinrandomhouse.de
(Vorstehende Angaben sind zugleich Pflichtinformationen nach GPSR)

Hinweis
Die Ratschläge/Informationen in diesem Buch sind von Autor und Verlag sorgfältig erwogen und geprüft, dennoch kann eine Garantie nicht übernommen werden. Eine Haftung des Autors beziehungsweise des Verlags und seiner Beauftragten für Personen-, Sach- und Vermögensschäden ist ausgeschlossen. Bei medizinischen Fragen sollte immer eine Ärztin oder ein Arzt konsultiert werden.

Projektleitung: Dr. Harald Kämmerer
Konzeption und Redaktion: Anne Jacoby, Frankfurt a. M.
Umschlaggestaltung: OH, JA, München
Layout, Satz, Illustration: Buch-Werkstatt GmbH, Bad Aibling/Kim Winzen
Herstellung: Timo Wenda

Bildnachweis:
Porträtfotos und Coverbild von Prof. Grönemeyer: Christian Martin Weiss, München
Buch-Werkstatt GmbH/Kim Winzen: 34 (Quelle: https://pmc.ncbi.nlm.nih.gov/articles/PMC5461877/figure/F1); 76, 77 (Quelle: Destatis)
Shutterstock: 12 (Michal Tomes), 14, 15 (Ljupco Smokovski), 19 (GPPets), 20 (Pavlo Loushkin), 21 (PY-HY), 24 (AlexanderP), 26 (FotoDuets), 30 (De Visu), 38 (Hannamariah), 42 (editorial_Restuccia Giancarlo), 43 (editorial_Marcin Krzyzak), 44 (Vladimir Sukhachev), 45 (beeboys), 46 (robert_s), 47 (Wisnu Gareng), 49 (ShotPrime Studio), 50 (editorial_ Jevgenijs Legenkijs), 55 (Kleber Cordeiro), 58 (NoMoreStock), 60, 70, 75, 88, 94 (first vector trend), 63 (Macrovektor), 65 (ChooChin_ck), 67 (Mind Games), 69 (Anshuman Rath), 71 (PeopleImages.com - Yuri A), 74 (pepermpron), 78 (elenabsl), 79 (Refluo), 84, 128, 205, 207, 237, 238, 244, 250 (New Africa), 86 (Jarun Ontakrai), 89 (Tadija Savic), 90 (Kateryna Kon), 91 (Oleksandr Boiarin), 92 (Davor Geber), 95 (SeventyFour), 98 (Phatranist Kerddaeng), 99 (Nina Firsova), 101 (VLADGRIN), 102 (Lightspruch), 104, 195 (Halfpoint), 106 (Galushko Sergey), 110 (JAYANNPO), 111 (PeopleImages.com_Yuri A), 114 (StockSmartStart), 118 (Designua), 119 (Dermatology11), 122 (logika), 124 (Blumb), 126 (Timolina), 142 (Mangkorn Danggura), 144 (Rawpixel.com), 148 (ESB Professional), 153 (Flashon Studio), 158 (Olena Hololobova), 161 (Beatriz Herrera), 163/164 (Fida Olga), 166 (Julia Manga), 172 (stockcreations), 174 (Birkir Asgeirsson), 180 (Margarita Aniskina), 181 (PeopleImages.com - Yuri A), 185 (SOLDATOOFF), 188 (Sabrina Bracher), 198, 209 (RossHelen), 201 (AlessandroBiascioli), 204 (Matej Vernarsky), 211 (Carlos Barquero), 213 (NARUDON ATSAWALARPSAKUN), 215 (Roman Sakhno), 217 (Majonit), 219 (Ela73), 221 (Bricolage), 225 (frantic00), 228 (JPC-PROD), 232 (Ingrid Balabanova), 235 (grey_and/ Yeti studio/ PhotoSGH), 236 (Maks Peoplenko/ Valery121283/ Scisetti Alfio), 237 (NataliaZa/ Nataly Studio), 238 (AcocadoStudio/ JIANG HONGYAN) 239 (Tim UR/ Lotus Images), 240 (grey_and/Photoongraphy/JPC-PROD), 241 (Nataly Studio/ Olena Ukhova/ foodstck), 242 (PhotoSGH/ Maria Kovalets), 243 (chokchai namuangrak/ Sargeant12/ oksana2010), 244 (Inga Nielsen), 245 (Brianxenz/ NataliaZa/Krim Kate/ Peter Zijlstra), 246 (Dmivmas/ robertsre/ Natthapol Siridech), 247 (Photoongraphy), 248, 250 (GSDesign), 249 (MarcoFood/ Scisetti Alfio/ KhWutthiphong), 250 (mr_kancil), 251 (mommyjarie/ Remini Marum/ Ermak Oksana)

Druck und Bindung: Mohn Media Mohndruck GmbH, Gütersloh
Printed in Germany

MIX
Papier | Fördert gute Waldnutzung
FSC® C011124

Penguin Random House Verlagsgruppe FSC® N001967

ISBN: 978-3-517-10423-2